U0060102

痛風

營養科醫師的飲食調養黃金法則，讓你安全、有效、快速穩定尿酸

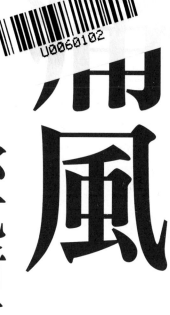

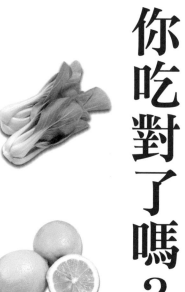

你吃對了嗎？

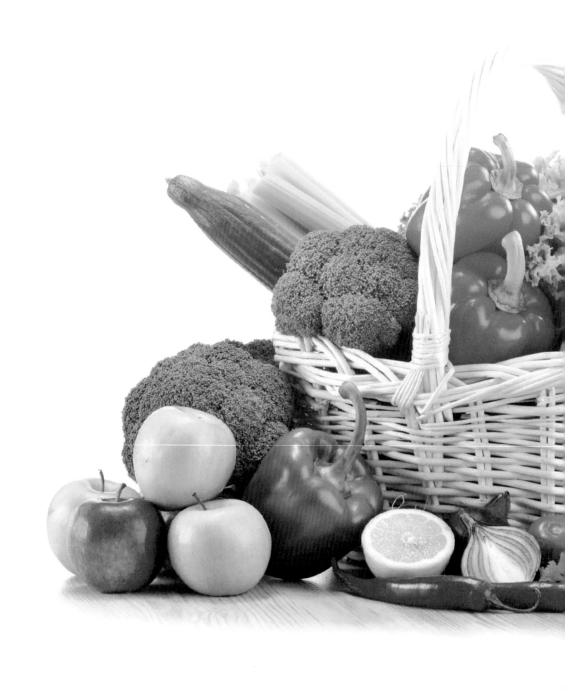

前　言　PREFACE

　　目前，痛風患病人數已超過7500萬人，並以每年增加9.7%的速度快速增長；被稱為痛風預備人群的高尿酸血症患者人數已達1.2億，也就是說，每10人中就有1人很可能發展為痛風。

　　在現階段，得痛風不再是中年男性的「專利」，年輕人得痛風的比率也越來越高，究其原因，是攝取過多動物性脂肪、過量飲酒、精神壓力過大，以及交通便利導致運動量不足造成。

　　痛風來去如風，雖然平時看起來影響不大，但一旦發病，可是疼痛到「刻骨銘心」。除了疼痛以外，最嚴重的問題在於那些伴隨痛風而來的嚴重併發症，比如腎病、糖尿病、腦中風等性命攸關的疾病，所以不要輕忽痛風——高尿酸血症者要警惕痛風的到來，有痛風者要步步緊守，防止痛風進一步發展。

　　預防和控制痛風，有沒有「吃對」是需要特別關注的內容。想瞭解怎麼吃得好，怎麼吃得對的讀者，不妨打開這本書。

　　全書共分四章，對痛風的發病原因、飲食調養要點、宜吃忌吃食物、併發症飲食方案及運動療法進行逐一介紹。從痛風的基礎知識到有一定深度的專業知識，都做了深入淺出的解說，同時也詳細介紹透過飲食及日常生活調理擊退痛風的方法，簡單有效，不妨一試。

目 錄 CONTENTS

前言 3

Chapter 1　認清痛風的真面目

痛風僅僅是吃出來的嗎？　8

腳趾疼就是關節病嗎　10

高尿酸，危害健康的「第四高」　11

哪些人需要檢測血尿酸　12

看不見的痛風，看得見的危害　13

遠離高尿酸，牢記三多三少　14

高尿酸血症≠痛風　15

哪些人群容易得痛風　16

痛風，痛起來真要命　17

專家連線：告別痛風的6個飲食習慣　18

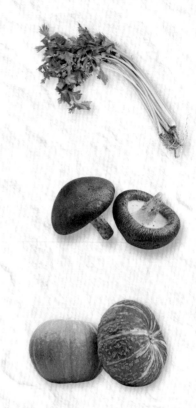

Chapter 2　痛風患者飲食調養十六招

遠離嘌呤高的食物　20

合理烹調，減少食物中嘌呤的含量　24

多喝水促進排尿　28

多吃高鉀食物　30

攝入維生素C高的蔬果　32

多吃行氣活血、舒筋活絡的食物　34

腎好排尿暢，多吃固腎的食物　36

適當減少食量，保持理想體重　38

多攝入主食裡的碳水化合物　42

以植物蛋白為主　43

少吃影響尿酸排出的脂肪　44

千萬少喝酒　45

少吃鹽，防止痛風加劇　46

遠離甜蜜的誘惑　47

痛風急性期的飲食方案　48

痛風緩解期的飲食方案　51

專家連線：避開飲食 8 大迷思　56

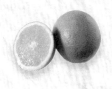

Chapter 3　痛風到底宜吃什麼，忌吃什麼

穀薯豆類

小麥	58
白米	60
小米	62
蕎麥	64
糯米	66
玉米	68
黑米	70
薏仁	72
燕麥	74
地瓜	76
馬鈴薯	78
紅豆	80
黑豆	82
綠豆	84

蔬菜類

山藥	86
冬瓜	88
黃瓜	90
苦瓜	92
絲瓜	94
南瓜	96
西葫蘆	98
高麗菜	100
白菜	102
綠花椰菜	104
芹菜	106
茄子	108
莧菜	110
薺菜	112
青江菜	114
紅蘿蔔	116
白蘿蔔	118
青椒	120
番茄	122
洋蔥	124
萵筍	126
牛蒡	128

水果類

櫻桃	130
西瓜	132
木瓜	134
哈密瓜	136
草莓	138
葡萄	140
梨	142
檸檬	144
鳳梨	146
椰子	148
桃子	150
李子	152
奇異果	154

肉蛋類

雞肉	156
雞蛋	158
鴨肉	160
牛肉	162
豬瘦肉	164
豬血	166

水產類

海參	168
海蜇	170
鱔魚	172
鮭魚	174

其他類

牛奶	176
黑木耳	178
黑芝麻	180
蓮子	182
核桃	184

中藥類

玉米鬚	186
百合	188
車前子	190
蒲公英	192
菊花	194
黃芪	196
茯苓	198
當歸	200
荷葉	202
熟地黃	204

忌吃的食物	206
專家連線：防痛風茶飲方	214

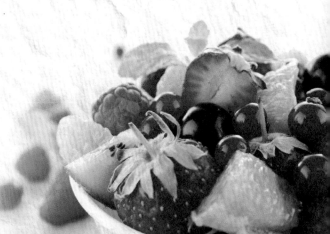

Chapter 4　吃對食物，遠離痛風併發症

痛風合併肥胖症　218

痛風合併高血壓　222

痛風合併糖尿病　226

痛風合併高脂血症　230

痛風合併冠心病　234

專家連線：服藥治療痛風應注意什麼　238

附錄：常見食物嘌呤含量一覽表　240

附錄：常見食物熱量表　244

附錄：痛風常用藥物一覽表　246

附錄：痛風的按摩刮痧療法　249

★ 隨書附贈：《痛風68個Q&A》別冊

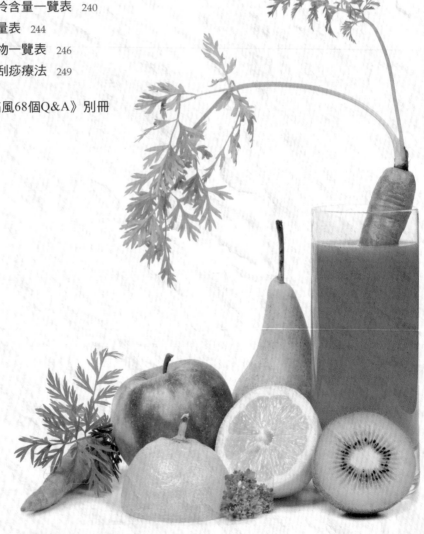

認清痛風的真面目

　　「痛風」之所以如此命名，是因為疼痛來去如風，來得快、去得也快。而且經常反覆地發作，疼痛程度越來越重，間隔的時間也越短，並且會逐漸蔓延到全身多個關節處。一旦痛風轉為慢性，患者不得不面對痛風石、關節畸形、腎臟病變以及心血管疾病等問題。

痛風僅僅是吃出來的嗎？

很多人認為「痛風都是吃出來的」，事實上，痛風與飲食的確密切相關，但同時與遺傳、疾病等因素也有很大關係。痛風是一種會遺傳的疾病，但遺傳的概率有多大，目前各國的情況不同。英國痛風家族發病率為38%～80%；而在美國有6%～22%的痛風患者有家族史。我國有家族遺傳史的痛風患者為10%～25%。

與飲食有關

■ 高嘌呤飲食

高蛋白、高脂肪、高嘌呤的食物，經人體消化吸收後，經過體內代謝，會導致血尿酸水平增高，因此誘發痛風關節炎急性發作。例如，常吃火鍋很容易誘發痛風——火鍋以動物內臟、肉類、海鮮等高嘌呤食物為主要原料，如果愛吃火鍋，愛喝火鍋湯，會導致體內尿酸含量大幅增加，為痛風的發生埋下伏筆。

■ 飲酒

人們在飯桌上聯絡感情時總是少不了美酒，但是喝進身體的酒精會阻止尿酸排出體外，導致尿酸升高。長期大量飲酒，可導致血尿酸增高和血乳酸增高，誘發痛風性關節炎急性發作。酒類中，特別要注意啤酒，除了上述原因以外，啤酒本身含有大量嘌呤，會進一步誘發痛風。

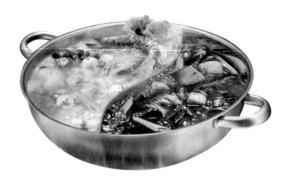

吃一次火鍋比一頓普通正餐攝入
的嘌呤高10倍以上。

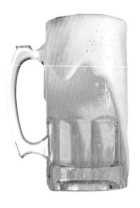

喝下500毫升的啤酒，
會使體內血尿酸升高2倍。

與疾病有關

▣ 肥胖

肥胖者更易患痛風。有研究發現痛風患者的平均體重超過標準體重10%～30%，而且人體表面積越大，血尿酸水平越高。許多肥胖者減輕體重後，血尿酸水平會下降，這說明長期攝取過多熱量和體重超重與血尿酸水平的持續升高有關。所以，痛風患者為了減輕病情，應減輕體重，達到生理體重標準。

> **⚠ 肥胖人群和三高人群尤其要預防痛風**
>
> 痛風屬於代謝綜合症，因此肥胖人群和已患有三高的人群應當格外注意。痛風與高血糖、高血壓、高血脂、高體重相互並存，經常配合在一起興風作浪。
>
> 三高人群也許現在還沒有痛風的症狀出現，但仍須警惕痛風。

▣ 高脂血症

大約75%～84%的痛風患者有高三酸甘油酯血症，82%的高三酸甘油酯血症者伴有高尿酸血症，飲食不正常和尿酸排出減少，是痛風患者併發高脂血症的重要因素。

▣ 高血壓

高血壓患者中痛風患病率為2%～12%，大約25%～50%的痛風患者伴有高血壓。未經治療的高血壓患者中，血尿酸增高者約占58%。

▣ 糖尿病

糖尿病患者中有0.1%～0.9%伴有痛風，而伴高尿酸血症者占2%～50%。肥胖、糖尿病、痛風三者息息相關，都跟人體代謝關係密切，很可能三者同時發生。

▣ 高黏稠血症

高黏稠血症是以血液黏稠度增高為主要表現的一種綜合症，會引起頭昏、嗜睡、手麻、一過性昏厥，視力、聽力障礙，心臟及末梢循環障礙等。據研究發現，痛風與高黏稠血症關係密切。

腳趾疼就是關節病嗎

您和身邊的親友是否有過這樣的經歷，大腳趾關節或整個腳部突然劇烈疼痛和紅腫，難以忍受，幾天後又恢復正常，並會反覆發作？這就是痛風。在很多人眼中，痛風像是關節出了問題，但事實上，痛風是人體代謝出現了問題。

什麼是痛風

痛風屬於代謝類疾病，是由於體內嘌呤代謝發生異常，導致尿酸在人體血液內濃度增高而產生的疾病。當體內產生太多的尿酸，或是身體不能有效把尿酸排出體外時，多餘的尿酸就會變成結晶，堆積在關節處，導致急性發炎。因為發炎的關節會有很明顯的紅腫、發熱、疼痛現象，不但連碰都不能碰，甚至連風一吹都會更加疼痛難耐。

毫無疑問，痛風會造成關節疼痛，不過，痛風性關節炎疼痛具有自限性，往往會在幾天或數週內自動消失。然而，疼痛消失不代表病因消失，痛風會反覆多次發作，使關節逐漸發生畸形、僵硬。這時病程進入慢性關節炎期，常常會累及腎臟、心血管，出現尿路結石、腎功能不全、高血壓、冠心病等問題。

痛風可分為五期

痛風臨床表現為高尿酸血症、反覆發作的關節炎、痛風石、尿路結石和痛風性腎實質病變等。醫學上一般可將痛風分為五期。

1. 無症狀期。
2. 急性關節炎期。
3. 慢性關節炎期。
4. 腎結石。
5. 腎病變。

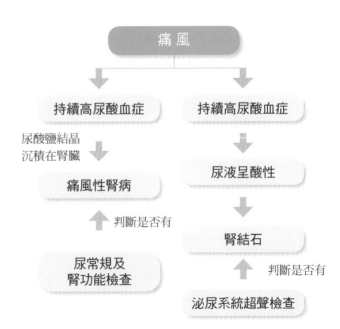

高尿酸，危害健康的「第四高」

　　「三高」，大家都不陌生：高血壓、高血脂、高血糖這三大困擾健康的疾病，時常出現在我們的視野裡。但是，近年來有一個「第四高」正在快速發展，就是「高尿酸」。

尿酸是人體的「垃圾」

　　人體內有一種叫嘌呤的物質，嘌呤經過一系列代謝變化，最終形成的產物叫尿酸。尿酸是人體的「垃圾」，它在人體內沒有什麼生理功能，在正常情況下，體內產生的尿酸2/3透過腎臟排泄，1/3透過大腸排泄。體內的尿酸是在不斷地生成和排泄，因此它在血液中會維持一定的濃度。

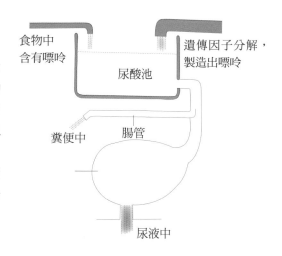

高尿酸血症是如何形成的

　　人體有一個能儲存尿酸的「尿酸池」，大約能容納尿酸1200毫克，其中每天要排除600毫克，新生成的有600毫克，處於一個動態平衡的狀態。一旦「尿酸池」中的尿酸過多，或者「尿酸池」出現問題，尿酸就會被帶到血液中。當血液中的尿酸濃度超過正常，即大於7毫克/分升時，在臨床上就會被診斷為「高尿酸血症」，顯現在體檢報告上就是「尿酸偏高」。

體內尿酸的積聚主要有4種途徑

　　1.外源的吸收增多：攝入富含嘌呤的食物增多。
　　2.內源的生成增多：嘌呤代謝過程中缺陷，核酸分解加速和嘌呤氧化產生尿酸增多。
　　3.排泄減少：由腎臟經尿排出減少。
　　4.體內代謝減少：即尿酸內源的破壞減少。
　　因此，痛風的防治一方面要減少嘌呤的攝入，另一方面要增加尿酸的排泄。

哪些人需要檢測血尿酸

在腎功能化驗單中，血尿酸（UA）是一項診斷痛風非常重要的指標。

一般來說，在檢查血尿酸水平時，如果發現男性血尿酸大於416微摩爾/升（μmol/L），女性超過357微摩爾/升，則可診斷為高尿酸血症，大約5%～18.8%的高尿酸血症者會發展為痛風。

下列人群應進行血尿酸的常規檢測：

· 60歲以上的老年人，無論男女、胖瘦都應做該項檢查，這是因為老年人機體功能退化，腎臟功能減弱，沒有能力即時排泄尿酸，很容易導致血液中的尿酸值增高。
· 有痛風家族史者。
· 長期嗜肉類，並有飲酒習慣的人。
· 肥胖的中年男性及停經後的女性。
· 患高血壓、動脈硬化、冠心病、腦血管病的病人。
· 糖尿病病人。
· 原因未明的關節炎，尤其是中年以上的病人，以單關節炎發作為特徵。
· 腎結石，尤其是多發性腎結石及雙側腎結石病人。

 檢查血尿酸應注意什麼

檢查尿酸時，最好在清晨空腹狀態下抽血送檢。為使血尿酸檢查結果更加準確，檢查前2天不要吃大量肉類、海鮮等高嘌呤食物，保持平時的飲食習慣即可；也不要飲酒和劇烈運動（但是如果平時就經常吃海鮮、肉類，檢查時特意不吃反而會掩蓋病情）。

此外，如果檢查血尿酸值用來診斷痛風，最好在抽血前幾日停用一些影響尿酸排泄的藥物，如某些降壓、利尿等藥物。血尿酸濃度有時呈波動性，每天尿酸值可能不同，一次增高並不代表患有痛風，一般至少間隔3日再複查1次。

看不見的痛風，看得見的危害

　　高尿酸血症不僅僅會引發痛風，還會影響全身的各個器官，比如引發高血壓、高脂血症、第二型糖尿病、胰島素抵抗等，並被證實能直接造成心血管疾病。這是因為體內升高的尿酸會四處遊走，在哪裡沉積下來就會傷及相應的器官，具體來說，最容易傷及以下三個部位。

導致關節紅腫疼痛

　　血尿酸長期升高，會使尿酸鹽沉積在關節及其周圍組織，使腳趾、腳踝、膝關節等處出現急性的劇烈疼痛、紅腫等現象；如果關節炎反覆發作，就有可能形成痛風石，導致關節畸形，甚至不能行走、持物。

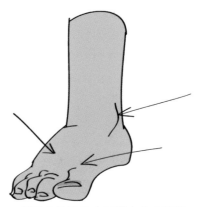

潛伏的「腎臟殺手」

　　高尿酸血症首先損傷的就是腎臟，引起急、慢性尿酸性腎病和尿酸性腎結石。長期患有高尿血酸症的病人很可能發展為慢性的腎臟損傷、腎臟形態異常、腎功能下降，甚至導致腎功能不全，嚴重的還會造成腎衰竭。血尿酸造成腎功能異常的危險性甚至比尿蛋白還高。

痛風急性發作主要集中在大拇趾、足背、踝關節。

加重心腦血管疾病

　　尿酸結晶一旦沉積到血管，會成為高血壓、冠心病等心腦血管疾病的重要危險因素。

　　過去常認為，痛風與心血管疾病相關，是因為患者通常合併有高血脂、高血壓等潛在疾病，所以才會有較高的心血管疾病死亡率。但最新研究已確認，痛風本身就會將心血管疾病的死亡風險提高2倍。這可能是由於痛風患者體內尿酸高，增加了血管硬化的風險，以及痛風關節炎時身體處於發炎狀態，一旦血管上皮發炎，很容易誘發心血管疾病。

遠離高尿酸，牢記三多三少

有不少人直到痛風發作，才會意識到自己尿酸高。其實，在體檢時就應密切關注自己的血尿酸水平，一旦發現有增高的趨勢，就應該給予足夠的重視，在痛風症狀發作前，尋找高尿酸的原因，透過飲食控制、適量運動等非藥物治療讓病情不再進展。尤其要牢記「三多三少」。

三多

多喝水：如果發現自己尿酸過高，每天至少應喝2000毫升的水，以增加尿量，盡可能把過多的尿酸排出去，夏季的飲水量還應適當增量。

多吃鹼性食物：比如蔬菜、水果、牛奶、米麵等，增加體內鹼儲量，有助降低尿酸。特別提醒每日應吃500克以上的蔬菜。

多吃蘇打類食物：蘇打類食物有中和高尿酸的作用。平時，不妨隨身帶一點蘇打餅乾，應酬後吃一點，以降低尿酸。還可經常飲用一些小蘇打水來鹼化尿液，以便使尿酸溶解在尿液中，順利排出體外。

三少

少吃嘌呤高的食物：比如動物內臟、海鮮、肉類、豆類、發酵食物等。

少吃火鍋：吃火鍋，喝啤酒，喝火鍋湯，都是引發痛風的原因，尤其喝火鍋湯容易被忽視，很多人都不知道這樣會誘發痛風。

少攝入熱量和脂肪：肥胖會引起內分泌系統紊亂，嘌呤代謝加速也可能導致血尿酸濃度增高。

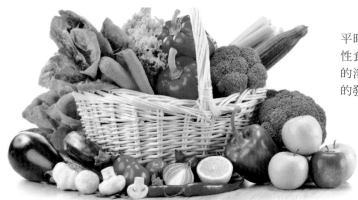

平時多食用蔬菜、水果等鹼性食物，能促進體內尿酸鹽的溶解和排泄，預防高尿酸的發生。

高尿酸血症 ≠ 痛風

　　有的人在體檢時發現自己的血尿酸增高，就懷疑自己得了痛風。其實，如果只有血尿酸水平升高，從未有過痛風關節炎發作，只能稱之為高尿酸血症。高尿酸血症是痛風的生化標誌，但並非等同於痛風，只有出現痛風關節炎的發作，才可稱之為痛風。

確診痛風的兩個條件

　　痛風必須具備兩個條件：一個是高尿酸血症，一個是痛風性關節炎，而痛風性關節炎一般表現為大腳趾第一個關節疼痛。可以說，長期的高尿酸狀態一定會發展成痛風，但痛風的病因不僅僅是因為血尿酸高。

痛風發作時的特徵

　　痛風經常始於大腳趾的關節，其他依序是腳踝、膝、手、腕部等關節。通常痛風一次只會發作在一個關節，但是它容易跑來跑去，下次發作很可能會發生在身體的其他關節。

痛風發作時尿酸不一定會高

　　據統計，痛風在急性關節炎發作時，約有30%的人血尿酸值是在正常範圍之內，但只要繼續追蹤檢查尿酸值，則發現大多都會再變高。反過來，血尿酸偏高的人，有關節疼痛也不一定就是痛風。

高尿酸一般不需治療，痛風必須治療

　　高尿酸血症，只要注意飲食或找出原因矯正，尿酸值可能會恢復正常，通常不需要藥物治療，而痛風則是一種疾病狀態，必須服藥治療。

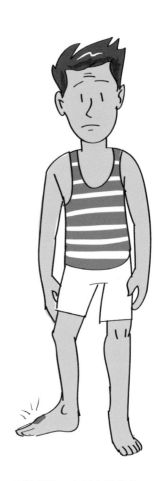

早期痛風一次只會發作在一個關節，一般不會同時發生在兩個以上的關節。

哪些人群容易得痛風

以往患痛風的人群往往是中老年人，但由於人們近年來飲食習慣和生活方式的改變，現在痛風已經出現年輕化的趨勢。任何年齡都可能發生痛風，尤以40歲以上的中年男性最為高發。具體來說，以下人群容易得痛風。

肥胖的人

痛風可以發生在任何人身上，但胖人得病的機率相對較高。肥胖會引起內分泌系統紊亂，肥胖時不僅可能存在尿酸產生過多，也會導致尿酸排泄減少。

約有50%以上的痛風病人超過理想體重15%以上。

「三高」人群

患有高血糖、高血壓、高血脂，或者膽固醇高的人，患痛風的風險也會增加。

貪酒嗜肉的中年男性

從發病人群來看，痛風特別青睞中年男性。男性患者血尿酸通常高於女性，而且同樣尿酸水平的患者中，男性痛風的發生率也明顯高於女性。這無疑和很多中年男性應酬多、喜飲酒、愛吃肉、習慣大吃大喝有關。

腦力工作者

工作忙碌、壓力大的人不注意休息，也會增加高尿酸發病的可能，特別是久坐在辦公室不運動的上班族，患痛風的機率更大。

停經後的女性

女性痛風多發生在停經期後，國外研究顯示可能與雌激素水平下降有關。停經後女性如果伴有肥胖、高血壓、飲酒等情況，往往痛風的發生率明顯升高。

有痛風家族史的人

原發性痛風具有遺傳性，但真正屬先天性遺傳引發的內源型痛風很少。患痛風代數越多，族群中患痛風的人數越多，遺傳的可能性越大，遺傳性愈強。痛風女性發病率雖然低，但遺傳性遠高於男性。

痛風，痛起來真要命

　　痛風典型發作起病急驟，數小時內發展至高峰，疼痛劇烈。曾經有患者根據自己的感受，把痛風的疼痛分為五個級別，雖然不正規，但是很生動：

一級疼痛	輕微疼痛，無太大影響。
二級疼痛	較疼，走路的時候感覺不舒服。
三級疼痛	很疼，但是扶著桌子可以走路。
四級疼痛	疼痛很強烈，半身癱瘓，上半身忍痛可以活動一下。
五級疼痛	疼痛劇烈，全身癱瘓，只能躺在床上，動也動不了。

不痛了不代表就好了

　　急性痛風發作的時候，疼痛一般在3～10日後逐漸消退。去醫院即時就診後，疼痛會消失得更快，常在吃藥後的第二天症狀就好了一大半，患者也能夠比較自然地走動。

　　於是，很多患者錯誤地認為一旦關節疼痛好轉，病就已經好了，不需要再治療。但痛風防治的關鍵在於間歇期的長期維持治療，包括降尿酸藥物、合理飲食、適當運動、關節保護等，以使血尿酸控制在一定水平，避免再次發作。

疼痛難忍別自行亂處理

　　痛風患者的關節多於夜間出現突發性疼痛，疼痛難忍時，不少老人嫌晚上看病麻煩，就用止痛藥止痛，甚至用熱敷或冰敷來止痛。殊不知在急性痛風發作時，既不能亂貼藥膏止痛，也不能對局部關節處進行熱敷、冰敷、按摩、物理治療等，否則會加重腫痛或炎症，不利於痛風的治療。

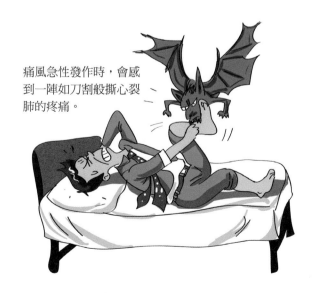

痛風急性發作時，會感到一陣如刀割般撕心裂肺的疼痛。

告別痛風的 6 個飲食習慣

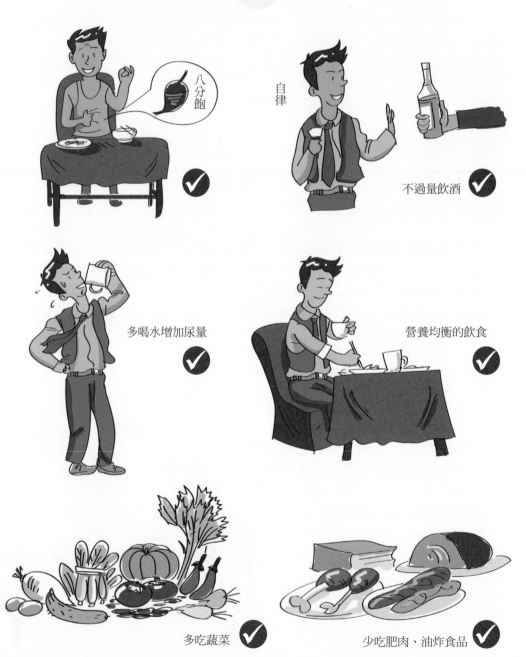

八分飽

✔

自律

不過量飲酒 ✔

多喝水增加尿量 ✔

營養均衡的飲食 ✔

多吃蔬菜 ✔

少吃肥肉、油炸食品 ✔

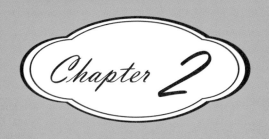

痛風患者飲食
調養十六招

　　控制膳食可以減少嘌呤的攝入，減少尿酸的來源和促
進尿酸的排泄，控制血尿酸水平升高，有利於減輕和緩解
痛風發作。

　　在此闡述痛風病病人的飲食問題，並提出飲食調養16
招，能有效幫助治療痛風。

遠離嘌呤高的食物

按食物嘌呤含量的高低，通常把食物分為高嘌呤、中嘌呤、低嘌呤三類，痛風患者可以按照以下飲食原則選擇食物：低嘌呤食物可以放心食用、多多食用，中嘌呤食物限量食用，高嘌呤食物則禁止食用。

應該禁食的高嘌呤類食物

每100克食品中含嘌呤150～1000毫克，即高嘌呤食物。

畜肉類	動物的肝、腸、心、肚、腎、腦、胰及濃肉汁、各種肉湯等
水產類	沙丁魚、鳳尾魚、鱈魚、鯡魚、鱸魚、白帶魚、牡蠣、蛤蜊、干貝、魚乾等
其他	火鍋、雞精、酵母粉等

註：無論是處於急性期還是緩解期的痛風患者，都應盡量禁食這類食物。

▣ 常見高嘌呤食物舉例

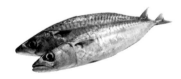

每 100 克鳳尾魚約含嘌呤 363 毫克

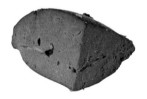

每100克牛肝約含嘌呤233毫克

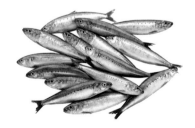

每100克沙丁魚約含嘌呤295毫克

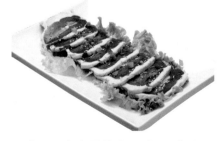

每100克牛腎約含嘌呤200毫克

可以適量食用的中嘌呤類食物

每100克食品中含嘌呤25〜150毫克，即中嘌呤食物。

畜禽類	雞肉、豬肉、鴨肉、牛肉、羊肉等
水產類	草魚、鯉魚、鯽魚、秋刀魚、蝦、螃蟹、鮑魚、鮭魚、海帶、紫菜等
蔬菜類	菠菜、茼蒿、豆苗、四季豆、豌豆、豇豆（長豆）、豆芽、蘆筍、筍乾等
菌菇類	香菇、金針菇、銀耳等
豆類及豆製品	黃豆、綠豆、紅豆、豆腐、豆干、豆漿等
乾果類	花生、腰果、栗子、蓮子、杏仁等

註：處於痛風緩解期的患者可從中選用一份動物性食物和一份蔬菜，但食用量不宜過多。

▣ 常見中嘌呤食物舉例

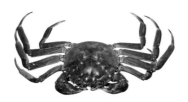

每 100 克螃蟹約含嘌呤 82 毫克

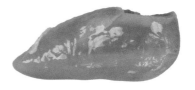

每100克雞胸肉約含嘌呤137毫克

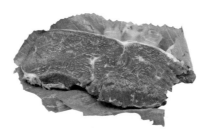

每100克牛肉約含嘌呤84毫克

可放心食用的低嘌呤類食物

每100克食物含嘌呤25毫克以下，即低嘌呤食物。

穀類	白米、小米、小麥、玉米等
薯類	土豆、芋頭等
蔬菜類	白菜、莧菜、芥藍、甘藍、芹菜、韭菜、韭黃、苦瓜、黃瓜、冬瓜、絲瓜、南瓜、茄子、紅蘿蔔、白蘿蔔、青椒、洋蔥、番茄、萵筍等
水果類	各種水果，如西瓜、葡萄、草莓、櫻桃、鳳梨、桃子、李子、橄欖等
蛋奶類	雞蛋、鴨蛋、鮮奶、優酪乳、乳酪等
其他類	蘇打餅乾、黃油點心、花生醬、麥片、汽水、茶、咖啡、海參、木耳等

註：這類食物最適合痛風患者食用。

◢ 常見低嘌呤食物舉例

1顆雞蛋約含嘌呤0.2毫克

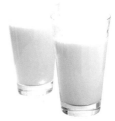

每100毫升牛奶含嘌呤1.4毫克

每100克新鮮蔬果嘌呤含量通常不超過25毫克

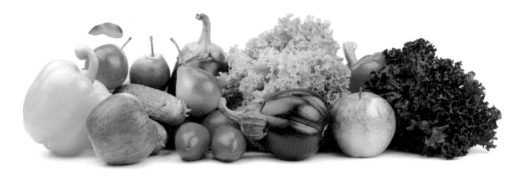

遠離高嘌呤飲食習慣

平時禁食動物內臟：

平時禁食動物心、肝、腎臟等高嘌呤食物。有些人喜歡吃羊雜碎和羊肉湯，這些都是嘌呤含量極高的食物，要盡量控制食用。

要杜絕喝著啤酒吃海鮮的習慣：

啤酒最好不要搭配燒烤和海鮮。燒烤食品的原料大多為海鮮、動物內臟以及肉類，它們和啤酒一樣，同屬高嘌呤食物，而嘌呤代謝異常是誘發痛風的重要因素，如果同時吃燒烤、配啤酒，會使患痛風的風險增大。因此，喝啤酒時應盡量避免吃燒烤，若實在想吃，可同時搭配新鮮蔬菜水果。

少喝濃魚湯、濃肉湯：

濃魚湯、濃肉湯中嘌呤含量高。但並不是說再也不能喝了，要視情況而定。已經患上痛風且處於急性發作期，例如關節的紅、腫、熱、痛及有高尿酸血症、腎臟疾患等人最好不喝；有痛風家族遺傳史、肥胖、高血糖者則要少喝。

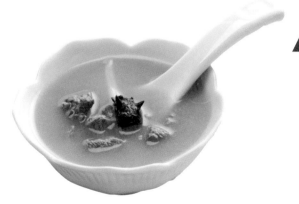

⚠ 防痛風吃火鍋別喝湯

有研究顯示，每100毫升肉湯內含嘌呤160～400毫克，比正常飲食要高出30倍，所以痛風患者應少喝濃肉湯。痛風患者平時應該多喝水，利於尿酸的排出，預防痛風。

合理烹調，減少食物中嘌呤的含量

　　合理的烹調方法，可以減少食品中含有的嘌呤量——烹飪肉食時，可先將肉汆水或煮熟，棄湯後再行烹調。此外，辣椒、咖哩、胡椒、芥末、生薑、雞精等調味料，可能誘使痛風急性發作，應盡量避免使用。

嘌呤含量高的食物烹飪方法

◨ 吃肉要回鍋

　　每100克牛肉、羊肉、豬肉、雞肉、鴨肉、鵝肉等肉類的嘌呤含量都有70〜150毫克，都應該少吃。但是，如果完全禁食肉類的話，又可能會造成痛風患者營養不均衡，不利健康。

　　痛風患者可以吃些回鍋肉，因為嘌呤易溶於水，肉類經過第一遍水煮或汆水後，嘌呤多已溶解到湯汁中，而肉中本身的嘌呤含量則大為減少。也就是說，痛風患者吃肉時可以將肉先用水煮上一遍，然後棄湯再進一步配菜烹調後食用。

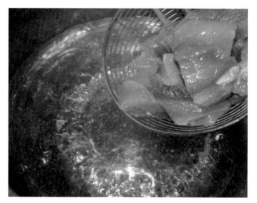

建議痛風患者多使用不沾鍋，這樣可少用一些潤鍋油，減少用油量。

　　但是，由於回鍋肉屬於高蛋白食物，雖然營養豐富，熱量卻比較高，因此病人在選擇肉類做回鍋肉時要盡量選擇精瘦肉，並且仍然要控制用量。另外，相對於禁忌種類繁多的肉類而言，肉皮中所含的嘌呤則相對較少，可以適當多吃一點。

◨ 煲湯燉煮的時間不宜過長

　　很多人喜歡煲湯，用小火慢燉上三四個小時，濃濃的靚湯便出鍋了。老火靚湯雖然滋補，但由於長時間的燉煮，湯中的嘌呤含量很高，易致高尿酸，引發痛風。所以，痛風患者煲湯時一定要注意四點，一是煲肉類湯，尤其是魚湯，1小時即可，最長別超過2個小時；二是要少放鹽；三是要少用肥肉，避免湯中脂肪含量過高；四是將蔬菜加入湯中燉，能吸取湯中的精華，使蔬菜味美甘甜，避免直接喝湯造成嘌呤攝入過多。

豆類加工成豆製品

　　過去認為，豆類食品會使血尿酸水平升高，但事實並非如此。研究表明，豆類對血尿酸水平無影響，且豆製品包括豆漿、豆腐等可降低血尿酸水平及痛風的發病率。雖然豆類中的嘌呤成分被人體吸收後，可能增加血尿酸水平，但它同時可顯著促進腎臟尿酸排泄，此消彼長，最終，豆類並不增加血尿酸水平。

　　1.做成豆製品

　　雖然大豆的嘌呤含量略高於瘦肉和魚類，但經過加工，製成豆腐、豆干等之後，因為擠去了「黃漿水」（其中溶解了很大一部分嘌呤），所以豆腐、豆干等產品的嘌呤含量已經大幅度下降，比肉類、魚類還要低，高尿酸血症的病人可以用豆製品來部分替代魚蝦肉類。而且在進食豆製品前，若再用水處理一下，還可以再次降低嘌呤的含量，更適合痛風患者食用。

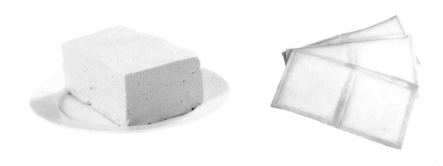

家庭自製豆腐

材料：熱豆漿1000毫升、食用氯化鎂2克。

做法：

1.氯化鎂倒入小碗中，用80～90℃的開水溶解開；豆漿倒入盛器中，將氯化鎂溶液一滴一滴地滴進豆漿中，一邊滴一邊攪拌豆漿，攪拌至豆漿呈絮狀的豆花。

2.拿一個帶篩網的漏盆，鋪上乾淨的紗布，倒入呈絮狀的豆花，用紗布把豆花包好，上面壓上重物壓15～20分鐘，滑嫩的豆腐就做好了！

製作提示：

1.食用氯化鎂在銷售食品添加劑的商店可以買到。

2.食用氯化鎂的添加量為豆漿量的0.2%。

3.紗布要用那種布絲比較密實的。

2.豆漿

將豆類打成豆漿飲用，可增加營養的攝取，同時不會對痛風患者產生不良影響。因為打豆漿的時候加入大量水分，豆漿中所含嘌呤已經被稀釋，所以，每日喝一杯豆漿並不會引起嘌呤攝入量明顯增加，但是千萬不要在豆漿裡面放糖（因為富含果糖的食物和飲料，不適合痛風病人食用）。

3.少量添加於粥中

紅豆、綠豆等豆類，原本嘌呤含量就偏低，每天吃的數量又很少，在煮粥或打豆漿時加入一小把，不會對痛風病人產生不良影響。

一杯濃豆漿所含的嘌呤量約為38毫克，相當於25克瘦肉中所含的嘌呤量。

選擇合適的烹飪工具

◢ 使用微波爐或不沾鍋

痛風患者在飲食方面必須控制每日所需的熱量，均衡各種營養成分的攝取。使用微波爐或不沾鍋可避免因使用油而造成熱量過多，同時也減少了維生素的流失。所以，對痛風患者而言，微波爐或不沾鍋是合理烹飪不可缺少的廚具。

◢ 使用烤箱

烤箱既能除去多餘的油以降低熱量，又能烤出香噴噴的美食。此外，烤魚或肉時在盤底鋪上鋁箔紙，可吸去溶出的嘌呤和油，從而降低食物中的嘌呤含量和熱量。

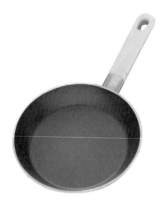

建議痛風患者多使用不沾鍋，這樣可少用一些潤鍋油，減少用油量。

合理加入調料

　　辣椒、咖哩、胡椒、芥末、生薑、雞精、孜然等調味料均會使自律神經興奮，誘發痛風，應盡量避免使用或少使用。

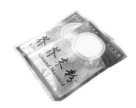

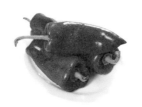

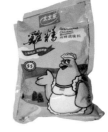

芥末：芥末味微苦，辛辣芳香，對口舌有強烈刺激，味道很獨特，但芥末易誘使痛風急性發作。

辣椒：辣椒性熱味辛，含有辣椒鹼、檸檬酸等，刺激性強，易誘使痛風急性發作。

雞精：雞精含核苷酸，它的代謝產物就是尿酸，所以痛風患者的飯菜中最好少放雞精。

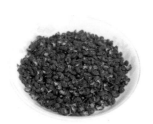

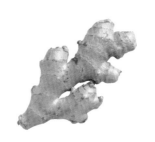

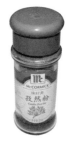

胡椒：胡椒性溫味辛，含有揮發油、胡椒鹼、胡椒脂鹼等物質，易誘使痛風急性發作。

生薑：生薑性溫味辣，含有薑醇、薑辣素等，能增強血液循環、刺激腸道及神經，易誘使痛風急性發作。

孜然：孜然氣味芳香而濃烈，研究發現，孜然果實及揮發油會刺激神經，易誘使痛風急性發作。

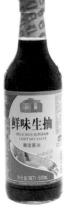

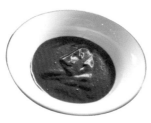

煮飯時可以用豆醬或醬油調味，因為1克豆醬或者1毫升醬油所含的鹽分要遠遠低於1克鹽，而且做出的菜比直接用鹽味道更好。

多喝水促進排尿

痛風患者應多喝水，具體來說，每天喝2000～3000毫升水為宜，即250毫升的杯子每天喝8～10杯，以增加尿酸的排泄。

為什麼要多喝水

痛風的治療要點之一是必須把血尿酸降下來。尿酸主要透過尿液排出，故應多飲水。具體來說，心腎功能正常的患者，每日飲水量應大於2000毫升，以保證一天不少於2000毫升的尿量，促進尿酸排出。

飲用水的種類

白開水：痛風患者最好選擇喝白開水。

白開水的滲透壓最利於體內各種有害物質的溶解，而且白開水不含熱量，不用消化就能為人體直接吸收利用。建議喝30℃以下的溫開水最好，這樣不會過於刺激腸胃道的蠕動，不易造成血管收縮。

礦泉水：尿液偏鹼性時尿酸容易排出。痛風患者也可選用礦泉水。飲用水的衛生標準是pH值6.5～8.5，市場上供應的幾種品牌的礦泉水註明pH值為7，可以放心飲用。

蘇打水：天然的蘇打水富含礦物質，且不含添加劑，對身體很有益，痛風患者在保證大量飲用白開水的情況下，可以適量飲用天然的蘇打水。

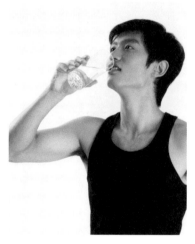

痛風患者應有主動喝水的習慣，不要等到口渴了才想到要喝水。

 蘇打水不可盲目飲用

許多市面上的蘇打水飲料往往是人工合成的，添加了甜味劑及香精。雖然飲用人工合成的蘇打水飲料可以鹼化尿液，促進尿酸排泄，但不可盲目的飲用，否則會造成胰島素抵抗，增加痛風、肥胖、糖尿病等風險，還會使鈣質流失，導致骨質疏鬆。

飲水的時間

- 飲水的最佳時間是兩餐之間及夜間與清晨，夜間是指晚飯後45分鐘至睡前一段時間，清晨是指起床至早飯前30分鐘。
- 不要在飯前半小時內大量飲水，否則會沖淡消化液和胃酸，影響食慾。
- 不要在飽食後立即大量飲水，以免引起胃脹，應在進食後45分鐘左右再飲水。
- 痛風患者應採取主動飲水的積極態度，不要等到明顯口渴時才想起飲水，因為口渴時體內已處於缺水狀態，此時飲水對促進尿酸的排泄效果較差。

吃痛風藥得多喝水

　　治療痛風常需服用藥物，如別嘌醇片、丙磺舒、苯溴馬隆等。這些藥物都應該在痛風急性期過後2週開始服用，且服藥應從小劑量開始。痛風患者使用上述藥物期間，會有大量的尿酸鹽從尿液中排出，尿中的尿酸濃度過高容易導致泌尿道結石，因此患者更須保證飲水量。

　　其次，吃痛風藥應該多飲弱鹼性水。弱鹼性水含多種礦物質，可以清除人體內酸性代謝物，改善痛風患者的酸性體質，能夠更好地促進尿酸排出體外。一些天然的礦泉水、蘇打水都是弱鹼性水。

✔ **痛風患者可以喝咖啡、茶**

　　咖啡可降低血尿酸水平，並減低痛風的發病率。對於習慣飲咖啡的痛風患者，不必忍痛戒掉。不過，醫生也不主張透過大量飲用咖啡來降低血尿酸水平，因為咖啡的降尿酸作用輕微，而大量飲用咖啡可導致血鈣流失及增加骨折的風險。目前尚未發現飲茶與痛風有相關性，因此，痛風患者可根據自己的喜好飲用。

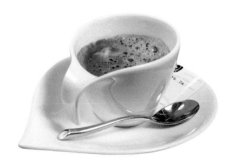

咖啡

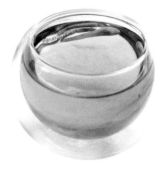

茶

多吃高鉀食物

鉀是人體重要的常量元素之一，主要分佈在細胞內，與鈉共同維持著細胞內正常的滲透壓、細胞內外的酸鹼平衡及離子平衡，並且能維持神經和肌肉，尤其是心肌的正常功能。

大部分食物中都含有鉀，蔬菜和水果是鉀的最好來源。由於鉀主要從尿中排出，所以臨床上有句話，叫「見尿補鉀」，也就是說，如果要補鉀，只有見到病人排了尿才能補。

大家或許知道，高鉀膳食可降低血壓，「限鹽補鉀」已成為防治高血壓的基礎措施。那痛風患者吃高鉀食物又有什麼意義呢？研究發現，鉀質可減少尿酸沉澱，有助於將尿酸排出體外。所以，痛風患者可多吃高鉀食物。

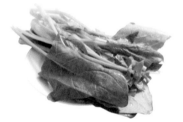

菠菜：311毫克

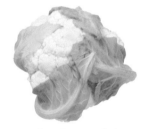

花椰菜：200毫克

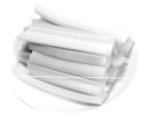

西洋芹（芹菜）：154毫克

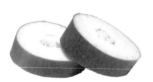

冬瓜：78毫克

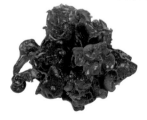

黑木耳（乾）：757毫克

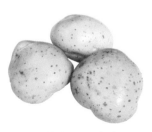

馬鈴薯：342毫克

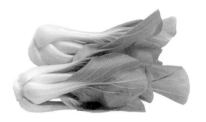

青江菜：210毫克

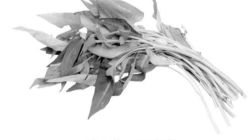

空心菜：243毫克

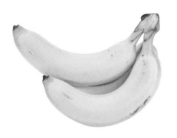

香蕉：256毫克

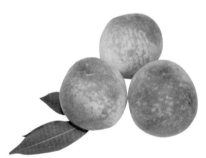

桃子：166毫克

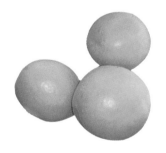

杏桃：226毫克

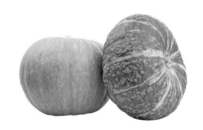

南瓜：145毫克

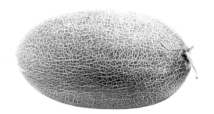

哈密瓜：190毫克

註：圖說中的毫克數均指每100克可食部位中
　　的含鉀量

攝入維生素 C 高的蔬果

　　維生素C是一種抗壞血病的因數，因為具有酸性，所以又稱抗壞血酸。維生素C的重要性不言而喻，從生理功能上講，它具有預防壞血病，促進傷口癒合，促進鐵和鈣的吸收，增強機體免疫力，對化學毒物和細菌毒素具有解毒等作用。

　　科學研究發現，維生素C能降低血液中的尿酸水平，所以多從食物中攝取維生素C，可降低發生痛風的風險。

　　維生素C主要來源是新鮮蔬菜與水果，痛風患者可以多吃以下維生素C含量高的蔬果。

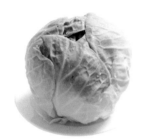
高麗菜：40毫克

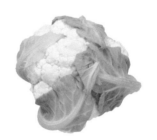
花椰菜：61毫克

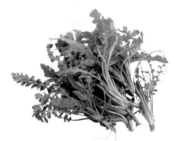
薺菜：43毫克

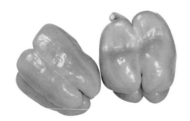
青椒：62毫克

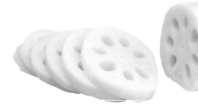
蓮藕：44毫克

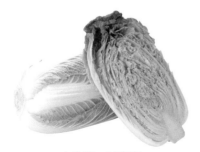
大白菜：31毫克

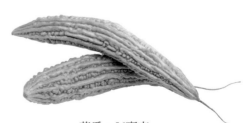
苦瓜：56毫克

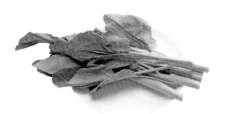

芥藍：76毫克

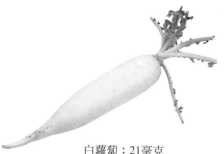

白蘿蔔：21毫克

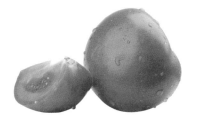

番茄：19毫克

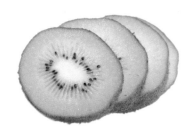

奇異果：62毫克

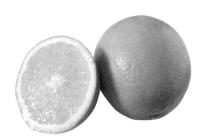

柳丁：33毫克

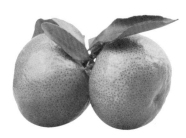

橘子：28毫克

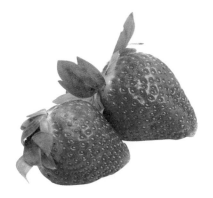

草莓：47毫克

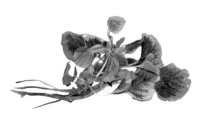

莧菜：30毫克

註：圖說中的毫克數均指每100克可食部位中
　　維生素C的含量

多吃行氣活血、舒筋活絡的食物

中醫有「不通則痛，痛則不通」之說，經絡氣血不通會造成人體全身各處的疼痛。中醫認為，痛風是指由風、寒、濕、熱、痰、血瘀等引起，以全身疼痛為主的一類疾病。如果高於正常水平的尿酸在人體大拇趾、腳背外側及踝關節內、外側等血液循環相對緩慢的地方逐漸沉積、阻塞經絡，引起氣血不通時，就會在沉積處出現紅、腫、熱、痛症狀，出現痛風病。

所以，痛風患者也適宜多吃行氣活血、舒筋活絡的食物，一旦體內氣血暢通無阻了，疼痛的症狀就能大為緩解。

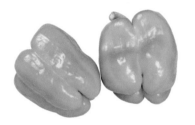

青椒：行血散寒

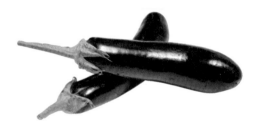

茄子：活血化瘀

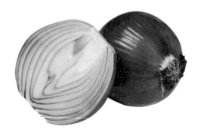

洋蔥：溫陽活血

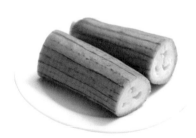

絲瓜：活血脈，通經絡

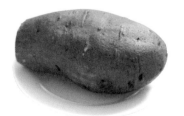

番薯：益氣養血

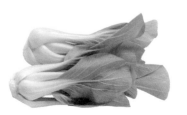

青江菜：活血消腫

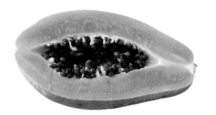

木瓜：：舒筋通絡

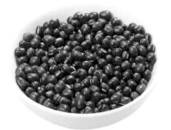

紅豆：利尿消腫

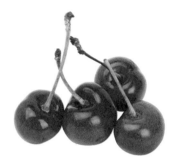

櫻桃：消腫止痛

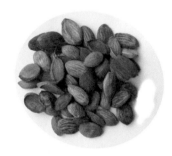

桃仁：破血散瘀

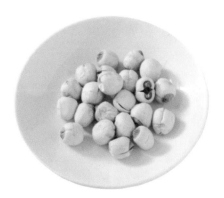

蓮子：健脾益氣

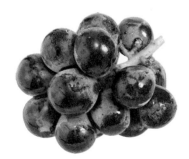

葡萄：舒筋活血

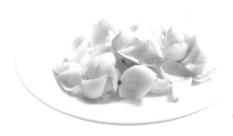

百合：補中益氣

腎好排尿暢，多吃固腎的食物

　　腎臟通過輸尿管與膀胱相連，它每天必做的工作是濾洗血液，排出身體裡的廢物和多餘的水分，形成尿液。接著，輸尿管負責把尿液從腎臟運送到膀胱，膀胱儲存尿液，每到一定時候把它們排出體外。對於痛風患者來說，體內產生的尿酸2/3通過腎臟排泄，腎不好，尿酸就排泄不出去。所以痛風患者尤其需要養腎顧腎。

　　中醫認為，顧腎的食物有助於排泄尿酸，痛風患者可以適當多吃以下顧腎的食物。

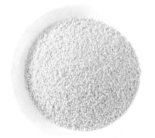

小米：補元氣

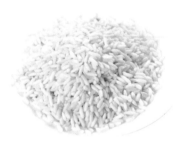

糯米：補腎強體

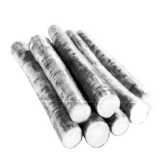

牛蒡：補腎益氣

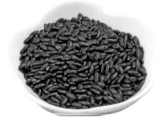

黑米：補腎健胃

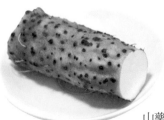

山藥：補腎氣

核桃：補腎強腰

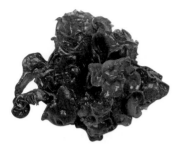

黑木耳：補腎止血

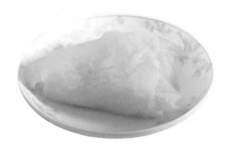

海蜇：益腎降壓

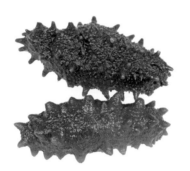

海參：補腎益精

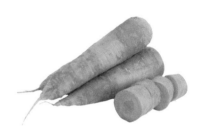

紅蘿蔔：壯陽補腎

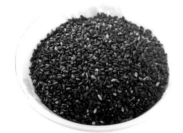

黑芝麻：補肝腎

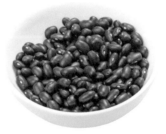

黑豆：滋陰補腎

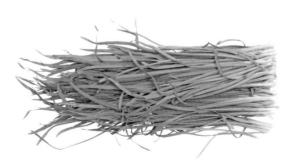

韭菜：補腎陽

適當減少食量，保持理想體重

據統計，40歲以下的痛風患者中，約85%的人體重超重。痛風通常不是單獨發生的，它往往是肥胖的「跟屁蟲」，導致肥胖的最大誘因就是「吃得太多」，而肥胖又是開啟痛風之門的鑰匙。所以，痛風患者有必要學會計算自己每日攝入的食物熱量，保持攝入與消耗之間的平衡，控制好體重，這是戰勝痛風的基石。

第一步：計算每天所需熱量

◢ 計算標準體重

標準體重：[身高（米）]^2×22 =標準體重（公斤）

◢ 判斷體重是否超標

體質指數（BMI）是經常用來衡量體重是否超標的重要指標。

BMI=體重（公斤）/ [身高（米）]^2

成年人BMI的評定標準表

等級	BMI值
極重度肥胖	≥40
重度肥胖	35～39.9
肥胖	30～34.9
超重	25～29.9
標準	18.5～24.9
消瘦	≤18.5

◢ 判斷日常活動強度

日常活動強度一般分為四種：臥床休息、輕體力、中等體力、重體力。具體的界定方法如下：

勞動強度分級參考表

輕體力勞動	以站著或少量走動為主的工作，如教師、售貨員等；以坐著為主的工作，如售票員、辦公室職員等
中等體力勞動	如學生的日常活動等
重體力勞動	如體育運動，非機械化的裝卸、伐木、採礦等

▣ 查出每天每公斤標準體重需要的熱量

痛風患者熱量供給標準表

勞動強度	每天每公斤標準體重所需的熱量（單位：大卡）
臥床休息	20～25
輕體力勞動	25～30
中等體力勞動	30～35
重體力勞動	35～40

▣ 計算每天所需總熱量

每天所需總熱量=標準體重（公斤）×每天每公斤標準體重所需熱量（大卡）

第二步：把每日所需熱量分配到食物

計算出每天所需熱量的數值後，可以參考「三大營養素比例」表，把這些熱量分配到各種食物中。

三大營養素比例

三大營養素主	主要食物來源	占總熱量	每克產熱
碳水化合物	糖類、主食、水果等	50%～60%	4大卡
蛋白質	蛋、肉、禽、魚、蝦、豆、乳製品等	12%～20%	4大卡
脂肪	植物油、肉、禽、花生、核桃、瓜子等	25%～30%	9大卡

我們以1800大卡的熱量為例子，來將這些熱量分配到各類食物中：

碳水化合物類：1800×60%=1080大卡÷4=270克

蛋白質類：1800×20%=360大卡÷4=90克

脂肪類：1800×30%=540大卡÷9=60克

第三步：減少食量——控制過多熱量攝入

◗ 熱量攝入與消耗要平衡

　　減肥的奧秘其實很簡單，就是保持每天從食物中攝取到的熱量少於身體所消耗的熱量。平衡的飲食加上合理的運動，就是減肥的精髓。而減少食量，防止過多熱量的攝入，是減肥成功的關鍵，更是戰勝痛風的基石。

◗ 保持苗條身材的飲食習慣

　　1.每天定時用餐，到該吃飯的時候就吃飯。

　　2.專心吃飯，用餐時不宜跟身邊的人過多交談。

　　3.進食速度不宜太快，應細嚼慢嚥，細嚼慢嚥容易讓人產生飽足感。

　　4.蛋白質的攝入量要充足，每天應攝入適量的瘦肉、魚、蛋。

　　5.適量多吃些新鮮蔬菜，以保證攝入充足的維生素和礦物質。

　　6.注意限制脂肪的攝入量。

　　7.每天適量吃些新鮮水果。

◗ 將一日三餐改為一日多餐

　　痛風患者將通常的一日三餐變成每日少食多餐，有許多益處，如可以明顯地降低血尿酸的生成與升高，降低血中膽固醇水平及減少每日對降血尿酸藥物的需求量等，還可以減輕饑餓感，並減少每日攝入的總熱量。

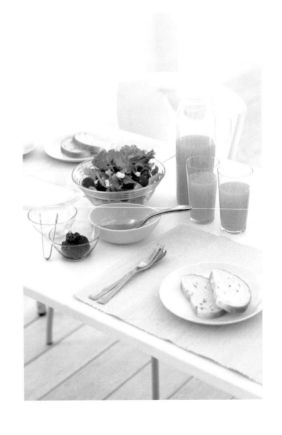

　　值得注意的是，增加進食次數並不適合於每個人，如果你能很好地控制血尿酸水平且體重也比較合適，就不必採用這種比較麻煩的方法。

◗ 一個月減重2～3公斤為宜

　　為使痛風治療有效，飲食減肥不可缺少。但痛風患者不宜過快減重，如果迅速減低體重，會使尿酸值上升，引起痛風發作。一般來說，一個月減重2～3公斤最適中，這樣的減重速度安全而不傷身。

第四步：擬訂一個運動處方

以有氧運動為主：快走、慢跑、登山、騎自行車、游泳、跳舞、有氧健身操、打太極拳、打槌球、打網球等，都屬於有氧運動。有氧運動可以加速人體的新陳代謝，有助於減肥及尿酸的排泄，還能鍛煉肌肉、骨骼、關節，有助於痛風的治療和康復。

運動強度：有氧運動的安全心率一般是最高心率（為一分鐘內心率的最高值，用220減去年齡估算）的60%～70%，這個心率範圍也適宜於健身與減肥。一般在運動停止後，馬上測脈率、心率或頸動脈搏動，測量運動後最初10秒鐘內的脈搏數，再將之乘6，計算出1分鐘的心率。注意一般鍛煉後心率的測量要爭取在運動後 10 秒鐘內測定。如果是60歲以上或體質較差的中老年人，可按這個公式簡單計算：170－年齡。

運動時間：每次約30～40分鐘，包括準備運動5～10分鐘；正式運動15～20分鐘，此期間可達到預計的心率；整理運動5～10分鐘。

運動頻率：對於一般人來說，每週進行3～5次較合適，基本上以隔日運動為宜，但是間隔天數不宜超過3天。

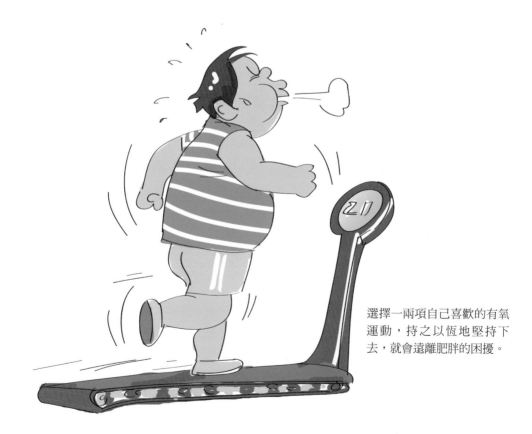

選擇一兩項自己喜歡的有氧運動，持之以恆地堅持下去，就會遠離肥胖的困擾。

多攝入主食裡的碳水化合物

　　米、麵、穀類的主要成分均是碳水化合物。碳水化合物不僅可防止脂肪分解產生酮體，而且還能促進尿酸的排出，可做為痛風患者膳食中熱量的主要來源。

碳水化合物應占總熱量的多少

　　痛風患者主食應以碳水化合物為主，碳水化合物應占總熱量的50%～60%，甚至可達70%。可選用白米、玉米、麵粉及其製品（如饅頭、麵條、麵包等）。但合併糖尿病者，應控制碳水化合物的攝入量，每日按每公斤體重4～5克給予為宜，約占總熱量的50%～55%。

米飯對比饅頭

・米飯和饅頭都屬於低嘌呤食物，每100克白米的嘌呤含量為18.1毫克，煮成飯後嘌呤含量會減少；每100克熟饅頭的嘌呤含量約為2.9毫克。

・饅頭比米飯熱量低，同樣重量的饅頭，其熱量僅相當於米飯的70%，而且脂肪和糖類的含量比米飯更低。

・饅頭中富含維生素B_1、維生素B_6、維生素B_{12}等維生素B群，比米飯中的含量更豐富。

・饅頭發酵後鈣的含量比白米高得多。

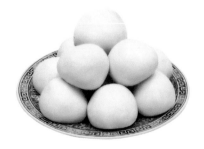

一天吃300克饅頭，約攝入了8.8毫克嘌呤、663大卡的熱量。

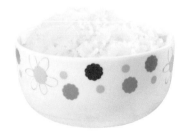

每100克生白米，所含熱量為340大卡左右，蒸成米飯後，熱量降低到116大卡左右，煮成粥後熱量更低，為46大卡左右。

以植物蛋白為主

　　蛋白質經代謝後，會產生代謝廢物尿酸和尿素氮等，所以，如果攝入蛋白質過多，體內尿酸的含量易偏高。痛風患者飲食應以植物蛋白為主，限制高蛋白質食物的攝入，以減少體內尿酸的合成。

以植物蛋白為主，動物蛋白為輔

　　痛風患者攝入蛋白質應以植物蛋白為主，每日每公斤標準體重供給0.8～1.0g，豆類、小麥（麵粉）和白米中一般都含有較多的植物蛋白。

　　為了均衡營養，痛風患者也可以適量攝入動物性優質蛋白（雞蛋、牛奶、禽肉類等）。相對海鮮及紅肉，家禽及蛋類中嘌呤含量有限，對於血尿酸水平的影響較少，因此推薦痛風患者優先選擇家禽及蛋類作為動物蛋白的主要來源。

　　而豬肉、牛肉、羊肉等「紅肉」，痛風患者應限制攝入。研究表明，紅肉攝入越多，血尿酸水平升高越顯著，痛風的發病率越高。同時，大量吃紅肉可能誘發心血管疾病，尤其是冠心病。

蛋白質攝入的安排

· 動植物食物、多種食物搭配；
· 不可過多，蛋白質攝入推薦量
　應占總熱量的11%～15%；
· 不可過少，即使痛風發作期也
　要保證每日最低蛋白質需要量
　的供給。
· 具體來說，急性期主要以穀
　類、牛奶、蛋類為主；慢性期
　根據病情，在限量範圍內，安
　排一些含嘌呤少量或中等量的
　食物，如禽、肉、魚（煮過棄
　湯）及豆製品，避免吃燉肉或
　滷肉。

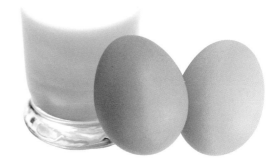

每日1杯牛奶加2個雞蛋或豬瘦肉2兩，即可滿足肌體對蛋白質的需要。

少吃影響尿酸排出的脂肪

由於脂肪會阻礙腎臟排出尿酸，因此應控制脂肪攝入量在總熱量的20%～25%，每天攝入總量以50克左右為宜。

攝入脂肪的主要方式

植物油為純脂肪，痛風患者要以植物油為主（如橄欖油、葵花子油、玉米油、花生油等），少吃動物脂肪。如果食用瘦肉、雞肉、鴨肉等，應該煮沸後去湯食用，避免吃燉肉或滷肉。另外，禽類皮下組織中脂肪含量豐富，不建議患者過多攝入油炸、帶皮的禽類食品。

要補充不飽和脂肪酸

「忌食海鮮」曾被痛風患者奉為鐵律，然而這一觀點已經過時。海鮮對於人的營養和健康優於其他肉類。值得一提的是，海鮮中含有豐富的不飽和脂肪酸，是人體不飽和脂肪酸的主要來源，後者可能對心血管系統具有保護作用，而痛風患者又是心血管疾病的高發人群。因此，痛風患者不應一概而論地忌食海鮮，而應根據不同海鮮嘌呤含量而定，忌食嘌呤含量高的海鮮，而適當進食低/中嘌呤類的海鮮。

嘌呤含量較高的海鮮	鳳尾魚、沙丁魚、鯖魚、魚卵、小蝦、貝殼類、淡菜等
嘌呤含量中等的海鮮	鱔魚、鱸魚、鯉魚、鱈魚、梭魚、鰻魚、大比目魚等
嘌呤含量較低的海鮮	青魚、鯡魚、鮭魚、鯽魚、鮪魚、白魚、龍蝦、蟹、牡蠣等

註：對於嚴格限制海鮮的患者，應當注意補充其他種類的優質蛋白。尤其是有心血管疾病的患者，應注意補充不飽和脂肪酸。

千萬少喝酒

酒裡都含有酒精，酒精在肝臟代謝時伴隨嘌呤分解代謝增加，導致其最終產物尿酸的增高；同時，酒精會造成體內乳酸堆積，對尿酸排泄有抑制作用。另外，酒精本身含有大量嘌呤物質，尤其是啤酒比其他酒類所含嘌呤要高10倍多。因此，痛風患者應嚴格控制酒類，最好戒酒。

酒類中嘌呤含量的多少

酒類中嘌呤含量的多少一般為：

白蘭地＜威士忌＜葡萄酒＜白酒＜普通黃酒＜啤酒＜陳年黃酒

高

低

啤酒和烈酒比葡萄酒更危險

痛風的發病風險與酒精的攝入量呈劑量依賴性增加，無論是一次大量飲酒，還是長時間的少量飲酒，都會導致血清尿酸和尿液尿酸升高，誘使痛風發作。另外痛風發作的概率還與酒的種類有關。在各類酒中，啤酒最容易引發痛風，烈性酒次之，而葡萄酒基本上不會引發痛風。所以，啤酒和烈酒比葡萄酒更危險。

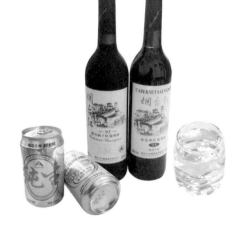

實在想喝酒也要限量

痛風患者應限制酒精的攝入，即男性每天不超過2標準杯，女性不超過1標準杯（1標準杯指含酒精為18ml）。

如果處於痛風在關節炎急性發作期，尤其是藥物未完全控制的痛風和慢性痛風石性關節炎患者應嚴格禁酒。

少吃鹽，防止痛風加劇

食鹽中的鈉有促使尿酸沉澱的作用，加之痛風多併發高血壓、冠心病及腎臟病變等，所以，痛風患者應限制鹽的攝入，每天應該限制在2～5克之間。

小心看不見的鹽

膳食指南中建議每人每天鈉鹽攝入量不超過6克（一啤酒瓶蓋去掉軟膠之後的鹽量約為6克），而痛風患者鹽的攝入量要嚴控在2～5克之間。大家在計算鹽的攝入量時，不僅要包括食鹽的含量，還要包括加入味精、醬油、番茄醬、鹹菜、熟食製品的鈉鹽含量，因為這些物質中的鹽含量往往是看不見的。事實上，凡是鹹味和鮮味調味品一般都含有鈉，都可以算成鹽。根據《中國食物成分表》，3克味精、2克多雞精和6～10克醬油的含鈉量與1克鹽相當。黃醬和豆瓣醬等的含鹽量跟醬油差不多。因此，烹調中加了含鈉的調味料時，就要少放鹽。

減少鹽的攝入量的技巧

首先，要多吃天然食品，少吃或者不吃加工過的食品。其次，做菜的時候少放鹽，且在最後起鍋的時候再放鹽，這樣人的味覺仍然能感覺到菜的鹹味。最後，盡量不吃隔夜的飯菜，不吃速食。如果外出就餐，可以請餐廳的廚師少放一半的鹽。

留心隱形的含鹽大戶

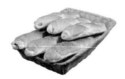

一片麵包含鹽量
高達50～250毫克

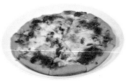

12寸的披薩每塊
平均含0.6克鈉鹽

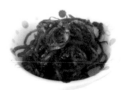

二兩榨菜含11.3克鈉鹽

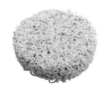

一份泡麵含5.4克鈉鹽

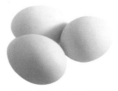

一顆鹹鴨蛋含2克鈉鹽

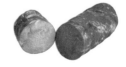

一片30克的火腿
平均含0.3克鈉鹽

遠離甜蜜的誘惑

　　不論健康人還是痛風患者，食用大量果糖後均會引起血尿酸升高，痛風患者血尿酸升高的幅度更為明顯。原因在於血液中果糖含量上升，會導致ATP分解加速釋放出嘌呤，嘌呤最終代謝成尿酸，使血尿酸升高。有研究發現，每天攝入果糖超過50克的人，患痛風的風險會比每天少於10克者增加2～4倍。因此，對痛風患者單純強調限制嘌呤攝入，而不限制果糖攝入，並不能達到減少痛風發作的目的。痛風患者應該抵制「甜蜜的誘惑」，向含果糖高的食品說「不」。

不宜大量食用蜂蜜

　　蜂蜜中的果糖含量高達49%。因此，痛風患者不宜大量食用蜂蜜。除蜂蜜外，一些加工食品，如糖果、甜點、飲料、餅乾、霜淇淋、優酪乳飲品等中添加的糖漿，也含有較多果糖，痛風患者應該少吃此類食品。

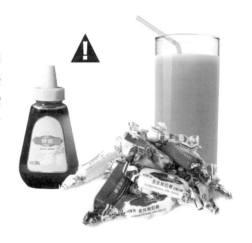

少吃富含果糖的水果

　　對痛風患者來說，水果是一柄雙刃劍，一方面可以鹼化尿液，促進尿酸排泄；但另一方面，其所含的果糖可升高血尿酸水平，增加血清胰島素的水平以及減低機體對胰島素的敏感性，從而導致痛風及代謝綜合症的發病率增加。

　　因此，痛風患者應注意挑選含果糖成分較低的水果，如西瓜、葡萄、櫻桃、草莓、鳳梨、桃子、李子、橄欖、椰子水、青梅等；少吃蘋果、香蕉、荔枝、桂圓、柳丁、柚子、柿子、無花果、楊梅、石榴等含果糖成分較高的水果。

水果含糖量排名表

含糖量在4%～7%的水果	西瓜、草莓、白蘭瓜等
含糖量在8%～10%的水果	櫻桃、葡萄、梨、檸檬、哈密瓜、桃子、鳳梨等
含糖量在9%～13%的水果	蘋果、柳丁、柚子、杏子、無花果、荔枝等
含糖量在14%以上的水果	香蕉、桂圓、柿子、楊梅、石榴等

痛風急性期的飲食方案

飲食全方案

1. 要選用含嘌呤很低的食物。
2. 肉類和魚類都不能攝入。
3. 以牛奶和雞蛋為蛋白質的主要來源。
4. 以碳水化合物補足熱量的需要，主食以精製米麵為主。
5. 限制脂肪的攝入量，烹調要用植物油。
6. 攝取鹼性水果和蔬菜，促進尿酸的排泄。
7. 早餐最好選擇牛奶+麵包+素菜；午餐和晚餐可選擇以白米飯、素麵條、素餃子為主食，雞蛋為主菜。合併高膽固醇血症的痛風患者應只吃蛋白不吃蛋黃，每餐吃八分飽，可適當添加鹼性水果和蔬菜來增加飽足感。

飲食處方

1. 每天嘌呤的攝入量要嚴格限制在150毫克以下。
2. 每天蛋白質的攝入量在50～70克。
3. 脂肪的攝入量每天不超過50克。
4. 液體的攝入量每天不應少於3000毫升。
5. 每天可以吃2個雞蛋（伴有高膽固醇血症者不要吃蛋黃）、250毫升牛奶、2種水果、6兩主食，蔬菜不超過500克。

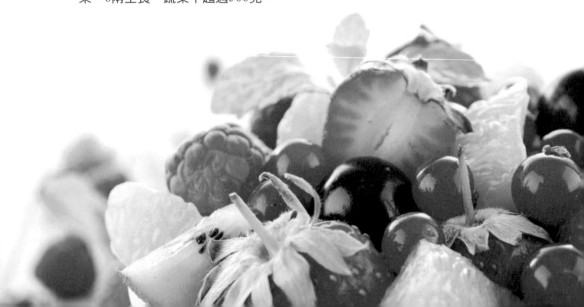

低嘌呤食物搭配

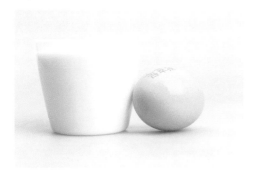

1個雞蛋＋1杯牛奶（200 毫升）
＝3.0毫克嘌呤

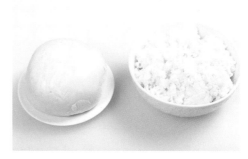

1個饅頭（160克）＋1小碗米飯（110克）
＝16.9毫克嘌呤

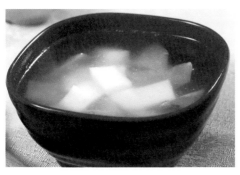

100克馬鈴薯＋150克紅蘿蔔（馬鈴薯紅
蘿蔔湯）＝16.95毫克嘌呤

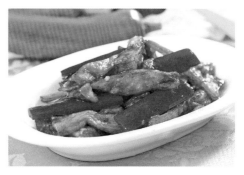

50克青紅椒＋150克茄子（青紅椒炒茄
子）＝30.15 毫克嘌呤

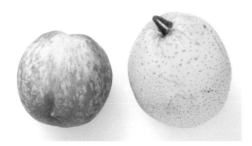

2個水果（1個鴨梨＋1個桃）
＝2.5毫克嘌呤

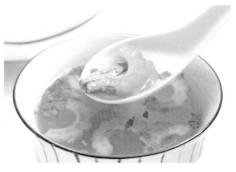

10克香菜＋150克苦瓜（香菜苦瓜湯）
＝18.9毫克嘌呤

痛風急性發作期的食物選擇

	宜用食物	忌用食物
蔬類	白蘿蔔、胡蘿蔔、黃瓜、番茄、大白菜、芹菜等	韭菜、花椰菜、青江菜
水果類	香蕉、蘋果、梨、西瓜、草莓、柿子、杏等	―
穀薯豆類	白米、精麵粉、蘇打餅乾、山藥等	糙米、蕎麥、黑豆、大豆等
蛋奶類	雞蛋、牛奶	―
菌藻類	木耳	香菇、金針菇
肉類	―	動物內臟、肉汁、肉湯等
海鮮類	―	青魚、土魠魚、小蝦等

痛風急性發作期一週食譜舉例

	早餐	午餐	晚餐
週一	饅頭、涼拌黃瓜、牛奶	白米飯、番茄炒雞蛋、紫菜湯	清湯麵條、清炒綠花椰菜
週二	小米稀飯、蘇打餅乾、涼拌蘿蔔絲	白饅頭、黃瓜木耳湯、清炒芹菜	白米飯、蒜苗炒雞蛋、清炒芹菜
週三	白麵花卷、涼拌黃瓜	白米飯、清炒山藥、紫菜湯	白饅頭、粥、青椒炒雞蛋
週四	粥、煮雞蛋、涼拌木耳	黃瓜清湯麵、清炒青江菜	白米飯、涼拌海帶絲、素炒紅蘿蔔
週五	蘇打餅乾、清炒胡蘿蔔絲、牛奶	白饅頭、醋溜馬鈴薯絲、蔥花蛋花湯	白米飯、醋溜白菜、紫菜蛋花湯
週六	白饅頭、涼拌黃瓜、牛奶	白米飯、洋蔥炒雞蛋、涼拌苦瓜	青菜麵、清炒茄子
週日	粥、花卷、燴拌馬鈴薯絲	素菜包、黃瓜木耳湯	白米飯、蒜蓉空心菜、番茄雞蛋湯

痛風緩解期的飲食方案

飲食全方案

1. 在痛風的緩解期，可以恢復正常的平衡膳食。蛋奶類、水果蔬菜類和主食類都基本與正常人飲食相同。
2. 肉類和海鮮不但要限制攝入量，而且要在種類上精挑細選，要選擇嘌呤含量相對低的肉類和海鮮食物。
3. 養成多喝水的習慣，盡可能戒酒。
4. 飲食的目標是將血尿酸值長期控制在正常範圍內，控制熱量的攝入，保持正常體重。
5. 慎用嘌呤含量高的食物，合理地選用嘌呤含量中等或少量的食物。
6. 可透過一些烹調技巧來減少魚和肉中的嘌呤含量，比如用蒸、烤、汆，少用油炸，少喝魚湯、肉湯。
7. 烹調以植物油為主，少量動物油。

飲食處方

1. 每天肉類和海鮮的攝入量要控制在100克之內。
2. 血尿酸濃度正常時，每週可吃2～3次的低嘌呤魚肉類，比如青魚、鱔魚、鮪魚、螃蟹、牡蠣、牛肉、羊肉等。
3. 每天蛋白質的攝入量不超過80克。血尿酸濃度高時，最好仍選擇嘌呤含量低的牛奶、雞蛋為蛋白質來源。
4. 每天水果的攝入量應保證熱量不高於90大卡。90大卡可以是150克香蕉、200克蘋果、200克梨子、500克西瓜、300克草莓、150克柿子、200克杏桃等。

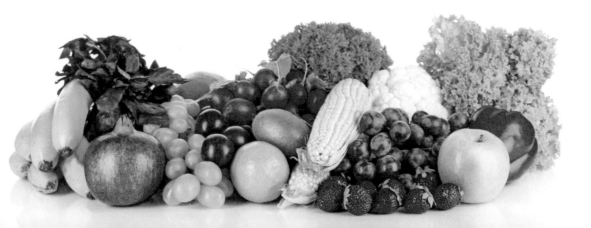

中、低嘌呤食物搭配

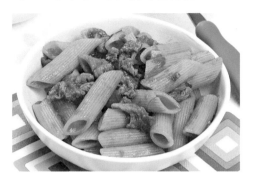

100克通心麵＋100克番茄＋80克牛肉
（番茄牛肉通心麵）＝88毫克嘌呤

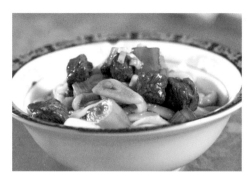

100克茄子＋50克豬瘦肉＋150克麵條
（茄子滷麵）＝95.3毫克嘌呤

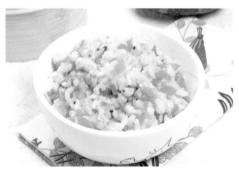

50克薏仁＋100克白米＋200克南瓜（南
瓜薏仁飯）＝36.2毫克嘌呤

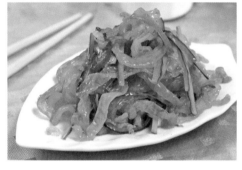

200克海蜇＋50克黃瓜（黃瓜拌海蜇）
＝25.9毫克嘌呤

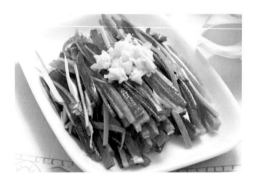

100克海帶＋100克紅蘿蔔＋20克蔥（海
帶拌胡蘿蔔）＝112.5毫克嘌呤

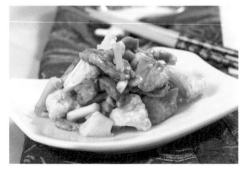

50克豬瘦肉＋200克花椰菜（肉片燒花
椰菜）＝111毫克嘌呤

痛風緩解期的食物選擇

	宜用食物	适用食物
蔬菜類	白蘿蔔、紅蘿蔔、黃瓜、番茄、大白菜、芹菜、馬鈴薯、萵筍、蓮藕、花椰菜、豆角、大蒜等	菠菜、韭菜、荷蘭豆、扁豆、青椒、蘆筍
水果類	香蕉、蘋果、梨、西瓜、草莓、柿子、杏桃等	—
穀薯豆類	白米、精麵粉、蘇打餅乾、麥片、精粉麵包、饅頭、麵條、通心麵、山藥、芋頭等	糙米、蕎麥等
蛋奶類	雞蛋、牛奶、優酪乳、煉乳、豆奶	—
菌藻類	蘑菇、木耳	海帶
肉類	雞肉、牛肉	豬肉、鴨肉、羊肉
水產類	海蜇、鱔魚、鮪魚、鮭魚、龍蝦、螃蟹	魚、小蝦等

痛風緩解期一週食譜舉例

	早餐	午餐	晚餐
週一	饅頭、涼拌白菜心、牛奶	白米飯、絲瓜炒雞蛋、紫菜湯	清湯麵條、清炒花椰菜
週二	小米稀飯、蘇打餅乾、涼拌馬鈴薯絲	白饅頭、香菜木耳湯、清炒小青江菜	白米飯、韭菜炒雞蛋、清炒紅蘿蔔絲
週三	白麵花卷、涼拌芹菜	白米飯、清炒南瓜絲、紫菜湯	白饅頭、粥、洋蔥炒雞蛋
週四	粥、茶雞蛋、涼拌木耳	小白菜清湯麵、清炒黃瓜片	白米飯、蒜泥海帶絲、素炒馬鈴薯絲
週五	蘇打餅乾、清炒蘿蔔絲、牛奶	白饅頭、醋溜白菜片、蔥花蛋花湯	白米飯、清炒西葫蘆、紫菜蛋花湯
週六	白饅頭、涼拌菠菜、牛奶	白米飯、番茄炒雞蛋、涼拌苦瓜	青菜麵、涼拌茄子
週日	粥、花卷、燴拌海帶絲	素菜包、黃瓜木耳湯	白米飯、蒜蓉茼蒿、冬瓜雞蛋湯

專 / 家 / 連 / 線

避開飲食 8 大迷思

錯誤一 吃得少就可控制痛風

　　很多痛風患者都知道暴飲暴食會誘發痛風，因此採取節食的方法預防痛風的發作，這種方法不僅不能預防痛風，還會誘發痛風性關節炎的急性發作，因為當外源攝取的熱量不足時，機體只能通過燃燒體內原有的脂肪來獲取熱量，而這時脂肪代謝所產生的大量酮體容易阻止尿酸從腎小管排泄，從而導致血尿酸水平增高，誘發痛風性關節炎急性發作。

錯誤二 最好多吃粗糧

　　粗糧富含膳食纖維，有助於降血脂、減肥、減輕胰島素抵抗等，而多數痛風患者伴有代謝綜合症，常食用膳食纖維可改善代謝綜合症，進而改善痛風患者整體的代謝情況。但是，穀物糠皮中嘌呤含量相對較多，食用過多會引起血尿酸升高。

　　因此，痛風患者的主食應以細糧為主，可選擇性地攝入嘌呤含量低的粗糧，如小米和玉米等。單純的痛風患者，粗糧攝入量每人每天50克；伴有代謝綜合症的痛風患者，粗糧攝入量可適當多些；對粗糧非常敏感的痛風患者，則要少吃或不吃。

錯誤三 多喝濃湯

　　湯熬得愈久、愈濃，嘌呤含量愈高，痛風患者應該避免食用，否則會增加尿酸的濃度。濃肉湯、濃雞湯、火鍋湯等嘌呤含量極高，每100克中含嘌呤160～1000毫克。其實，濃湯或肉汁的營養成分並不比肉高，但濃湯或肉汁裡的嘌呤含量卻很高。

　　因此，痛風患者應盡量少喝湯和肉汁，但並不是說濃肉湯、濃魚湯就再也不能喝了，這要視情況而定。已經患上痛風且處於急性發作期，例如關節出現紅、腫、熱、痛的人應忌喝；有痛風家族遺傳史、肥胖、高血糖者則要少喝。

錯誤四　不能吃肉，就多吃豆製品

　　大家都知道，痛風患者要少吃肉。而豆製品因含有豐富的蛋白質且不含膽固醇，深受人們的喜愛，常常出現在肥胖、高血壓、高脂血症患者的菜單中，然而，豆製品是否也適合痛風患者呢？

　　黃豆、黑豆等豆類屬於含嘌呤較高的食物，然後在大豆製作成豆腐、豆干、素食的過程中，大量嘌呤會隨之而流失，所以，豆製品中的嘌呤含量很少。如豆腐中的蛋白質有利於促進尿酸鹽的排泄，是痛風病人飲食中很好的蛋白來源。同樣的，一杯豆漿的嘌呤總量也不多。喜歡喝豆漿的痛風患者，在痛風緩解期，喝一杯豆漿是沒有問題的，只是要注意，在喝豆漿的同時，相應減少肉類的重量。

　　所以，痛風患者處於非急性發作期，只要控制一天食物中的嘌呤總量，適量食用豆漿和豆製品來替代肉類，是有益健康的食物選擇。

　　建議痛風患者選擇豆類及豆製品的順序是：豆腐→豆干→豆漿→整粒豆，攝入量也應按順序逐漸減少直至不吃。但應該注意的是，痛風在急性發作期，最好暫時禁食豆類及豆製品，對豆類製品非常敏感的痛風患者，則要少吃或不吃。

錯誤五　葷菜含嘌呤高，最好吃素食

　　發生痛風的大多是經常大魚大肉、喜吃海鮮的人，吃素的人則很少發生痛風。於是，有人認為患了痛風最好吃素食，不吃肉。但臨床觀察發現，尿酸正常的痛風患者營養不良的發生率高於尿酸偏高的痛風患者，這可能就是「矯枉過正」的結果。

　　要知道，肉類是人體蛋白質的主要來源，肉類攝入過少，會導致營養不良和身體抵抗力下降。如果痛風緩解期仍嚴格限制嘌呤攝入，則使患者長期處於蛋白質攝入不足的狀況下，有可能造成營養不良。況且，過於嚴格控制嘌呤，容易引起「二次痛風」（是指當過於嚴格控制嘌呤時，造成體內尿酸急劇下降，使得A關節壁上的尿酸鹽大量被釋放到血液中，隨血液湧入關節B中，引發又一次痛風發作）。所以，在痛風緩解期，痛風患者可適當進食肉類，增加蛋白質攝入。

錯誤六　拉麵中肉少可多吃

一般拉麵裡含有較多的蔬菜，而肉卻不多，看似很符合痛風患者的飲食原則，但痛風患者拉麵還應少吃為妙。這是因為在拉麵製作的過程中，麵與湯是分開的。為了使麵條勁道有嚼勁，在和麵時必須加入食鹽，大致比例是一斤精粉加食鹽5～6克，冬天會加到7克，有時還要加入其他含鈉（1克鈉相當於約2.5克食鹽）的化合物。另外，麵湯中還含有大量的膠質、脂肪和嘌呤脂，痛風患者飲用後很容易引發痛風發作。豚骨拉麵的熱量較高，過量食用也會因熱量攝入過多而引起肥胖和高脂血症。所以，痛風患者大量食用拉麵，不僅攝入的鹽會超標，也會導致嘌呤攝入過高、熱量攝入過多等，對健康不利。

錯誤七　海產品一律禁食

海產品包括動物性海產品和植物性海產品。海產品是否適合痛風患者食用，主要決定於嘌呤含量。如同樣是動物性海產品的海蜇和海參，其嘌呤含量分別只有9.3毫克/100克和4.2毫克/100克，比青菜還要低。所以，這些嘌呤含量低的海產品痛風患者完全可以吃。還有，海藻屬於較低嘌呤食物，且為優質鹼性食物，痛風患者適當食用對改善心腦血管疾病也有好處。所以，痛風患者可選擇食用嘌呤含量低的海產品。

錯誤八　碳酸飲料或果汁飲料當水喝

碳酸飲料是指在一定條件下充入二氧化碳的飲料，包括碳酸飲料、充氣運動飲料等，可分為果汁型、可樂型、低熱量型、其他型。碳酸飲料主要成分為糖、色素、甜味劑等。

國外有一項流行病學調查顯示，20%的痛風病人會因長期喝碳酸飲料誘發痛風發作。如果兒童長期大量攝入碳酸飲料，同樣可能增加患痛風的風險。這是因為碳酸飲料及果汁等甜飲是果糖最豐富的來源之一，果糖攝入過多，會導致尿酸水平上升，誘發痛風急性發作或導致尿酸結晶在體內沉積。因此，飲用碳酸飲料或果汁時應注意選用不含糖或含糖量較低的種類，同時建議患者不要長期大量飲用碳酸飲料或果汁。

痛風到底
宜吃什麼，忌吃什麼

　　痛風不僅與體內的代謝障礙有很大的關係，而且與每個人的飲食習慣也有著密切的聯繫，飲食也對痛風病的發展起著更深的影響。因此，痛風患者宜吃什麼、忌吃什麼這非常重要。只有將飲食調整安排好，才有利於減輕痛風的症狀、降尿酸，減少復發。

穀薯豆類

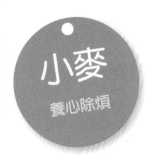

小麥
養心除煩

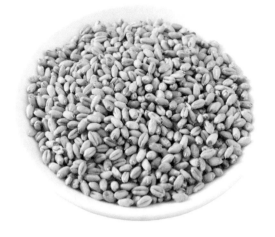

嘌呤含量：低
熱量：317 大卡 / 100 克
推薦食用量：100 克 / 日

小麥味甘、性涼，入心、脾、肺經，具有清熱除煩、養心安神的功效。小麥中嘌呤的含量較低，適合痛風合併煩渴、四肢沉重麻木、冠心病、糖尿病的患者經常食用。

治痛風可以這樣吃

· 小麥蛋白質含量較高，但離胺酸含量較低，最好搭配含離胺酸較高的食物一起食用，如豆製品。

· 小麥磨成粉就成了全麥粉，全麥粉的膳食纖維含量高，適合痛風患者食用。

食物宜忌看過來

· 小麥和浮小麥的藥性和功用有所不同，因此不可混用。

· 更年期婦女尤其適合食用浮小麥。

食物妙用小偏方

取陳年小麥（越陳越好）研粉，以鍋炒之，初炒如餳，久炒則乾，成黃黑色，放涼後研末，陳米醋調成糊，熬如黑漆，以瓷罐收之，主治一切癰腫發背、無名腫毒等。

搭配宜忌

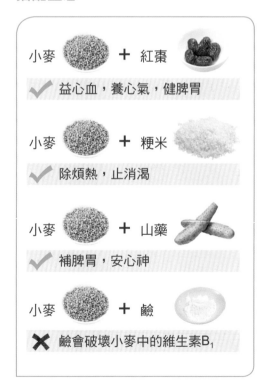

小麥 ＋ 紅棗
✔ 益心血，養心氣，健脾胃

小麥 ＋ 粳米
✔ 除煩熱，止消渴

小麥 ＋ 山藥
✔ 補脾胃，安心神

小麥 ＋ 鹼
✘ 鹼會破壞小麥中的維生素B$_1$

防治痛風食譜推薦

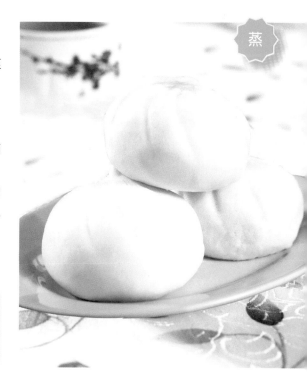

煮

糯米小麥粥

材料 糯米、小麥米各30克，花生仁15克。

做法

① 小麥米、糯米分開淘洗乾淨，小麥米用水浸泡1小時，糯米用水浸泡4小時；花生仁洗淨，用水浸泡4小時。

② 鍋置火上，倒入適量清水燒開，放入小麥米、花生仁大火煮沸，放入糯米，轉小火熬煮30分鐘，至米爛粥熟即可。

嘌呤含量 約20.8毫克

◆ **食用提醒**
此粥能除煩熱，止消渴，適用於有煩渴、四肢沉重麻木的痛風患者。

韭菜雞蛋包子

蒸

材料 小麥麵粉200克，雞蛋1個，韭菜200克。

調料 蔥、薑、醬油、鹽、味精等適量。

做法

① 小麥麵粉加水和成軟硬適度的麵團，稍醒；雞蛋攤成餅，韭菜剁餡。

② 將雞蛋和韭菜混合做成包子餡，醒後的麵團做成劑子（分成小塊），桿皮並包餡。

③ 蒸籠蒸20分鐘即可食用。

嘌呤含量 約84.6毫克

◆ **烹飪提醒**
麵粉作為主食時，在烹飪加工過程中通常不加烹調油。

穀薯豆類

白米
促進尿酸排出

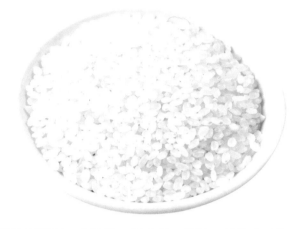

嘌呤含量：低
熱量：346大卡 / 100克
推薦食用量：75克 / 日

白米也叫粳米，含澱粉、蛋白質、脂肪、維生素B群、糖類、鐵、磷、鈣等營養成分。短時間內，其所含的碳水化合物可提供較多熱量，並能促進尿酸的排出。因此，精製白米適合痛風患者日常食用。

治痛風可以這樣吃

· 做米飯時，用「蒸」好於「撈」，可保存所含的維生素。
· 吃蛋炒飯時，少放油鹽。

食物宜忌看過來

· 粳米加熱時間不要過長，否則維生素會大量流失。
· 做粥時，加鹼會使維生素B₁大量流失，使營養價值大打折扣。因此千萬不要放鹼。

食物妙用小偏方

　　粳米50克，黨參20克。先將粳米炒至黃黑色，再與黨參同煮粥，煮好後飲用粥湯。有補中氣、和脾胃、除煩渴、止泄瀉作用。適用於脾虛泄瀉、消化不良、慢性胃炎、胃及十二指腸球部潰瘍等症。

搭配宜忌

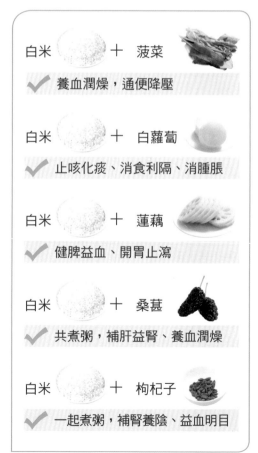

白米　＋　菠菜
✓　養血潤燥，通便降壓

白米　＋　白蘿蔔
✓　止咳化痰、消食利隔、消腫脹

白米　＋　蓮藕
✓　健脾益血、開胃止瀉

白米　＋　桑葚
✓　共煮粥，補肝益腎、養血潤燥

白米　＋　枸杞子
✓　一起煮粥，補腎養陰、益血明目

防治痛風食譜推薦

二米飯

材料 白米100克，小米30克。

做法

❶ 將白米、小米淘淨。

❷ 在電鍋中加入適量清水，放入白米和小米，跳鍵後不要打開蓋，再多燜一會兒更佳。

嘌呤含量 約20.3毫克

◆ 食用提醒

可根據自己喜好，適當調整白米與小米的比例，一般為3：1～5：1。

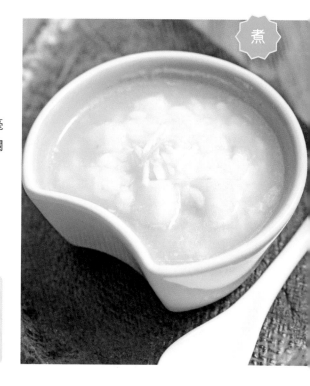

煮

白米冬瓜粥

材料 冬瓜60克，白米30克。

做法

❶ 白米淘洗乾淨；冬瓜洗淨，切小塊。

❷ 將冬瓜塊和白米放入鍋中，加水1000毫升，先大火煮沸，改小火慢燉，至瓜爛米熟粥稠即可。

嘌呤含量 7.1毫克

◆ 烹飪提醒

煮粥時可以放一小把糯米或者一勺燕麥，讓粥既黏稠又營養。

煮

穀薯豆類

小米
益腎防高血壓

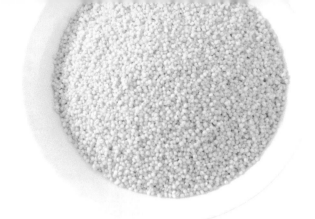

嘌呤含量：低
熱量：358大卡 / 100克
推薦食用量：50克 / 日

小米有益腎、健脾和胃等功效。另外，小米富含鎂，對防治高血壓有幫助。小米含極易被消化的澱粉，進食後能使人很快產生溫飽感，促進人體胰島素分泌。所以，痛風合併高血壓及痛風合併糖尿病患者可常食小米。

治痛風可以這樣吃

· 小米以煮粥吃最滋補，煮小米粥時熬得稍微稠一些，更有利於營養吸收。
· 小米熬粥時上面浮著一層細膩的黏稠物，俗稱「米油」。中醫認為，米油的營養極為豐富，滋補力最強，有「米油可代參湯」的說法。

食物宜忌看過來

· 小米蛋白質的氨基酸組成不夠理想，離胺酸低而白胺酸高，應注意搭配富含離胺酸的豆製品和肉類食用。
· 小米湯很適合脾胃虛寒、食欲缺乏、消化不良等病人食用。但小米性微寒，胃冷者、小便清長者不宜多食。

食物妙用小偏方

小米與淮山藥等量，炒黃，共研細末，加水煮糊調白糖食用，用於小兒調養或小兒消化不良。

搭配宜忌

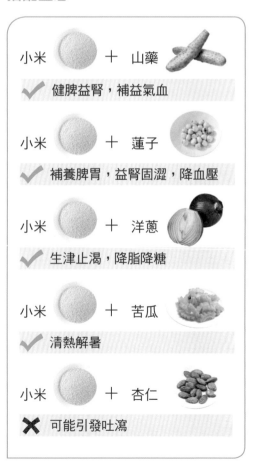

小米 ＋ 山藥
✔ 健脾益腎，補益氣血

小米 ＋ 蓮子
✔ 補養脾胃，益腎固澀，降血壓

小米 ＋ 洋蔥
✔ 生津止渴，降脂降糖

小米 ＋ 苦瓜
✔ 清熱解暑

小米 ＋ 杏仁
✘ 可能引發吐瀉

防治痛風食譜推薦

小米紅豆粥

材料　小米50克，白米30克，紅豆25克。

做法

❶ 紅豆洗淨，浸泡2小時，再上鍋蒸1小時
　　至熟爛；小米、白米洗淨，浸泡20分
　　鐘。

❷ 鍋置火上，小米、白米倒入鍋中，加水
　　大火煮沸，轉小火熬煮至稠粥。

❸ 將熟爛的紅豆倒入煮好的稠粥中煮沸，
　　攪拌均勻即可。

嘌呤含量　約22.3毫克

◆**食用提醒**
小米粥表面漂浮的油膏狀物質對人有
調養作用，不可丟棄。

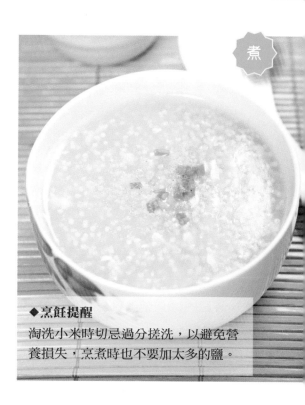

雞蓉小米羹

材料　小米50克，雞胸肉50克，雞蛋1個。

調料　蔥末、雞湯、鹽、太白粉、胡椒
　　　　粉、太白粉水適量。

做法

❶ 小米淘洗乾淨；雞胸肉洗淨切小粒
　　塊，加雞蛋白和太白粉攪拌均勻，靜置
　　10分鐘。

❷ 鍋置火上，倒油燒至七成熱，炒香蔥
　　末，倒入雞湯和小米大火燒開，轉小火
　　煮至九成熟，下入雞肉煮熟，加鹽和胡
　　椒粉，用太白粉水勾芡即可。

嘌呤含量　約73.4毫克

◆**烹飪提醒**
淘洗小米時切忌過分搓洗，以避免營
養損失，烹煮時也不要加太多的鹽。

穀薯豆類

蕎麥

調脂減肥降糖

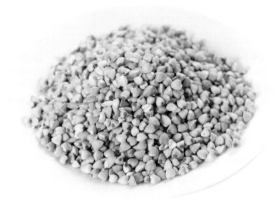

嘌呤含量：低
熱量：324大卡／100克
推薦食用量：60克／日

蕎麥中所含的膳食纖維能促進有毒物質的排泄，有減肥作用；所含的煙酸和蘆丁能軟化血管，有降血脂作用；所含的鎂和鉻有利於防治糖尿病。所以，痛風合併肥胖症、痛風合併高血壓及痛風合併糖尿病患者可常食蕎麥。

治痛風可以這樣吃

· 蕎麥的吃法有很多種，宜做成煎餅或麵條，用蕎麥粉煎成的薄餅鬆軟、口感好。

· 用黃瓜拌蕎麥麵條，清爽不膩，容易消化。

食物宜忌看過來

· 蕎麥性味甘涼，脾胃虛寒者慎用。另外，凡體質易過敏者應慎重或不食蕎麥。

· 在細糧中加入一些蕎麥，有助於清理腸道沉積的廢物，對身體很有好處。

食物妙用小偏方

　　蕎麥麵30克，雞內金粉5克，鹽，花椒粉、芝麻各適量。將雞內金研末，與蕎麥麵粉、鹽、花椒粉混勻，加清水調勻，製成餅狀，外撒上芝麻，置鍋中烙熟服食，每日1劑。可健脾消食，適用於小兒厭食、疳積。

搭配宜忌

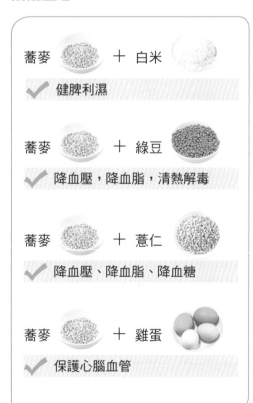

蕎麥　＋　白米
✓ 健脾利濕

蕎麥　＋　綠豆
✓ 降血壓，降血脂，清熱解毒

蕎麥　＋　薏仁
✓ 降血壓、降血脂、降血糖

蕎麥　＋　雞蛋
✓ 保護心腦血管

防治痛風食譜推薦

蕎麥芹菜餅

材料 蕎麥麵粉200克，芹菜100克。

調料 鹽、味精、胡椒粉各取適量。

做法

1. 蕎麥麵粉用水拌成糊狀；芹菜洗淨、切碎。
2. 把切碎的芹菜放入蕎麥麵糊中，放入準備好的調料拌勻。
3. 鍋中放油，待熱後放入蕎麥麵糊，攤平並適時翻動，至兩面焦黃香熟即可。

嘌呤含量 68.7毫克

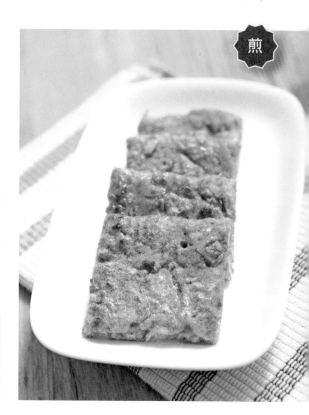

◆ **食用提醒**

蕎麥的米質較硬，直接煮不易熟，烹調前宜先浸泡數小時。

牛奶蕎麥飲

材料 蕎麥仁100克，牛奶，雞蛋1個。

做法

1. 蕎麥洗淨，烘乾，放入鍋中炒；至香脆後研末，放入碗中。
2. 將雞蛋打入碗內，用開水沖泡，攪勻。
3. 將牛奶調入碗中，與蕎麥和雞蛋一起攪勻即可。

嘌呤含量 31.6毫克

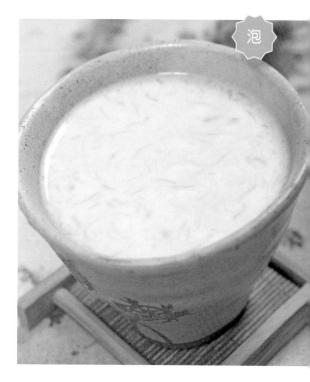

◆ **烹飪提醒**

蕎麥最好隔幾天吃一次，以免造成消化不良。

穀薯豆類

糯米
健胃補腎

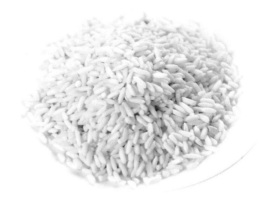

嘌呤含量：低
熱量：348大卡 / 100克
推薦食用量：50克 / 日

糯米具有益氣健脾、生津止汗的作用，黑糯米還有補腎的作用。另外，糯米嘌呤含量低，可緩解痛風症狀，適合痛風患者經常食用，幫助患者強身健體。

治痛風可以這樣吃

· 煮糯米粥時，不要用冷的自來水煮，因為水中的氯會破壞糯米中的維生素，如維生素B$_1$。因此，痛風患者食用糯米時，最好用開水煮食。

· 黑糯米補腎，與桑葚、黑芝麻同煮效果最好。

食物宜忌看過來

· 糯米性黏，難於消化，所以冠心病、高血壓、高脂血症等心血管疾病以及其他慢性病患者，在進食糯米食品時要小心點，淺嘗輒止，食後最好喝點茶或吃點水果蔬菜，以幫助去滯消膩。

· 糯米有收斂作用，如吃糯米導致便祕，可以喝點蘿蔔湯化解。

食物妙用小偏方

糯米、小麥麩各100克，同炒黃，研成細末，每次服10克，一日三次，可適用於盜汗不止者。

搭配宜忌

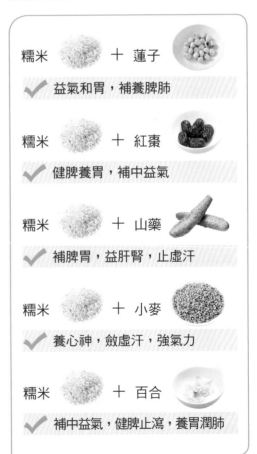

糯米 ＋ 蓮子
✓ 益氣和胃，補養脾肺

糯米 ＋ 紅棗
✓ 健脾養胃，補中益氣

糯米 ＋ 山藥
✓ 補脾胃，益肝腎，止虛汗

糯米 ＋ 小麥
✓ 養心神，斂虛汗，強氣力

糯米 ＋ 百合
✓ 補中益氣，健脾止瀉，養胃潤肺

防治痛風食譜推薦

糯米餅

材料　糯米粉150克。

調料　白糖適量。

做法

❶ 白糖加溫開水攪拌至化；糯米粉倒入盛器中，淋入糖水和適量清水，和成軟硬適中的麵團，蓋上濕布，發糖30分鐘。

❷ 將發好的麵團搓長條，揪成大小均勻的麵團，按扁，桿成薄餅形，製成餅胚。

❸ 鍋置火上燒熱，倒入適量植物油，下入餅胚，煎至熟透且兩面金黃即可。

嘌呤含量 約26.6毫克

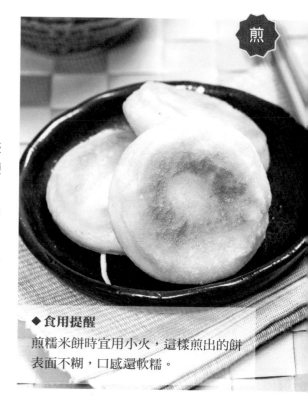

煎

◆食用提醒

煎糯米餅時宜用小火，這樣煎出的餅表面不糊，口感還軟糯。

枸杞糯米

材料　白米50克，糯米30克，枸杞子10克。

做法

❶ 白米和糯米分別淘洗乾淨，糯米浸泡2小時；枸杞子洗淨。

❷ 把白米、糯米和枸杞子倒入電鍋中，加適量清水，蒸至電鍋提示米飯蒸熟即可。

嘌呤含量 17.7毫克

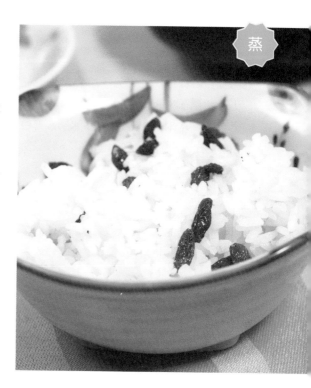

蒸

◆烹飪提醒

應注意糯米不易消化，在吃了過於油膩的菜餚後，應避免吃大量的糯米。

穀薯豆類

玉米
利尿除濕

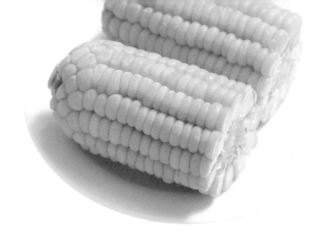

嘌呤含量：低
熱量：106大卡／100克
推薦食用量：70克／日

玉米幾乎不含嘌呤，可開胃、健脾、除濕、利尿（利尿的同時可將體內的尿酸帶出體外），且玉米中含有大量營養物質，對冠心病、動脈粥樣硬化、高脂血症及高血壓等都有預防和治療作用，故適宜痛風患者長期食用。

治痛風可以這樣吃

· 吃玉米時，應把玉米粒的胚芽全部吃掉，因為玉米的許多營養都集中在胚芽部位。

· 在煮玉米時最好留些玉米鬚及兩層青皮同煮，可增強利尿消炎的功效。

食物宜忌看過來

· 痛風合併糖尿病的患者，應盡量少吃甜玉米和糯玉米，以免攝入過量糖類。

· 玉米中的蛋白質缺乏色氨酸，可與富含色胺酸的豆類搭配食用，以彌補這一缺陷。

食物妙用小偏方

玉米粒（乾）500克，石榴皮120克(老皮用量加倍)，放入砂鍋焙黃，研末、過篩裝入瓶內備用。每次服9克，每日服3次，對消化不良所致腹瀉療效顯著。

搭配宜忌

玉米 ＋ 松仁

✔ 益氣和胃，補養脾肺

玉米 ＋ 洋蔥

✔ 健脾養胃，補中益氣

玉米 ＋ 草莓

✔ 補脾胃，益肝腎，止虛汗

玉米 ＋ 紅豆

✔ 養心神，斂虛汗，強氣力

玉米 ＋ 紅蘿蔔

✔ 補中益氣，健脾止瀉，養胃潤肺

防治痛風食譜推薦

蔬菜玉米餅

材料 玉米1個，雞蛋1個，麵粉100克，韭菜、紅蘿蔔各25克。

調料 蔥、鹽各適量，植物油5克。

做法

❶ 將韭菜、蔥洗淨，切段；紅蘿蔔洗淨，切絲。將玉米粒剝下來，煮熟，撈出。

❷ 麵粉加溫水、雞蛋，調成麵糊，放入備好的材料，鍋中倒油燒熱，將麵糊平攤在鍋中，小火煎至兩面金黃色即可。

嘌呤含量 約50.1毫克

◆ **食用提醒**
遺尿患者需慎食。

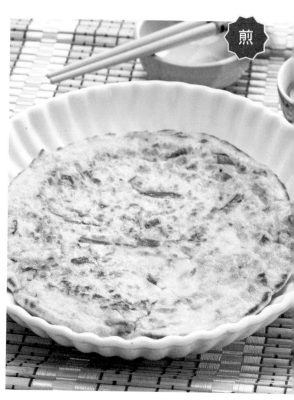

玉米紅豆飯

材料 白米50克，紅豆、玉米碎各25克。

做法

❶ 紅豆、玉米碎、白米分別淘洗乾淨；白米浸泡20分鐘；玉米碎浸泡4小時；紅豆浸泡一晚，用蒸鍋蒸熟，待用。

❷ 用電鍋做米飯，可先將浸泡好的玉米碎、紅豆入鍋煮開，約15分鐘後加入白米做成飯，如用高壓鍋可一同下鍋，做成米飯即可。

嘌呤含量 約21.03毫克

◆ **烹飪提醒**
由於紅豆比較硬，水的用量可以比平時煲白米飯多加一點。

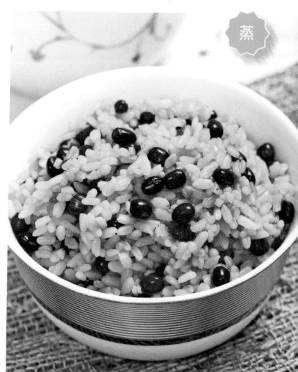

穀薯豆類

黑米

補腎強體

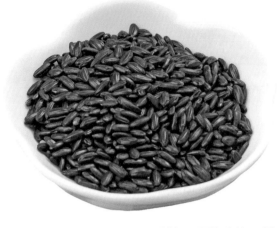

嘌呤含量：低
熱量：333大卡 / 100克
推薦食用量：50克 / 日

黑米具有滋陰補腎、益氣強身、養精固澀等功效，經常食用黑米，對慢性病病人、康復期病人有較好的滋補作用。黑米還能明顯提高人體紅細胞和血紅蛋白的含量，促進血液循環，緩解痛風引起的關節不適症狀。

治痛風可以這樣吃

　　由於黑米不易被煮爛，其營養成分也不易被吸收，容易使人腸胃不適，因此痛風患者應先將黑米浸泡幾小時再煮食。為了避免黑米中所含的豐富花青素在浸泡時溶於水，造成營養流失，因此浸泡之前可先用冷水淘洗（不要揉搓）；泡米水要與米同煮，以保存其中的營養成分。

食物宜忌看過來

· 消化功能較弱的幼兒和老弱病人不宜食用黑米。
· 黑米煮粥時，最好配些糯米來增加粥的黏稠度，也可加入適量的綠豆、紅豆、蓮子等同煮，可進一步提高養生功效。

食物妙用小偏方

　　韭菜籽25克，黑米100克，用水煎服，可治遺尿。

搭配宜忌

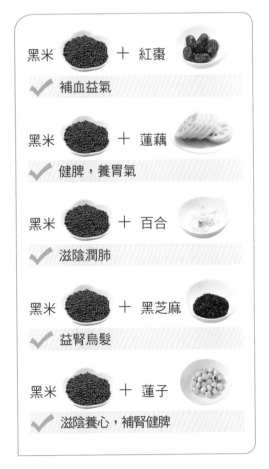

黑米　＋　紅棗
✓　補血益氣

黑米　＋　蓮藕
✓　健脾，養胃氣

黑米　＋　百合
✓　滋陰潤肺

黑米　＋　黑芝麻
✓　益腎烏髮

黑米　＋　蓮子
✓　滋陰養心，補腎健脾

防治痛風食譜推薦

紅棗黑米粥

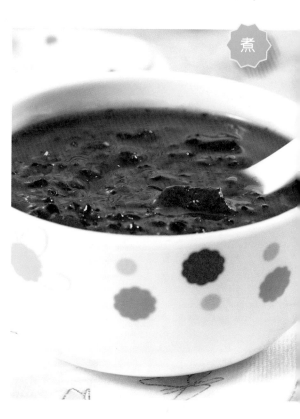

煮

材料　黑米50克，紅棗10克，枸杞子5克。

做法

❶ 黑米淘洗乾淨後，用清水浸泡一夜；紅棗、枸杞子洗淨備用。

❷ 鍋置火上，倒入1000毫升的泡黑米水。大火煮沸後，放入黑米，待煮沸後加入紅棗，用小火煮至黑米熟。加入枸杞子繼續煮5分鐘即可。

嘌呤含量　約27.2毫克

◆ **食用提醒**

如黑米沒有提前浸泡，可改用高壓鍋烹煮，只需 20分鐘左右即可食用。

黑米麵饅頭

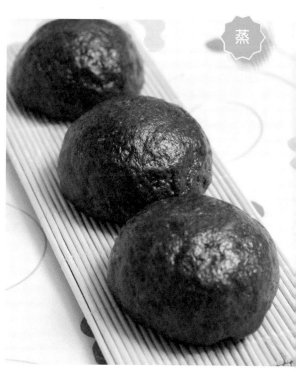

蒸

材料　麵粉50克，黑米粉50克。

調料　酵母適量。

做法

❶ 酵母用35℃的溫水化開，將麵粉、黑米粉一起倒入盆中，揉成光滑的麵團。

❷ 將麵團製成饅頭生胚，餳發30分鐘後放入沸騰的蒸鍋內，蒸15～20分鐘即可。

嘌呤含量　約18.6毫克

◆ **烹飪提醒**

黑米粉與麵粉各半，加入鮮酵母發酵後蒸製。

穀薯豆類

薏仁
利尿鎮痛

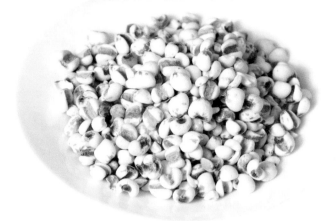

嘌呤含量：低
熱量：370大卡／100克
推薦食用量：60克／

薏仁有利尿消腫、解熱鎮痛、抗炎等功效，所以不論是痛風急性期還是緩解期，都可以經常食用。薏仁還能夠擴張血管，有助於降低血壓，在一定程度上還有助於降低血糖，因此適合痛風合併高血壓及痛風合併糖尿病患者食用。

治痛風可以這樣吃

· 痛風患者每天煮白米飯時，不妨加入一把薏仁同煮。
· 薏仁較堅韌，難以煮熟，煮飯之前需用水浸泡2～3小時。在淘洗的時候，宜用冷水輕輕淘洗，切忌用力揉搓，且泡米用的水與米同煮，有利於痛風患者最大限度吸收利用薏仁的營養成分。

食物宜忌看過來

· 大便祕結及孕婦不宜長期食用薏仁。
· 薏仁不適合單獨吃，可與溫性食物一起煲湯、煮粥，有滋補功效。

食物妙用小偏方

　　將炒過的薏仁當茶來泡水喝，或是將炒熟後的薏仁磨碎，每天服薏仁粉，不僅可以美白，還可以清熱排膿，非常適合面部有黑斑，皮膚粗糙，患扁平疣、皰疹的患者。

搭配宜忌

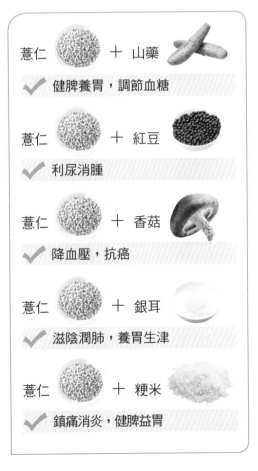

薏仁 ＋ 山藥
✓ 健脾養胃，調節血糖

薏仁 ＋ 紅豆
✓ 利尿消腫

薏仁 ＋ 香菇
✓ 降血壓，抗癌

薏仁 ＋ 銀耳
✓ 滋陰潤肺，養胃生津

薏仁 ＋ 粳米
✓ 鎮痛消炎，健脾益胃

防治痛風食譜推薦

薏仁山藥粥

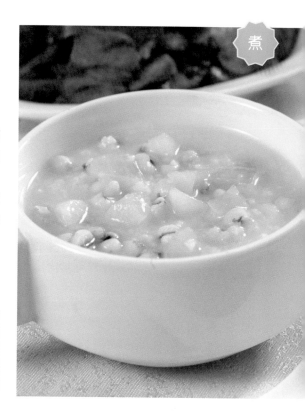

煮

材料　薏仁、白米各50克，山藥30克。

做法

❶ 薏仁、白米分別淘洗乾淨，薏仁用水浸泡4小時，白米用水浸泡30分鐘；山藥洗淨，去皮，切成丁。

❷ 鍋置火上，倒入適量清水燒開，放入薏仁大火煮沸，再加入山藥丁、白米，轉小火熬煮至山藥及米粒熟爛即可。

嘌呤含量　約24.7毫克

◆ 食用提醒

此粥不宜煮得太稀，水量不宜放得太多，用中火煮熟即可，不宜小火慢熬。

薏仁南瓜湯

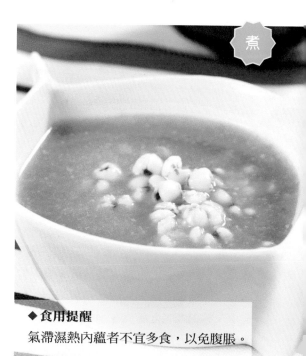

煮

材料　薏仁、南瓜各50克，芹菜、蘿蔔各20克，牛奶100克。

調料　鹽3克。

做法

❶ 薏仁淘洗乾淨，用清水泡軟；南瓜去皮除子，洗淨，蒸熟，放入攪拌機中打成蓉；芹菜、蘿蔔洗淨，切段。

❷ 鍋置火上，放入芹菜、蘿蔔和適量清水燒開後煮20分鐘，挑出芹菜和蘿蔔，加薏仁煮熟，倒入南瓜蓉，用鹽、牛奶調味即可。

嘌呤含量　約12.5毫克

◆ 食用提醒

氣滯濕熱內蘊者不宜多食，以免腹脹。

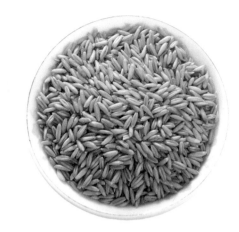

穀薯豆類

燕麥

調脂減肥、護心

嘌呤含量：低
熱量：367大卡 / 100克
推薦食用量：45克 / 日

燕麥中富含膳食纖維和不飽和脂肪酸，可有效減緩肥胖、血管堵塞和便祕症狀，防治心腦血管疾病，並可以幫助降血糖，故痛風合併高血壓及痛風合併糖尿病患者可常食。

治痛風可以這樣吃

· 最好食用不加任何配料的純燕麥片。這種不含添加劑的燕麥，能夠最大限度地保存營養，是痛風患者很好的選擇。

· 燕麥與牛奶一起煮粥，可使口感更順滑，並能為痛風患者補充優質蛋白質。

食物宜忌看過來

· 燕麥和其他食物一起做成八寶飯，營養更豐富。做之前應將燕麥先用水浸泡一個小時。

· 燕麥雖然營養豐富，但一次不可吃得太多，否則有可能造成胃痙攣或者腹部脹氣。

食物妙用小偏方

取50克燕麥粉、20毫升牛奶和10毫升蜂蜜，將三者混合後調成糊狀，裝入紗布袋中。在洗澡時，只需將藥袋浸泡在浴缸中，等藥糊完全稀釋在水中時就可洗澡了，此法可治療皮膚瘙癢。

搭配宜忌

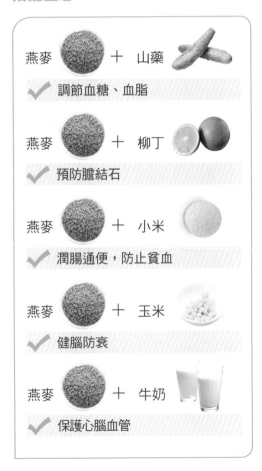

燕麥 ＋ 山藥
✔ 調節血糖、血脂

燕麥 ＋ 柳丁
✔ 預防膽結石

燕麥 ＋ 小米
✔ 潤腸通便，防止貧血

燕麥 ＋ 玉米
✔ 健腦防衰

燕麥 ＋ 牛奶
✔ 保護心腦血管

防治痛風食譜推薦

燕麥南瓜粥

材料　燕麥片50克，白米60克，南瓜200克。

做法

❶ 白米洗淨，用清水浸泡半小時；南瓜洗淨，切塊。

❷ 將白米放入煮鍋中，加適量水，用大火煮沸後換小火煮20分鐘，加入南瓜塊，小火煮10分鐘。

❸ 最後加入燕麥片，小火煮5分鐘關火即可。

嘌呤含量　約28.7毫克

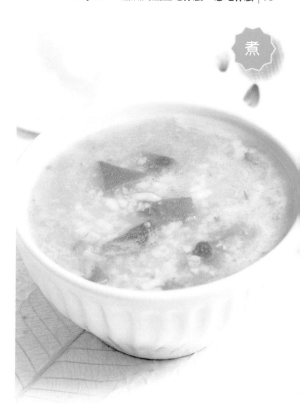

煮

◆ 食用提醒

宜選即食燕麥片，不但容易熟，而且口感好。

燕麥麵拌黃瓜

材料　燕麥麵粉50克，黃瓜絲50克。

調料　鹽2克，雞精2克，香菜碎、蒜末各適量，香油4克。

做法

❶ 燕麥麵粉加水和成光滑的麵團，餳20分鐘後桿成一大張薄片，將麵片切成細絲後裹乾燕麥麵粉，抓勻、抖開即成手桿麵。

❷ 將燕麥手桿麵煮熟，撈出過涼。

❸ 將黃瓜絲放在煮好的燕麥麵上，加入所有調料調味即可。

嘌呤含量　約19.5毫克

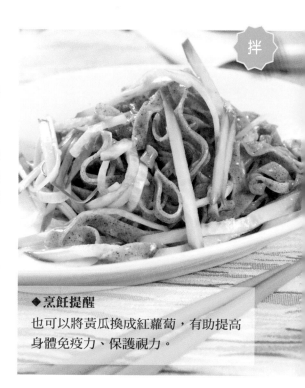

拌

◆ 烹飪提醒

也可以將黃瓜換成紅蘿蔔，有助提高身體免疫力、保護視力。

地瓜
減肥瘦身

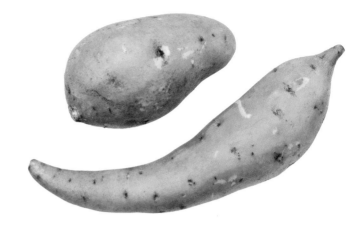

嘌呤含量：低
熱量：99大卡 / 100克
推薦食用量：150克 / 日

地瓜的熱量只有同等重量白米的 1/3，且幾乎不含脂肪和膽固醇，是很好的低脂肪、低熱量食品；同時又能有效地阻止糖類變為脂肪，有利於痛風合併肥胖者控制體重。此外，地瓜中含有大量的膳食纖維和鉀，有利於降血壓。

治痛風可以這樣吃

· 地瓜和米麵搭配著吃，可以發揮蛋白質的互補作用，有利於痛風患者的營養補充。

· 地瓜最宜蒸煮著吃，這樣其功效能得到最大的發揮。一定要將地瓜蒸熟煮透，因為高溫能破壞地瓜中的氧化，減少食後出現腹脹、胃灼熱、打嗝、反胃等不適感。

食物宜忌看過來

· 爛地瓜、帶有黑斑的地瓜不可食用，以免中毒。

· 糖尿病和腎臟病患者（地瓜的高鉀成分不利於腎病患者）不宜多吃地瓜，胃腸道不適者最好不要吃地瓜。

食物妙用小偏方

地瓜加水煮熟，用蜂蜜調服，可以緩解腸燥便祕。

搭配宜忌

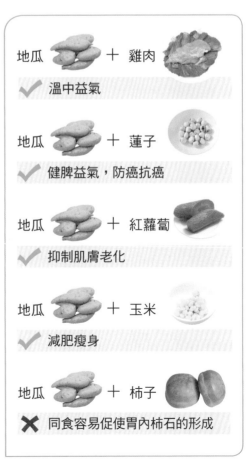

地瓜 ＋ 雞肉
✔ 溫中益氣

地瓜 ＋ 蓮子
✔ 健脾益氣，防癌抗癌

地瓜 ＋ 紅蘿蔔
✔ 抑制肌膚老化

地瓜 ＋ 玉米
✔ 減肥瘦身

地瓜 ＋ 柿子
✘ 同食容易促使胃內柿石的形成

防治痛風食譜推薦

地瓜粥

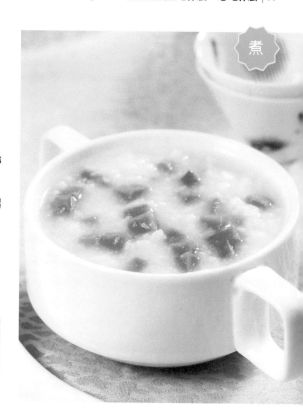

材料　地瓜50克，白米80克。

調料　白糖少許。

做法

❶ 白米淘洗乾淨，冷水浸泡半小時後撈出；地瓜洗淨，切塊。

❷ 將地瓜塊和白米一同入鍋，加水煮至粥稠，加入白糖少許，稍煮即可。

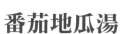 約15.7毫克

◆ 食用提醒

吃地瓜粥時，一定要趁熱食用，冷後吃或吃後受涼，容易引起泛酸、醋心。

番茄地瓜湯

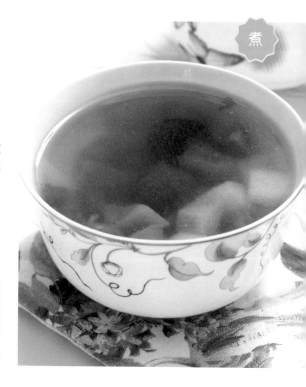

材料　地瓜、梨子、番茄各100克，楊梅50克。

做法

❶ 地瓜去皮切塊；梨子去皮去核，切塊；番茄洗淨切塊；楊梅洗淨。

❷ 鍋置火上，加適量清水，放入地瓜煮15分鐘，加入梨子煮5分鐘，再加入番茄煮5分鐘，最後加入楊梅轉小火，煮5分鐘關火即成。

嘌呤含量 約43.8毫克

◆ 烹飪提醒

開鍋後宜用小火慢煮，這樣地瓜才會煮得熟爛。

穀薯豆類

馬鈴薯
補鉀利尿

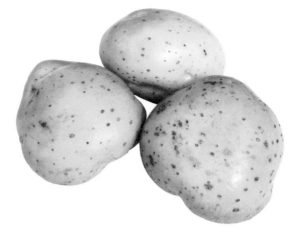

嘌呤含量：低
熱量：76大卡／100克
推薦食用量：150克／日

馬鈴薯富含膳食纖維和鉀，痛風患者常吃馬鈴薯，補鉀利尿，不僅可以促進尿酸的排出，還可以促進膽固醇的代謝，有助於改善心肌功能，防止痛風併發症。

治痛風可以這樣吃

· 馬鈴薯是低熱量食物，痛風患者可以將馬鈴薯當成主食吃。也可用三分之一的馬鈴薯泥（煮熟去皮搗碎）和三分之二的麵粉混合，做成軟餅吃。
· 在烹調馬鈴薯時宜加入適量醋。

食物宜忌看過來

· 不能食用變質、發芽或變綠的馬鈴薯，以防中毒。
· 馬鈴薯油炸後，會吸收大量脂肪，熱量很高，還會生成有致癌作用的丙烯醯胺，所以最好少吃油炸的馬鈴薯食品。

食物妙用小偏方

　　馬鈴薯外用可以發揮消炎消腫的作用，能夠緩解輸液時穿刺部位皮膚的紅、腫、熱、痛等症狀，具體方法是：將新鮮的馬鈴薯切成薄片，像敷面膜一樣敷在腫起的地方，每次敷30分鐘，早晚各1次。

搭配宜忌

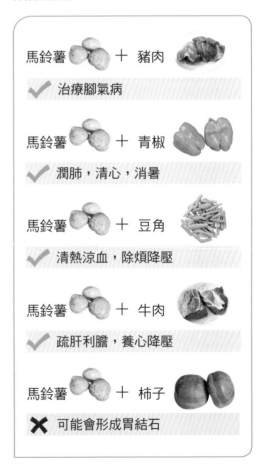

馬鈴薯 ＋ 豬肉
✓ 治療腳氣病

馬鈴薯 ＋ 青椒
✓ 潤肺，清心，消暑

馬鈴薯 ＋ 豆角
✓ 清熱涼血，除煩降壓

馬鈴薯 ＋ 牛肉
✓ 疏肝利膽，養心降壓

馬鈴薯 ＋ 柿子
✗ 可能會形成胃結石

防治痛風食譜推薦

馬鈴薯雞肉粥

材料　雞肉50克，白米100克，馬鈴薯50克。

調料　鹽適量。

做法

❶ 將白米淘洗乾淨；雞肉洗淨，汆水；馬鈴薯洗淨，削皮後切丁。

❷ 鍋置火上，加入適量清水煮沸，放入雞肉，用小火煮熟，撈出，瀝乾。

❸ 把洗好的白米、馬鈴薯丁倒入雞湯鍋中，煮沸後用小火熬至黏稠，加鹽調味。把雞肉切片，撒在粥面上即可。

嘌呤含量　約88.6毫克

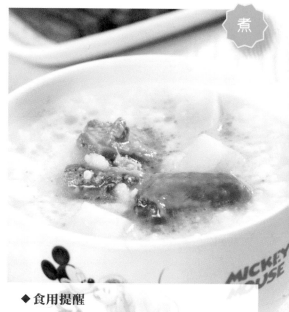

煮

◆ 食用提醒

削皮後的馬鈴薯如不馬上燒煮，應浸在涼水裡，以免發黑，但不能浸泡太久。

涼拌馬鈴薯片

材料　馬鈴薯 250 克。

調料　醬油、辣椒油、香油、白糖、花椒油、醋、蒜、鹽、蔥花、乾辣椒段各適量。

做法

❶ 馬鈴薯去皮，洗淨，切成薄片，煮熟。

❷ 撈出煮好的馬鈴薯片，立即放入冰水中浸泡、冷卻。

❸ 撈出瀝乾，用調料拌匀（除乾辣椒段、蔥花），裝盤，撒上蔥花、乾辣椒段即可。

嘌呤含量　9.0毫克

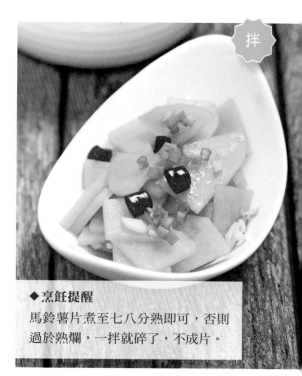

拌

◆ 烹飪提醒

馬鈴薯片煮至七八分熟即可，否則過於熟爛，一拌就碎了，不成片。

穀薯豆類

紅豆

利尿消腫

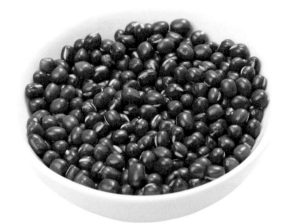

嘌呤含量：中
熱量：309大卡 / 100克
推薦食用量：30克 / 日

紅豆富含碳水化合物、維生素B_1、維生素B_2、蛋白質及多種礦物質，有健脾補血、利尿消腫等功效。另外其纖維有助於人體排出體內多餘鹽分、脂肪等，很適合痛風患者食用。

治痛風可以這樣吃

· 紅豆質地較硬，不易煮熟，因此在烹調前宜先用清水浸泡數小時，以便其中利於痛風患者的營養成分能發揮作用。
· 痛風患者夏季可以常用紅豆與冬瓜煮湯飲用，能清熱利尿，利於調養疾病。

食物宜忌看過來

· 相思子有毒，不可與紅豆混用，以免中毒。另外，紅豆中的色素與鐵結合後會變黑，因此不宜以鐵鍋烹飪。
· 形瘦體虛及久病者、腎衰竭患者、陽氣衰微者、遺尿患者慎食紅豆。

食物妙用小偏方

取紅豆50～70粒研成細粉，和入溫水、雞蛋清或蜂蜜，調成稀糊狀，攤在布上，敷於患處，能消腫，治療流行性腮腺炎。

搭配宜忌

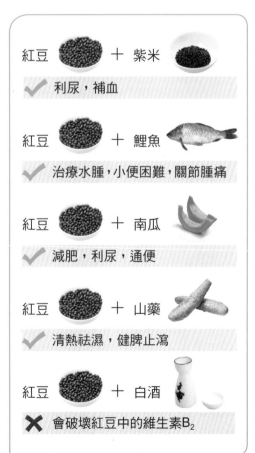

紅豆 ＋ 紫米
✔ 利尿，補血

紅豆 ＋ 鯉魚
✔ 治療水腫，小便困難，關節腫痛

紅豆 ＋ 南瓜
✔ 減肥，利尿，通便

紅豆 ＋ 山藥
✔ 清熱祛濕，健脾止瀉

紅豆 ＋ 白酒
✘ 會破壞紅豆中的維生素B_2

防治痛風食譜推薦

紅豆飯

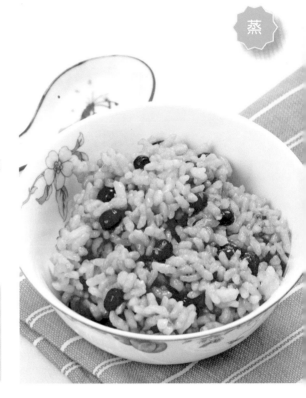

蒸

材料　紅豆25克，白米100克。

做法

❶ 紅豆洗淨，浸泡6～8小時；白米洗淨，浸泡半小時。

❷ 把白米和紅豆倒入電鍋內，加適量水蒸熟即可。

嘌呤含量　約 31.7毫克

◆ 食用提醒

可用糯米替換白米，與紅豆共煮。糯米不僅嘌呤含量不高，還能增加米飯的黏滑度，更加爽口。

紅豆地瓜湯

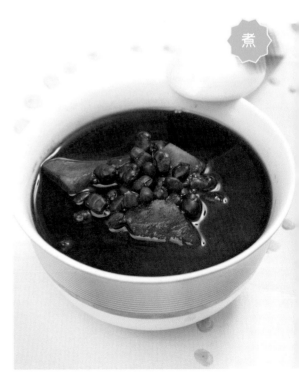

煮

材料　紅豆50克，地瓜150克。

做法

❶ 紅豆洗淨，用清水浸泡3小時；地瓜去皮洗淨，切成塊。

❷ 鍋置火上，加入適量清水和紅豆，大火煮開，轉中火，煮至紅豆七成熟，然後加入地瓜塊，煮至紅豆、地瓜全熟即可。

嘌呤含量　約36.4毫克

◆ 食用提醒

宜選表面有麻紋的地瓜，這種地瓜耐煮，而且口感既軟糯又香甜。

黑豆

補腎降壓

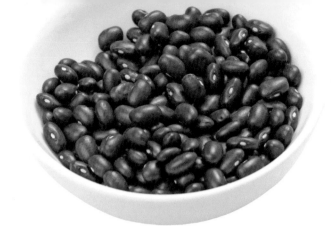

嘌呤含量：中
熱量：381大卡／100克
推薦食用量：20克／日

黑豆有滋陰補腎、利尿消腫、補血明目等功效，且黑豆的不飽和脂肪酸含量高，有降低膽固醇、軟化血管、防止動脈硬化阻塞的作用，所以，痛風患者在緩解期適量食用黑豆，可促使機體全面康復。

治痛風可以這樣吃

· 黑豆製成豆漿後適合痛風患者飲用。
· 黑豆中富含抗氧化成分花青素，而醋能促進花青素被人體吸收，食用醋泡黑豆能夠滋補肝腎，並有助於降血壓，適合痛風合併高血壓患者。

食物宜忌看過來

· 黑豆用水浸泡後，表皮中帶有澀味的物質會溶出，可以讓飯、粥和豆漿的口感更好。
· 胃潰瘍、胃炎、肝炎、肝硬化、腎炎、腎結石、腎衰竭、急性胰腺炎患者最好不吃或少吃黑豆。

食物妙用小偏方

　　黑豆50克，首烏、枸杞子各15克，煎煮1小時。每日2次，連服10天，適用於肝腎陰虛所致的暈眩，對緩解暈眩症狀有一定輔助治療作用。

搭配宜忌

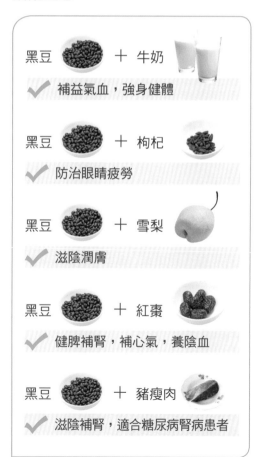

黑豆 ＋ 牛奶
✔ 補益氣血，強身健體

黑豆 ＋ 枸杞
✔ 防治眼睛疲勞

黑豆 ＋ 雪梨
✔ 滋陰潤膚

黑豆 ＋ 紅棗
✔ 健脾補腎，補心氣，養陰血

黑豆 ＋ 豬瘦肉
✔ 滋陰補腎，適合糖尿病腎病患者

防治痛風食譜推薦

醋泡黑豆

材料　黑豆50克。

調料　醋100克，蒜瓣5克。

做法

❶ 將黑豆清洗乾淨，瀝乾水分備用。

❷ 將黑豆放入平底鍋內，以中火炒至豆皮崩開之後，轉小火再炒5分鐘，關火待冷卻。

❸ 取一無油無水的乾淨容器，放入冷卻的黑豆，倒入醋（醋的分量以完全淹沒黑豆為準），在表面放入蒜瓣。

❹ 將容器密封起來，放置陰涼處或冰箱冷藏保存7天後即可分次食用。

嘌呤含量　約68.7毫克

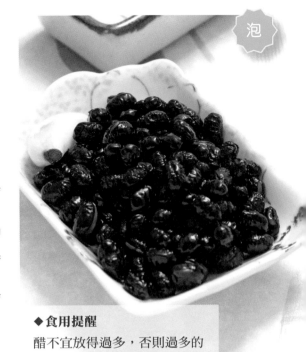

◆ 食用提醒

醋不宜放得過多，否則過多的醋酸將刺激甚至損傷胃黏膜。

黑豆粥

材料　黑豆20克，白米50克。

做法

❶ 將黑豆洗淨，用清水浸泡4小時；白米淘洗乾淨，浸泡30分鐘。

❷ 鍋置火上，倒入適量清水煮沸，放入黑豆，用大火煮沸，然後轉小火煮，待黑豆煮至六成熟時加入白米，用大火煮沸，轉小火煮至米熟但不開花即可。

嘌呤含量　約43.4毫克

◆ 烹飪提醒

黑豆中所含的酶不耐熱，不宜加熱太長時間，否則易破壞其功效。

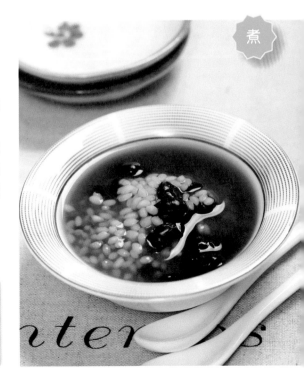

綠豆

排尿排鈉

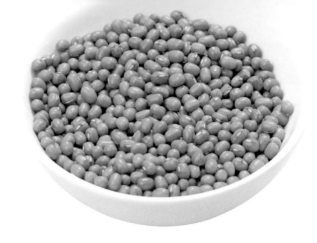

嘌呤含量：中
熱量：316大卡 / 100克
推薦食用量：50克 / 日

綠豆和西瓜一樣，都是利尿食物，可促進人體排尿、排鈉。綠豆湯在痛風、高血壓患者身上發揮的功效，相當於利尿類藥物的作用。現代醫學認為，喝綠豆湯還有降低血壓和膽固醇，防止動脈粥樣硬化等功效。

治痛風可以這樣吃

· 痛風患者，可以將綠豆製成豆漿飲用。
· 痛風合併高血壓者，食用綠豆湯時吃不吃綠豆都無所謂，光喝清湯就可以達到降壓功效。

食物宜忌看過來

· 需服中藥的人，在未諮詢醫生的情況下，最好不要將綠豆與中藥同服，以免降低藥效。
· 脾胃虛弱的人，如有四肢冰涼、腹脹、腹瀉等症狀者，不適宜頻繁飲用綠豆湯，否則會加重脾胃虛弱的症狀。

食物妙用小偏方

　　出現過敏性濕疹、皮膚瘙癢時，可以把綠豆泡軟，剝下皮，用皮熬水，然後用這「豆皮水」洗患處。如果患處潰破，還可以把煮熟的豆皮搗爛，外敷並包裹在受傷的部位上，能加速潰破處的癒合。

搭配宜忌

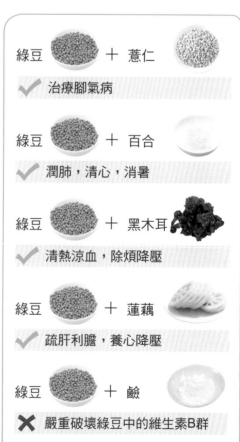

綠豆 ＋ 薏仁
✓ 治療腳氣病

綠豆 ＋ 百合
✓ 潤肺，清心，消暑

綠豆 ＋ 黑木耳
✓ 清熱涼血，除煩降壓

綠豆 ＋ 蓮藕
✓ 疏肝利膽，養心降壓

綠豆 ＋ 鹼
✗ 嚴重破壞綠豆中的維生素B群

防治痛風食譜推薦

玉米綠豆飯

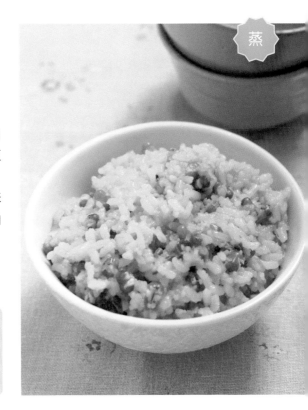

蒸

材料　綠豆、玉米碎、白米各30克。

做法

❶ 綠豆、玉米碎、白米分別淘洗乾淨；白米浸泡20分鐘；玉米浸泡4小時；綠豆浸泡一晚。

❷ 用電鍋做米飯，可先將浸泡好的玉米碎、綠豆入鍋煮開，約15分鐘後加入白米做成飯。

嘌呤含量　約30.8毫克

◆食用提醒

如用高壓鍋蒸米飯，所有材料可一同下鍋，一起蒸成米飯即可。

綠豆芹菜湯

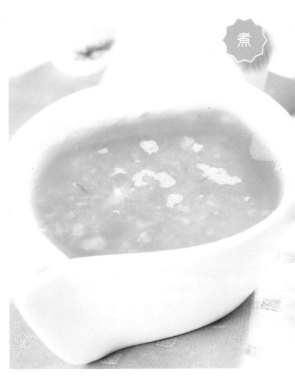

煮

材料　綠豆、芹菜各50克。

調料　鹽、香油各2克，太白粉水少許。

做法

❶ 綠豆洗淨，用清水浸泡6小時；芹菜擇洗乾淨，切段。

❷ 將綠豆和芹菜段放入攪拌機中攪成泥。

❸ 鍋置火上，加適量清水煮沸，倒入綠豆芹菜泥攪勻，煮沸後用鹽調味、太白粉水勾芡，淋入香油即可。

嘌呤含量　約43.8毫克

◆烹飪提醒

綠豆煮湯時間不宜過長，豆粒不宜過爛，否則會使大量有機酸、維生素遭到破壞。

蔬菜類

山藥
減肥瘦身

嘌呤含量：低
熱量：56大卡 / 100克
推薦食用量：100克 / 日

山藥具有補肺、健脾、固腎等功效。現代醫學研究表明，山藥具有大量黏液蛋白、維生素及微量元素，能有效阻止血脂在血管壁的沉澱，預防心血管疾病，對痛風合併高血壓患者尤為適宜。

治痛風可以這樣吃

· 山藥最好是蒸煮著吃，且一定要煮熟煮透。
· 痛風患者可將山藥與粳米、糯米熬成粥食用。

食物宜忌看過來

· 山藥皮容易導致皮膚過敏，所以去皮的時候要小心，且削完山藥後不要用手接觸其他皮膚部位，應該馬上洗手。
· 山藥中的澱粉含量較高，大便乾燥、便祕者最好少吃。此外，山藥甘平且偏熱，體質偏熱、易上火的人也要慎食。

食物妙用小偏方

　　生山藥30克，熟蛋黃2顆。將山藥切塊，搗成碎末，用涼開水調成山藥漿，然後再將山藥漿倒入鍋內，開小火，不斷用筷子攪拌，煮2～3沸，加入蛋黃，繼續煮熟即成。本方健脾止瀉，適用於脾虛久瀉、大便清稀、水穀不化。

搭配宜忌

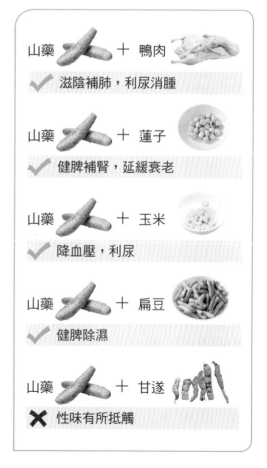

山藥　＋　鴨肉
✓ 滋陰補肺，利尿消腫

山藥　＋　蓮子
✓ 健脾補腎，延緩衰老

山藥　＋　玉米
✓ 降血壓，利尿

山藥　＋　扁豆
✓ 健脾除濕

山藥　＋　甘遂
✗ 性味有所抵觸

防治痛風食譜推薦

山藥枸杞粥

材料　山藥100克，糙米80克，枸杞子5克。

做法

① 糙米淘洗乾淨，用水浸泡2小時；山藥洗淨，去皮，切丁；枸杞子洗淨。

② 鍋置火上，加水燒沸，放入糙米，大火煮沸後改小火熬煮至七成熟，放入山藥丁，煮軟爛後，加入枸杞子即可。

嘌呤含量　約52.8毫克

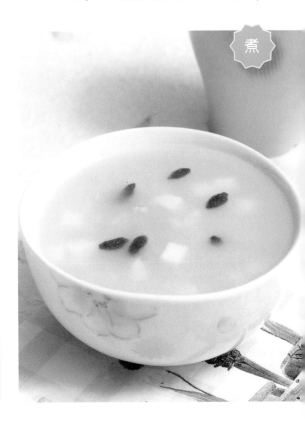

煮

◆ 食用提醒
可用壓力鍋蒸煮，以減少蒸煮時間。

山藥玉米濃湯湯

材料　玉米醬1罐，山藥、紅蘿蔔各80克，雞蛋1顆。

調料　太白粉水適量，蔥花5克，鹽3克。

做法

① 山藥洗淨，去皮，切小塊；紅蘿蔔洗淨，去皮，切丁；雞蛋敲開，打散。

② 鍋中倒適量清水燒開，加入山藥塊、紅蘿蔔丁煮沸，加入玉米醬煮熟，用太白粉水勾芡，再將蛋汁緩緩倒入，輕輕攪拌。

③ 待水滾後加鹽調味，再撒入蔥花即可。

嘌呤含量　約50.2毫克

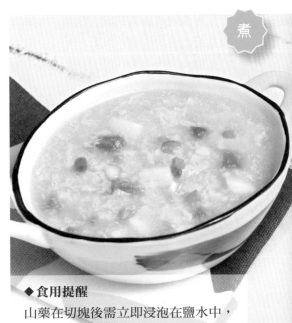

煮

◆ 食用提醒
山藥在切塊後需立即浸泡在鹽水中，以防止氧化發黑。

冬瓜

利尿降壓

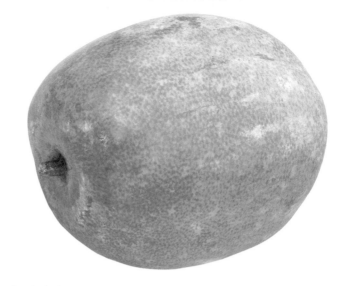

嘌呤含量：低

熱量：11大卡 / 100克

推薦食用量：60克 / 日

冬瓜含大量水分和豐富的營養，尤其維生素C含量很高，加上鉀鹽的含量也很高，使得冬瓜有促進尿酸排出、降壓、消腫的功效，所以痛風患者，痛風合併高血壓、肥胖症、高血脂患者都可常食。

治痛風可以這樣吃

· 冬瓜皮有利尿消腫的作用，煮湯時連皮一起煮，利尿功效更佳。

· 烹製冬瓜時，鹽要少放、晚放，能讓口感更好，還能控制食鹽攝入量。

食物宜忌看過來

· 冬瓜性涼，久病體弱、胃中虛寒或體質虛寒的人應少吃冬瓜。

· 《本草綱目》中提到，冬瓜瓤「洗面澡身」，可以「祛黑斑，令人悅澤白皙」。因此，冬瓜還有養顏美容的功效。

食物妙用小偏方

將冬瓜仁曬乾研成細末，每晚睡前取適量與水調和，塗洗面部，有消色斑、潤澤皮膚的作用。

搭配宜忌

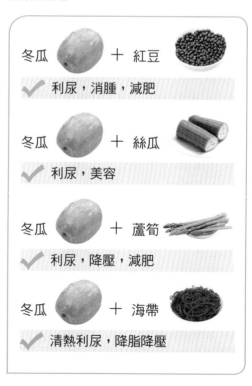

冬瓜 ＋ 紅豆

✓ 利尿，消腫，減肥

冬瓜 ＋ 絲瓜

✓ 利尿，美容

冬瓜 ＋ 蘆筍

✓ 利尿，降壓，減肥

冬瓜 ＋ 海帶

✓ 清熱利尿，降脂降壓

冬瓜海帶湯

材料　冬瓜200克，海帶20克，香菜20克。

調料　鹽2克，蔥段、薑末各10克。

做法

① 海米用溫水泡軟，洗淨，瀝乾；冬瓜去皮和瓤，洗淨，切片。

② 熱鍋涼油，爆香海米，加入適量清水和冬瓜。

③ 待煮至半透明時，加鹽調味。

④ 最後放入蔥段、薑末和香菜即可。

嘌呤含量　約24.8毫克

◆ 食用提醒

此湯性寒，脾胃虛寒易腹瀉者不宜多食。

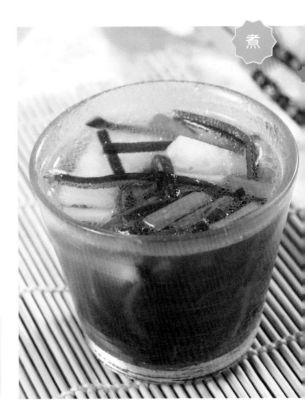

蒜末冬瓜

材料　冬瓜300克，大蒜10克。

調料　太白粉水10克，鹽4克。

做法

① 冬瓜洗淨，切小塊；大蒜去皮，拍碎，剁成末備用。

② 將冬瓜放入沸水鍋中汆一下，撈出瀝乾。

③ 鍋置火上，放油燒至六成熱，放入冬瓜塊炒熟。

④ 將放鹽炒勻，用太白粉水勾芡，放入蒜末拌勻即可。

嘌呤含量　約12.2毫克

◆ 烹飪提醒

出鍋前放入蒜末，味道更可口。

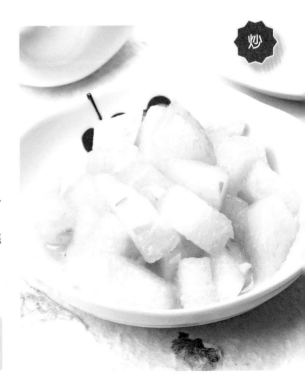

黃瓜

清熱利尿

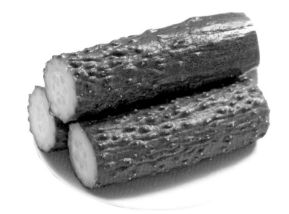

嘌呤含量：低
熱量：15大卡／100克
推薦食用量：100克／日

《本草求真》中記載：「黃瓜氣味甘寒」，能「利熱利水」，因此痛風患者食用黃瓜，可以發揮排出多餘尿酸的作用。黃瓜中的丙醇二酸可抑制糖類轉化為脂肪，對降低膽固醇有一定的效果，適合痛風及合併肥胖、糖尿病者食用。

治痛風可以這樣吃

· 痛風病患者可以將生黃瓜當水果吃（每天1根），補充黃瓜含有的維生素C、鉀和水分，達到利尿效果。
· 熟吃黃瓜最好的方法是把黃瓜切成塊狀煮著吃，這樣煮黃瓜具有非常強的排毒作用，能把吸收的脂肪、鹽分等排出體外。

食物宜忌看過來

· 黃瓜發苦是不正常現象，盡量避免吃發苦的黃瓜。
· 黃瓜性涼，脾胃虛弱、腹痛腹瀉、肺寒咳嗽者都應少吃。

食物妙用小偏方

　　用鮮黃瓜1根，洗淨後搗碎，放入果汁機榨取黃瓜汁。晚上睡前，用棉球蘸黃瓜汁塗在眼袋皮膚上，等汁乾再塗，連塗3～5次，第二天早晨用清水洗去，可以有效消除眼袋。

搭配宜忌

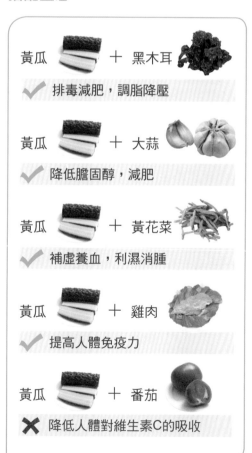

黃瓜 ＋ 黑木耳
✓ 排毒減肥，調脂降壓

黃瓜 ＋ 大蒜
✓ 降低膽固醇，減肥

黃瓜 ＋ 黃花菜
✓ 補虛養血，利濕消腫

黃瓜 ＋ 雞肉
✓ 提高人體免疫力

黃瓜 ＋ 番茄
✗ 降低人體對維生素C的吸收

防治痛風食譜推薦

黃瓜炒木耳

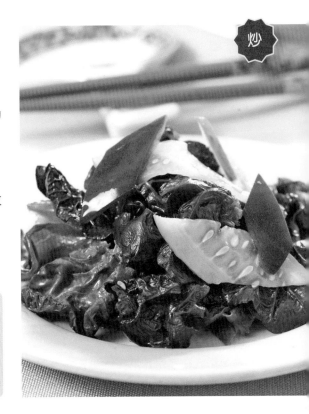

炒

材料 黃瓜250克，黑木耳100克。

調料 紅辣椒片、蔥末，鹽、香油、植物
　　　油適量，雞精少許。

做法

❶ 黑木耳洗淨撕小塊；黃瓜洗淨切片。

❷ 鍋置火上，倒油燒熱，放蔥末煸香；放
　入黑木耳煸炒片刻，再放入黃瓜。

嘌呤含量 約14.6毫克

◆ **食用提醒**
黃瓜尾部含有較多的苦味素，苦味素
有抗癌的作用，所以食用時不要把黃
瓜尾部全部丟掉。

拍黃瓜

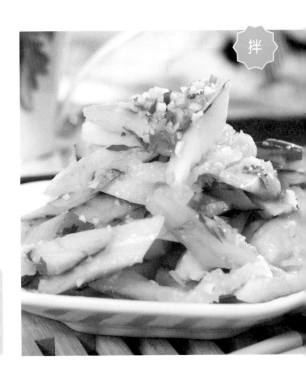

拌

材料 黃瓜150克。

調料 鹽、蒜末、陳醋、香菜末各適量，
　　　香油3克。

做法

❶ 黃瓜洗淨，用刀拍至微碎，切成塊狀。

❷ 黃瓜塊置於盤中，加鹽、蒜末、陳醋、
　香菜末和香油，拌勻即可。

嘌呤含量 約21.9毫克

◆ **烹飪提醒**
拍黃瓜時切忌太用力，黃瓜拍得太碎
就不脆了。

蔬菜類

苦瓜

降糖減肥

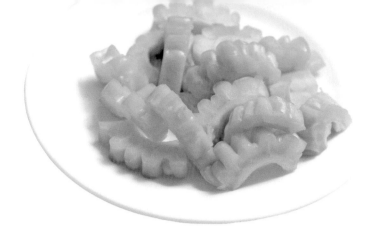

嘌呤含量：低
熱量：18大卡／100克
推薦食用量：60克／日

苦瓜屬於低脂肪、低嘌呤的鹼性食物，富含鉀、維生素C，而且有「植物胰島素」之稱，所含的苦瓜苷和類似胰島素的物質有顯著的降糖效果，因此適合痛風伴糖尿病患者食用。

治痛風可以這樣吃

· 由於苦瓜含有草酸，會影響鈣的吸收，痛風患者在食用苦瓜時，可在烹飪前用沸水汆一下。

· 痛風合併糖尿病患者，可以喝苦瓜茶。將苦瓜切成1～2毫米的薄片，用平底鍋乾炒，把水分炒乾；炒乾後變成褐色，放涼後裝入密封罐，加熱水浸泡後飲用；每天喝3～4杯即可。

食物宜忌看過來

· 低血糖者不宜長期大量食用。

· 糖尿病已經發展到氣陽不足的階段，或者屬於脾胃虛弱的人，就不宜多吃苦瓜。因為苦瓜味苦性寒，過多食用，可能傷及心臟和脾胃功能。

食物妙用小偏方

　　將苦瓜葉、莖搗爛，外敷於患處，或將苦瓜葉烘乾研末，用茶油調敷於患處，可以治療濕疹、痤瘡。

搭配宜忌

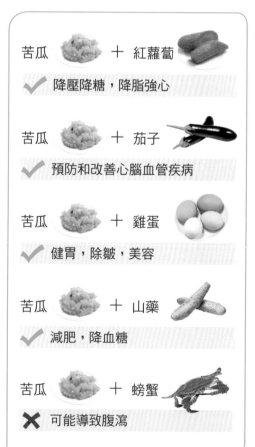

苦瓜 ＋ 紅蘿蔔
✔ 降壓降糖，降脂強心

苦瓜 ＋ 茄子
✔ 預防和改善心腦血管疾病

苦瓜 ＋ 雞蛋
✔ 健胃，除皺，美容

苦瓜 ＋ 山藥
✔ 減肥，降血糖

苦瓜 ＋ 螃蟹
✖ 可能導致腹瀉

防治痛風食譜推薦

苦瓜番茄玉米湯

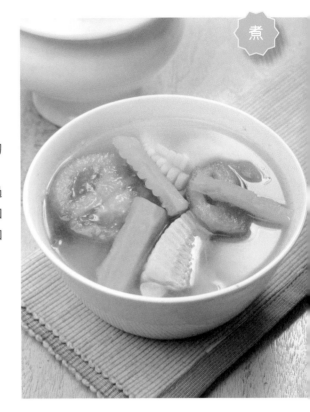

煮

材料　苦瓜100克，番茄50克，玉米半根。

調料　鹽2克。

做法

① 苦瓜洗淨，去瓤，切段；番茄洗淨，切
大片；玉米洗淨，切小段。

② 將玉米、苦瓜放入鍋中，加適量水沒過
材料，大火煮沸後改小火燉10分鐘後加
入番茄片繼續燉，待玉米完全煮軟後加
鹽調味即可。

嘌呤含量　約18.5毫克

苦瓜拌木耳

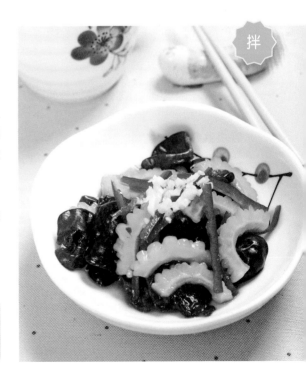

拌

材料　苦瓜200克，黑木耳10克，紅椒25克。

調料　大蒜、鹽、生抽、醋、橄欖油適量。

做法

① 苦瓜洗淨、切片；木耳泡發；紅椒洗
淨、切絲；大蒜末、鹽、生抽、醋、橄
欖油調成汁，備用。

② 黑木耳、苦瓜分別汆熟，備用。

③ 將所有材料放在盤中，倒入調味汁，拌
勻即可。

嘌呤含量　約23.7毫克

◆ 食用提醒
脾胃虛寒者宜少食這道菜。

絲瓜
活血通絡

蔬菜類

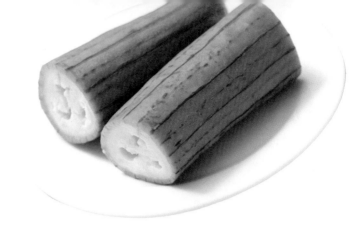

嘌呤含量：低
熱量：20大卡／100克
推薦食用量：60克／日

絲瓜具有活血、涼血、通絡、潤膚、解毒、消炎等功效，可治療月經不順、筋骨痠痛等病症。現代營養學認為，絲瓜含有皂素類物質，具有一定的強心、利尿作用。常食絲瓜可以發揮活血通絡、利尿的作用。

治痛風可以這樣吃

· 痛風患者最宜喝絲瓜湯。烹製時，應注意盡量保持清淡，少放油，且烹煮時不宜加醬油或豆瓣醬等口味較重的醬料，以免搶味。

· 涼拌絲瓜尖（絲瓜藤的嫩尖），具有通筋活絡的作用，痛風患者不妨一試。

食物宜忌看過來

· 絲瓜宜現切現做，防止營養成分隨汁水流失。

· 絲瓜性寒滑，性功能減退、脾胃虛寒、大便溏薄者不宜食用。

食物妙用小偏方

　　用絲瓜絡加水1碗煎服，常喝可調理月經不順。用老絲瓜1個，烘乾後研成細末，每次服9克，鹽開水調服，可治療月經過多；如用黃酒沖服，還有催乳作用。用乾絲瓜1個，水煎服，每日服2次，可治療痛經。

搭配宜忌

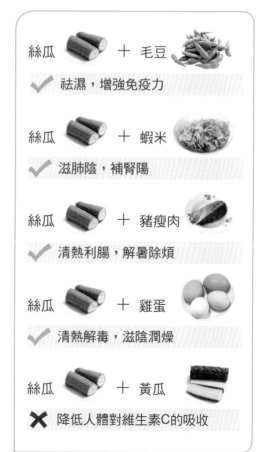

絲瓜 ＋ 毛豆
✓ 祛濕，增強免疫力

絲瓜 ＋ 蝦米
✓ 滋肺陰，補腎陽

絲瓜 ＋ 豬瘦肉
✓ 清熱利腸，解暑除煩

絲瓜 ＋ 雞蛋
✓ 清熱解毒，滋陰潤燥

絲瓜 ＋ 黃瓜
✗ 降低人體對維生素C的吸收

防治痛風食譜推薦

煮

絲瓜蛋花湯

材料　絲瓜200克，雞蛋1個。

調料　鹽、料酒各3克，香油少許。

做法

① 絲瓜刮去外皮，切成4釐米長的段，再改切成小條；雞蛋敲入碗內，用筷子攪打均勻。

② 鍋置火上，倒油燒至六成熱，倒入絲瓜煸炒至變色，加鹽和適量水燒沸，淋入雞蛋液，加料酒，待開後放香油即可。

嘌呤含量　約23.8毫克

◆**烹飪提醒**
絲瓜最好去皮，烹製時要盡量清淡、少油，以保持其香嫩爽口的特點。

甜椒炒絲瓜

材料　絲瓜200克、甜椒100克。

調料　蔥末、薑絲、蒜末、鹽、太白粉水、香油、植物油各適量。

做法

① 絲瓜去皮，洗淨，切條；甜椒洗淨，去蒂及籽，切絲，待用。

② 炒鍋置火上，倒油燒熱，放入甜椒翻炒至五成熟，撈出待用。

③ 鍋留底油燒熱，放入絲瓜翻炒片刻，然後放入甜椒、蔥末、薑絲、蒜末、少許水，翻炒均勻後調入鹽調味，用太白粉水勾芡，淋上香油即可。

嘌呤含量　約33.5毫克

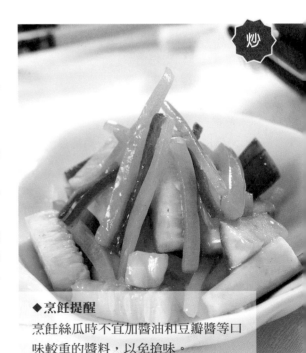

炒

◆**烹飪提醒**
烹飪絲瓜時不宜加醬油和豆瓣醬等口味較重的醬料，以免搶味。

南瓜
減肥利尿

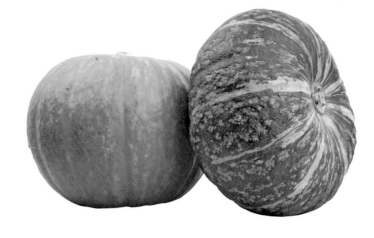

嘌呤含量：低
熱量：22大卡 / 100克
推薦食用量：100克 / 日

南瓜嘌呤的含量極少，可以減少尿酸在體內的生成量，同時，南瓜熱量低，水分含量相對較高，含高鉀低鈉，既能避免肥胖又能利尿，是痛風患者的良好選擇。

治痛風可以這樣吃

· 烹調南瓜時宜切大塊，這樣可延緩血糖升高速度，並容易有飽足感，痛風伴有肥胖和糖尿病的患者更應該選擇這種方法。
· 老南瓜水分含量降低，糖分和澱粉含量較高，而嫩南瓜水分足，含糖分相對較低，含植物蛋白相對較高，更適合痛風患者食用。

食物宜忌看過來

· 南瓜皮不好消化，消化不良的患者食用時最好去皮。消化功能良好的人，則可連皮一起食用，這樣更加營養。
· 南瓜中含有較多的糖分，胃熱者、氣滯濕熱內蘊者不宜多食，以免腹脹。

食物妙用小偏方

將生南瓜子50克放在鍋內略微炒一下，再加250毫升水（約合1小碗），煎至100毫升，每天早晨空腹喝完，連續3天，可以驅蛔蟲。

搭配宜忌

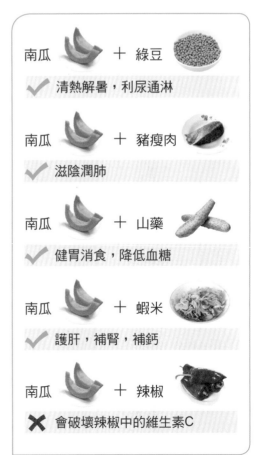

南瓜 ＋ 綠豆
✔ 清熱解暑，利尿通淋

南瓜 ＋ 豬瘦肉
✔ 滋陰潤肺

南瓜 ＋ 山藥
✔ 健胃消食，降低血糖

南瓜 ＋ 蝦米
✔ 護肝，補腎，補鈣

南瓜 ＋ 辣椒
✘ 會破壞辣椒中的維生素C

防治痛風食譜推薦

南瓜饅頭

材料　南瓜100克，麵粉100克，酵母1.8克。

做法

① 南瓜削皮洗淨，切成塊，放入蒸鍋內蒸熟、壓成泥。

② 在南瓜泥中加入適量麵粉、酵母一起揉成團，放溫暖處餳發到2倍大。

③ 將麵團分成小塊，餳放20分鐘後放在蒸鍋中，冷水上汽15分鐘，燜一會兒出鍋即可。

嘌呤含量　約19.9毫克

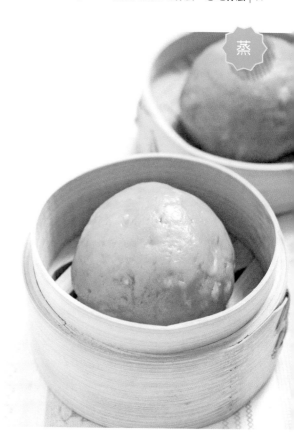

蒸

◆ 烹飪提醒

南瓜搗泥時，南瓜心也要加進去，它所含的紅蘿蔔素相當於果肉的5倍。

南瓜粥

材料　嫩南瓜、小米各100克。

做法

① 嫩南瓜洗淨，去皮，去瓤，切塊；小米淘洗乾淨。

② 鍋置火上，倒入適量清水，放入南瓜塊煮沸，放入小米再次煮沸，轉用小火熬煮成粥即可。

嘌呤含量　約12.5毫克

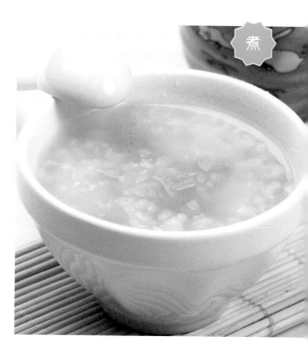

煮

◆ 食用提醒

南瓜粥不宜煮得太久，也不宜煮得太稀。

蔬菜類

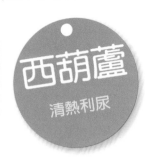

西葫蘆
清熱利尿

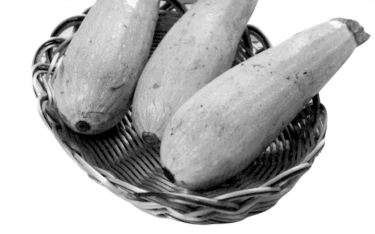

嘌呤含量：低
熱量：18大卡 / 100克
推薦食用量：82克 / 日

西葫蘆基本上不含有嘌呤，且含有較多維生素C，有助於降低尿酸。中醫認為，西葫蘆具有清熱利尿、消腫散結等功效。西葫蘆還含有一種干擾素的誘生劑，可刺激機體產生干擾素，有提高免疫力的作用。

治痛風可以這樣吃

· 炒西葫蘆時盡量別切成薄片，因為越薄受熱越快，越容易釋放出丙烯醯胺（致癌物），最好把菜切成大一點的塊狀。
· 西葫蘆放入炒鍋後，立即淋幾滴醋，再加一點番茄醬，可使西葫蘆片含有充足的維生素C，發揮降尿酸功效。

食物宜忌看過來

· 西葫蘆不宜生吃。
· 脾胃虛寒的人應慎食西葫蘆。

食物妙用小偏方

　　鮮嫩西葫蘆去皮，削薄片，淨鍋加水燒開，麵筋、葫蘆片與莧菜同時下鍋，燒開，加調料調味，此湯有消夏祛暑、清熱散火的作用。

搭配宜忌

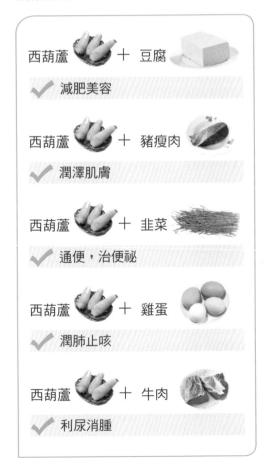

西葫蘆 ＋ 豆腐
✔ 減肥美容

西葫蘆 ＋ 豬瘦肉
✔ 潤澤肌膚

西葫蘆 ＋ 韭菜
✔ 通便，治便祕

西葫蘆 ＋ 雞蛋
✔ 潤肺止咳

西葫蘆 ＋ 牛肉
✔ 利尿消腫

防治痛風食譜推薦

西葫蘆餅

材料　西葫蘆100克，雞蛋1顆（約60克）、
　　　麵粉50克。

調料　蔥花、鹽各適量，植物油10克。

做法

❶ 雞蛋洗淨，敲入碗內，打散；西葫蘆洗
　淨，去蒂和皮，用刨絲刀刨成細絲，加
　麵粉、蔥花、鹽、雞蛋液和適量清水調
　勻成麵糊。

❷ 平底鍋置火上，倒入適量植物油，待油
　溫燒至五成熱，舀入麵糊，煎至兩面金
　黃，盛出切塊食用即可。

嘌呤含量　約50.5毫克

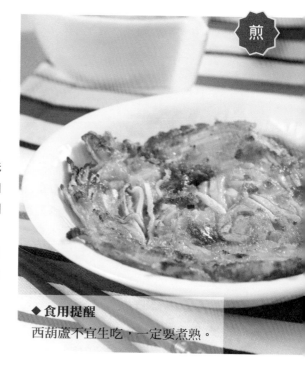

煎

◆ 食用提醒
西葫蘆不宜生吃，一定要煮熟。

糖醋西葫蘆丁

材料　西葫蘆300克，青椒1/2個。

調料　白糖15克，醋20克，鹽2克。

做法

❶ 西葫蘆洗淨去皮，切成丁；青椒洗淨，
　去蒂及籽，切成丁。

❷ 鍋內倒水燒沸，放入西葫蘆丁和柿子椒
　丁汆30秒撈出，過涼，瀝乾，裝盤。

❸ 鍋內倒水燒沸，放白糖和鹽至化開，關
　火晾涼，倒醋攪勻，將糖醋汁澆在盤
　上，醃漬20分鐘即可。

嘌呤含量　約29.7毫克

◆ 烹飪提醒
白糖和鹽一定要用小火慢慢化開，切
記不可大火快煮。

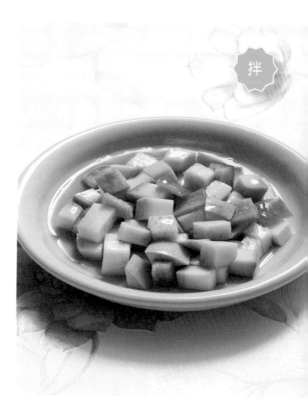

拌

蔬菜類

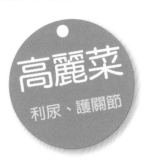

高麗菜

利尿、護關節

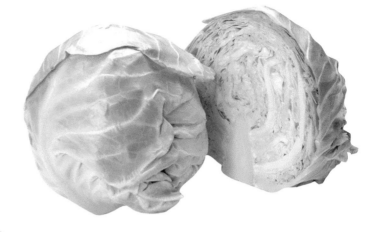

嘌呤含量：低
熱量：22大卡／100克
推薦食用量：70克／日

高麗菜富含維生素C，可幫助人體排出有害物質。中醫認為，高麗菜有緩急止痛、強壯筋骨、清熱利尿等作用。如《本草綱目拾遺》中所講：「補骨髓，利五臟六腑，利關節……」因此，高麗菜適合痛風患者經常食用。

治痛風可以這樣吃

· 炸、炒高麗菜會使維生素的降解，破壞膳食纖維，導致整體營養價值下降。高麗菜的最佳吃法為蒸熟後涼拌。

· 生吃高麗菜的食療保健效果佳。痛風患者可以將包心菜涼拌、做沙拉或榨汁。如果熟吃，也不宜加熱過久，以避免其中的有效成分被破壞。

食物宜忌看過來

· 皮膚瘙癢性疾病與眼部充血患者忌食。

· 有動脈硬化、膽結石、肥胖等的患者或孕婦等特別適合食用高麗菜。

食物妙用小偏方

薏仁100克涼水泡半日，與陳皮20克共煮粥，待爛熟後加入切絲的高麗菜200克，小火再煨10分鐘，放溫後加適量蜂蜜即可。本方養胃止痛，適用於因脾胃不和、氣血瘀滯引起的胃脘疼痛，胃及十二指腸潰瘍。

搭配宜忌

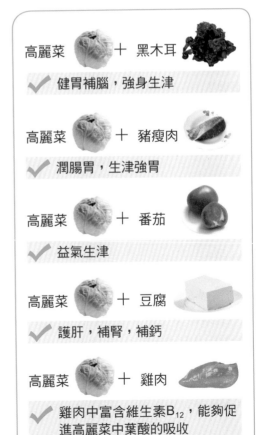

高麗菜 ＋ 黑木耳
✓ 健胃補腦，強身生津

高麗菜 ＋ 豬瘦肉
✓ 潤腸胃，生津強胃

高麗菜 ＋ 番茄
✓ 益氣生津

高麗菜 ＋ 豆腐
✓ 護肝，補腎，補鈣

高麗菜 ＋ 雞肉
✓ 雞肉中富含維生素B$_{12}$，能夠促進高麗菜中葉酸的吸收

防治痛風食譜推薦

檸檬菜卷

材料　紅蘿蔔100克，高麗菜、檸檬各50克。

調料　鹽少許。

做法

❶ 高麗菜洗淨，紅蘿蔔洗淨切細絲，將菜葉、紅蘿蔔汆一下，檸檬去皮切絲。

❷ 將高麗菜、紅蘿蔔、檸檬絲放入盤中，加鹽和檸檬汁，放入冰箱冷藏。

❸ 將紅蘿蔔絲、檸檬絲，捲入高麗菜中，用刀切成數段，垂直豎放於盤中即可。

嘌呤含量　約15.5毫克

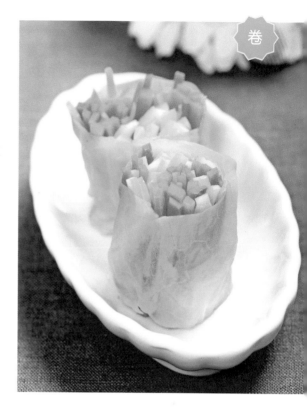

◆烹飪提醒

高麗菜葉要挑選裡層較嫩的部分，汆水15秒鐘左右即可撈起。

高麗菜炒肉

材料　高麗菜150克，豬瘦肉25克。

調料　植物油、醬油、鹽、白砂糖、蔥、薑各適量。

做法

❶ 將蔥、薑洗淨，切絲；豬瘦肉洗淨，切成薄片；高麗菜洗淨，切成小塊。

❷ 鍋置火上，放入植物油，放入肉片煸炒，加入蔥、薑絲、醬油、白糖、鹽炒勻。再放入高麗菜，急火快速煸炒至熟即可。

嘌呤含量　約 47.7毫克

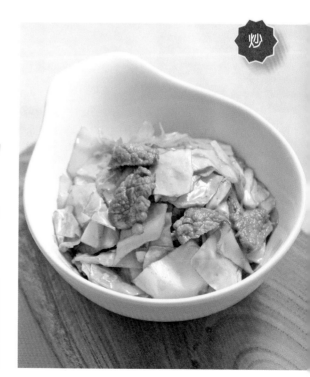

◆食用提醒

高麗菜存放時間過長，維生素C會大量破壞，所以最好現買現吃。

蔬菜類

白菜

防止尿酸性結石

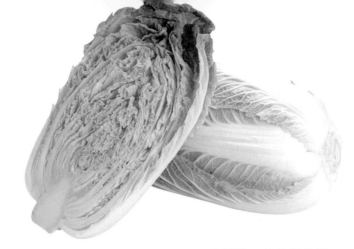

嘌呤含量：低
熱量：17大卡／100克
推薦食用量：100克／日

白菜中含有多種維生素和礦物質，呈鹼性，能夠鹼化體內的尿液，同時能促進沉積於組織內的尿酸鹽溶解，防止形成尿酸性結石。另外，白菜能防止血栓、能降血壓，預防腦中風、動脈粥樣硬化，以及防治高血壓。

治痛風可以這樣吃

· 切白菜時最好順著紋路切，這樣易熟並能減少維生素的流失。
· 烹調時宜急火快炒，不宜用煮汆、浸燙後擠汁等方法，以免營養流失。

食物宜忌看過來

· 食用白菜最好是現做現吃，隔夜的熟白菜，即使加熱後也要少吃或不吃。
· 過敏或虛寒體質的人，不適合大量單吃生冷的白菜（包括泡菜）等，可以加點薑絲或是肉桂一塊燉煮，以中和白菜的寒性。

食物妙用小偏方

　　白菜根2個、冰糖30克。兩者加水煎服，每日3次。可輔助治療百日咳。

搭配宜忌

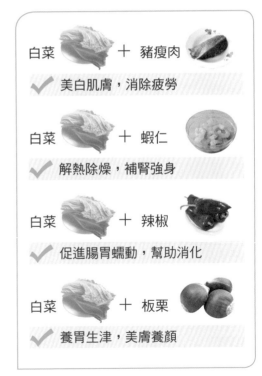

白菜 ＋ 豬瘦肉
✔ 美白肌膚，消除疲勞

白菜 ＋ 蝦仁
✔ 解熱除燥，補腎強身

白菜 ＋ 辣椒
✔ 促進腸胃蠕動，幫助消化

白菜 ＋ 板栗
✔ 養胃生津，美膚養顏

防治痛風食譜推薦

醋溜白菜

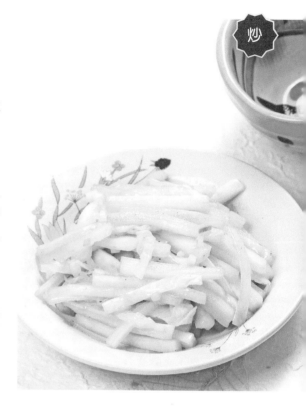

炒

材料　白菜200克。

調料　植物油4克，醋、鹽、蔥花、花椒粒
　　　各適量。

做法

❶ 白菜洗淨，切成片。

❷ 鍋置火上，倒入植物油，待油溫燒至五
　成熱，下花椒粒炸至表面開始變黑，撈
　出，放入白菜片翻炒至熟，然後加入
　醋、鹽、蔥花調味即可。

嘌呤含量　約25.2毫克

◆烹飪提醒
烹飪白菜時放點醋，可幫助白菜中鈣、
磷、鐵等元素的分解，利於人體吸收。

馬鈴薯白菜湯

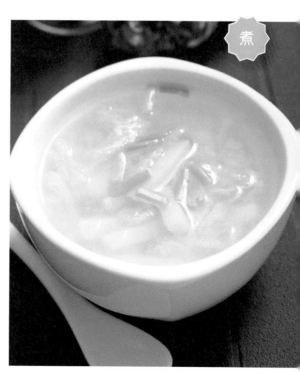

煮

材料　白菜葉100克，馬鈴薯150克。

調料　蔥段少許。

做法

❶ 將馬鈴薯削皮，切成條，沖洗瀝乾；白
　菜葉撕成片；大蔥切絲。

❷ 鍋中放油燒熱，下入蔥絲煸炒片刻，放
　入馬鈴薯條，炒軟，添加適量的熱水，
　大火燒開，加入白菜，煮至白菜軟爛，
　加入適量鹽和味精即可食用。

嘌呤含量　約18毫克

◆食用提醒
大白菜外層腐爛的部分不宜吃，因為
大白菜在腐爛的過程中會產生毒素。

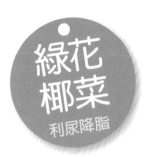

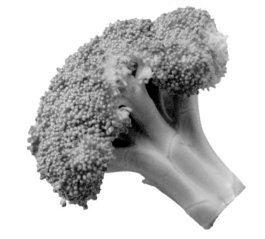

綠花椰菜又叫西蘭花、青花菜，不僅富含維生素C、紅蘿蔔素及葉酸，還富含鉀，有利尿的功效。綠花椰菜中還含有較多的類黃酮（一種良好的血管清理劑），能有效地清除血管上沉積的膽固醇，減少心血管疾病的發生。

嘌呤含量：低
熱量：33大卡 / 100克
推薦食用量：100克 / 日

治痛風可以這樣吃

· 最好透過蒸或烤來加熱綠花椰菜，這樣能最大程度地保存其營養。
· 痛風患者可將綠花椰菜和高麗菜一起吃，同時攝入不同的十字花科蔬菜，更有利於其營養元素的吸收。

食物宜忌看過來

· 綠花椰菜不要炒過頭或者蓋鍋蓋燜熟，這樣會使綠花椰菜發黃，最好是先汆過熱水再炒。
· 烹飪綠花椰菜過程中可多加大蒜和香料。

食物妙用小偏方

綠花椰菜經沸水汆燙後過涼，直接沾芥末冷食，能增強綠花椰菜的抗癌作用。

搭配宜忌

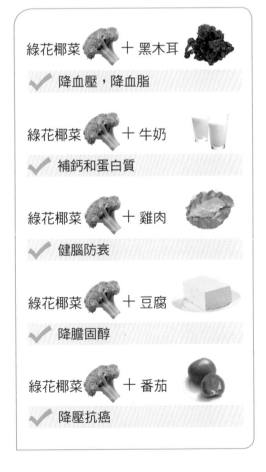

綠花椰菜 ＋ 黑木耳
✔ 降血壓，降血脂

綠花椰菜 ＋ 牛奶
✔ 補鈣和蛋白質

綠花椰菜 ＋ 雞肉
✔ 健腦防衰

綠花椰菜 ＋ 豆腐
✔ 降膽固醇

綠花椰菜 ＋ 番茄
✔ 降壓抗癌

防治痛風食譜推薦

奶汁綠花椰菜

材料 綠花椰菜150克，牛奶100毫升。

調料 鹽、雞精少許。

做法

❶ 綠花椰菜剝成小朵，進沸水中汆燙去
澀，撈出濾乾。

❷ 另起一鍋，倒入半碗水，加鹽和雞
精，將綠花椰菜放入，中火煮，其間
翻動一下。

❸ 待水收乾一半時，加入牛奶。等到鍋裡
再次沸騰時，用太白粉勾芡，讓奶汁包
裹上綠花椰菜，即可出鍋。

嘌呤含量 約32.3毫克。

◆烹飪提醒

綠花椰菜色澤碧綠，尤其
汆後顏色更鮮豔。

拌

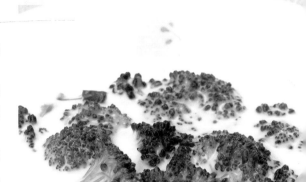

蟹肉綠花椰菜

原料 綠花椰菜小朵250克，蟹足棒50克。

調料 蔥花、蒜末、鹽、雞精各適量，植
物油4克。

做法

❶ 綠花椰菜小朵加入沸水中汆透，撈出；
蟹足棒切斜段；炒鍋置火上，倒入適量
植物油，待油溫燒至七成熱，加蔥花炒
出香味，放入蟹足棒翻炒3分鐘。

❷ 加綠花椰菜翻炒均勻，用鹽、蒜末和雞
精調味即可。

嘌呤含量 約70.2毫克

炒

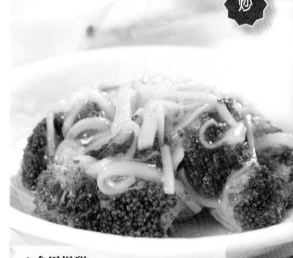

◆食用提醒

可加入醬油、檸檬汁或醋之類的
調料，掩蓋掉綠花椰菜的苦味。

蔬菜類

芹菜
清熱消腫降壓

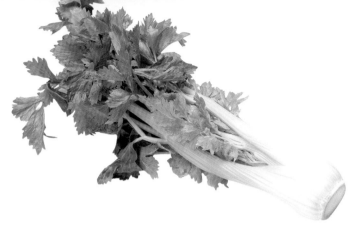

嘌呤含量：低
熱量：14大卡／100克
推薦食用量：100克／日

芹菜具有清熱、消腫、利尿、淨血、降壓、鎮靜，以及通便等功效，且基本上不含嘌呤。在痛風急性發作時，關節局部發熱、疼痛、紅腫，芹菜的上述功效正好可以派上用場，因此芹菜很適合痛風急性期的患者食用。

治痛風可以這樣吃

· 對於痛風患者，芹菜的最佳吃法為汆水後涼拌著吃，伴有高血壓、高血脂的患者更是如此。

· 芹菜葉和芹菜根的營養價值較高，不能輕易丟棄。所以，在食用芹菜時除摘掉爛、黃葉外，莖、葉、根應同食。

食物宜忌看過來

· 芹菜葉味苦，可先用開水燙一下再做湯、菜。

· 芹菜性涼，脾胃虛弱，大便溏薄者不宜選用。

食物妙用小偏方

用芹菜根90克，加酸棗9克熬湯，睡前飲服，可治失眠。

搭配宜忌

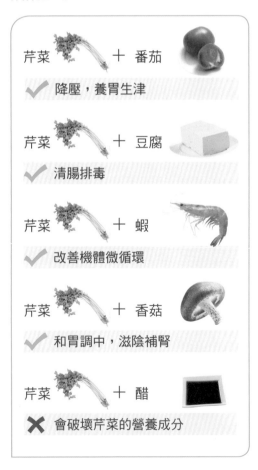

芹菜 ＋ 番茄
✔ 降壓，養胃生津

芹菜 ＋ 豆腐
✔ 清腸排毒

芹菜 ＋ 蝦
✔ 改善機體微循環

芹菜 ＋ 香菇
✔ 和胃調中，滋陰補腎

芹菜 ＋ 醋
✘ 會破壞芹菜的營養成分

防治痛風食譜推薦

芹菜粥

材料 芹菜100克，白米150克。

調料 油、鹽適量。

做法

❶ 芹菜洗淨、切段；白米淘淨。

❷ 鍋內加適量水，將芹菜和白米放入鍋內，大火燒沸後，改用小火熬。

❸ 至米煮熟成粥，加入適量調料，拌勻即可。

嘌呤含量 約36.3毫克

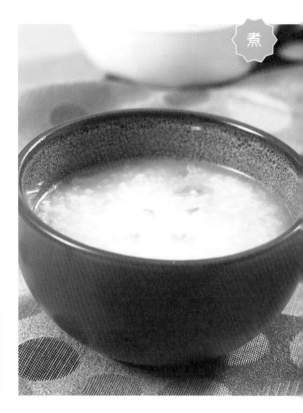
煮

◆烹飪提醒

在水中加入幾滴食用油或少許鹽，可保持芹菜葉的翠綠。

紅椒炒芹菜

材料 芹菜200克，紅柿子椒50克。

調料 蔥花、鹽、雞精、植物油適量。

做法

❶ 芹菜洗淨、切段，沸水中汆透後撈出；紅柿子椒洗淨，去蒂和籽，切絲。

❷ 鍋置火上，倒入適量植物油，燒至七成熱，加蔥花炒出香味。

❸ 放入芹菜段和紅柿子椒絲翻炒2分鐘，用鹽和雞精調味即可。

嘌呤含量 約21.8毫克

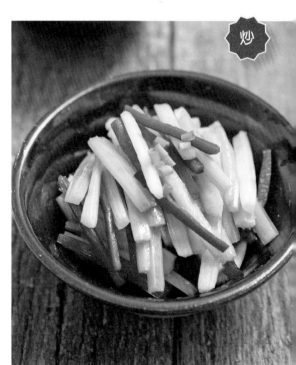
炒

◆烹飪提醒

下入芹菜段和紅柿子椒絲後，用大火快炒，以免造成維生素流失。

蔬菜類

茄子

活血化瘀，
消腫止痛

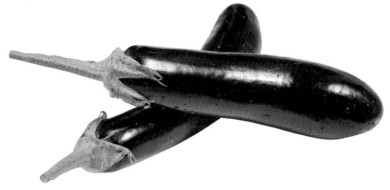

嘌呤含量：低
熱量：23大卡／100克
推薦食用量：200克／日

茄子含有極少的嘌呤，有活血化瘀、清熱、止痛、消腫等功效。同時，茄子還含有維生素P，可以降低人體微血管的脆性，防止血管硬化和出血。痛風患者可以經常適量食用。

治痛風可以這樣吃

· 茄子皮中含有維生素B群，對痛風患者有利。因此，為保證茄子的營養，帶皮清蒸是最佳的食用方法。
· 紫茄子表皮和果肉的結合處富含維生素P，痛風合併高血壓、痛風合併高血脂患者可以常食紫茄子。

食物宜忌看過來

· 為了保持茄子的豐富營養，建議採用低溫烹飪、減少用油量等健康的烹調方法。如果想要吃燒茄子，最好將茄子先蒸幾分鐘，以減少用油量。
· 茄子性涼，肺寒常咳者應慎吃；消化不好、容易腹瀉的人不宜多吃。

食物妙用小偏方

　　茄子細末、冰片適量。將冰片混入茄子細末（帶蒂茄子焙乾，研成細末）之中，撒於皮膚潰瘍處。可活血、消腫、止痛，對治療瘡傷有一定效果。

搭配宜忌

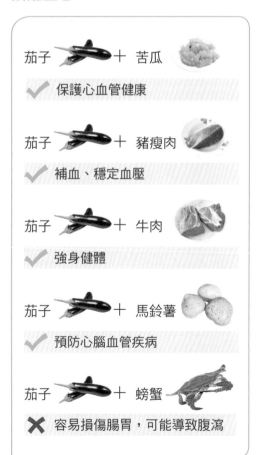

茄子　＋　苦瓜
✓ 保護心血管健康

茄子　＋　豬瘦肉
✓ 補血、穩定血壓

茄子　＋　牛肉
✓ 強身健體

茄子　＋　馬鈴薯
✓ 預防心腦血管疾病

茄子　＋　螃蟹
✗ 容易損傷腸胃，可能導致腹瀉

防治痛風食譜推薦

魚香茄子

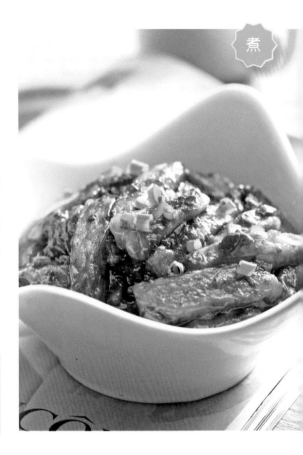

煮

材料　茄子300克。

調料　蔥末、薑末、蒜末、豆瓣醬、白糖、鹽、醬油、料酒、醋各適量。

做法

❶ 茄子洗淨，切成滾刀塊，放入油鍋炸至酥軟取出，瀝淨油。

❷ 鍋留底油，下薑蒜蔥、豆瓣醬炒香，放入茄子、料酒、醬油，水煮沸，改小火煮至茄子熟，加糖、鹽、醋即可。

嘌呤含量　約42.9毫克

◆ 烹飪提醒

茄子容易吸油，炸茄子時可先用鹽醃漬半小時左右，擠出水分，可減少用油。

蒜泥茄子

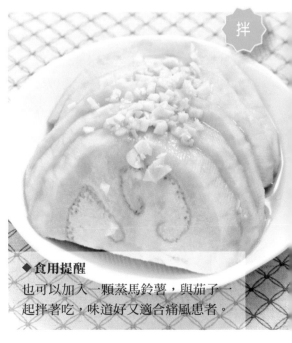

拌

材料　茄子200克。

調料　大蒜、香菜末、鹽、醬油各適量，香油3克。

做法

❶ 茄子洗淨，切條，放入蒸鍋中蒸熟，取出，涼涼；大蒜去皮，拍碎，加少許鹽，搗成蒜泥，放入碗內，加入鹽、香油、醬油拌勻，製成調味汁。

❷ 將調味汁澆在涼涼的茄子上，撒上香菜末拌勻即可。

嘌呤含量　約28.6毫克

◆ 食用提醒

也可以加入一顆蒸馬鈴薯，與茄子一起拌著吃，味道好又適合痛風患者。

蔬菜類

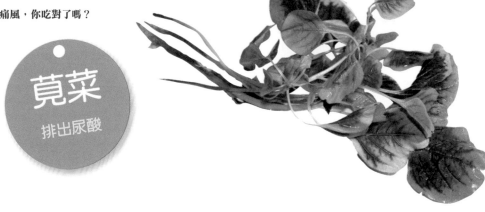

莧菜

排出尿酸

嘌呤含量：低
熱量：31大卡 / 100克
推薦食用量：80克 / 日

莧菜是一種低嘌呤食物，其豐富的碳水化合物和鉀，能夠促進體內尿酸的排出，有利水消腫的功效，因此，非常適合痛風患者食用。

治痛風可以這樣吃

· 莧菜味甘，性寒，能清熱解毒，利尿除濕，通利大便。煎湯、煮粥或絞汁服用都是不錯的選擇。

· 在炒莧菜時可能會出很多水，所以在炒菜過程中可以不用加水。

食物宜忌看過來

· 莧菜性寒涼，陰盛陽虛體質、脾虛便溏或慢性腹瀉者，不宜食用。

· 夏季食用紅莧菜，有清熱解毒的功效，對治療腸炎痢疾以及大便乾結和小便赤澀有顯著作用。

食物妙用小偏方

　　鮮荸薺250克，莧菜50克，分別洗淨，放鍋內加水煎湯，代茶飲服，連服數天，可預防和輔治流行性乙型腦炎。

搭配宜忌

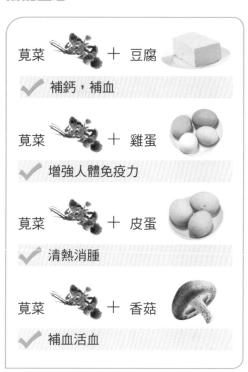

莧菜 ＋ 豆腐
✓ 補鈣，補血

莧菜 ＋ 雞蛋
✓ 增強人體免疫力

莧菜 ＋ 皮蛋
✓ 清熱消腫

莧菜 ＋ 香菇
✓ 補血活血

蒜香莧菜

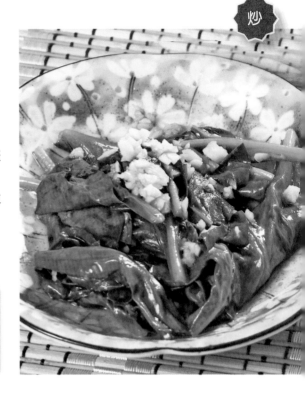

炒

材料　莧菜100克，蒜瓣10克。

調料　蔥花、鹽、味精、植物油各適量。

做法

❶ 莧菜洗淨；蒜瓣去皮、洗淨、切末。

❷ 鍋置火上，倒入適量植物油，待油燒至
七成熱，加蔥花炒香。

❸ 放入莧菜翻炒，熟後用鹽、味精和蒜末
調味即可。

嘌呤含量　約27.3毫克

◆ 烹飪提醒
莧菜在食用前應先用開水氽燙，以去除
所含的植酸以及殘留在菜上的農藥。

皮蛋莧菜湯

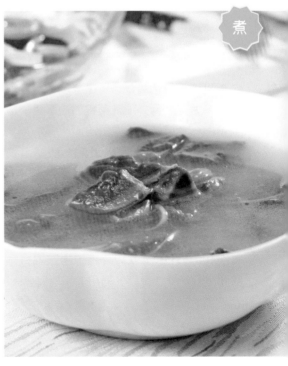

煮

材料　莧菜100克，皮蛋約50克。

調料　蔥花、鹽、味精、植物油各適量。

做法

❶ 莧菜洗淨；皮蛋去皮，洗淨，切丁。

❷ 鍋置火上，倒入植物油燒熱，至七成熱
時，加蔥花炒香。

❸ 加入適量清水燒沸，放入莧菜煮熟，倒
入皮蛋丁攪勻，用鹽和味精調味即可。

嘌呤含量　約24.5毫克

◆ 食用提醒
莧菜烹飪時間不宜過長，否則會造成
營養成分的流失。

薺菜

解熱降壓

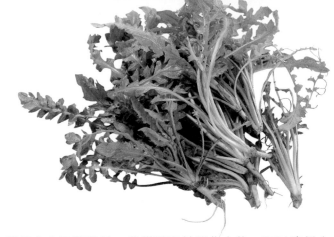

嘌呤含量：低
熱量：27大卡／100克
推薦食用量：60克／日

薺菜含有乙醯膽鹼、谷甾醇和銨鹽化合物，可以降低血液及肝膽固醇和三酸甘油酯，有降血壓的作用。薺菜本身維生素C的含量也很可觀，對緩解痛風引起的炎症有很好效果，適合痛風患者經常食用。

治痛風可以這樣吃

· 食用薺菜前要摘去黃葉老根，沖洗乾淨，再用沸水氽一下，待顏色變得碧綠後撈出，瀝乾水分。可以按每頓的食量分成小包，放入冷凍室。
· 食用薺菜時，最好不要加蒜、薑、料酒等，以免破壞薺菜本身的清香味。

食物宜忌看過來

· 要挑選不帶花的薺菜，這樣才會比較鮮嫩、好吃。另外，薺菜根部的藥用價值最高，食用時最好帶根吃。
· 薺菜性涼平，可寬腸通便，便溏者慎食；體質虛寒者不能食用。

食物妙用小偏方

　　鮮薺菜、夏枯草各50克，水煎2次，每次400毫升水，煎20分鐘，兩次混合，取汁，分2～3次服用，適用於高血壓者。

搭配宜忌

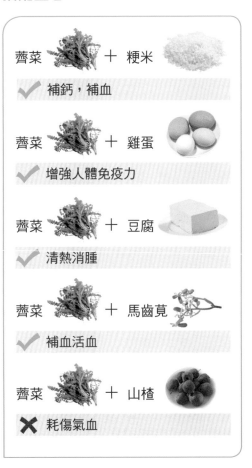

薺菜 ＋ 粳米

✓ 補鈣，補血

薺菜 ＋ 雞蛋

✓ 增強人體免疫力

薺菜 ＋ 豆腐

✓ 清熱消腫

薺菜 ＋ 馬齒莧

✓ 補血活血

薺菜 ＋ 山楂

✗ 耗傷氣血

防治痛風食譜推薦

薺菜豆腐羹

材料　薺菜、肉絲各50克，內酯豆腐100克。

調料　植物油、蔥末、薑末、料酒、鹽、香油各適量。

做法

① 薺菜擇洗乾淨，切碎；內酯豆腐切成絲；肉絲加蔥末、薑末、料酒、鹽拌匀，醃15分鐘，煮熟。

② 鍋中倒油燒至六成熱，爆香蔥末，放入肉絲和豆腐，加水燒開，然後放入薺菜煮熟，調入鹽，最後淋上香油即可。

嘌呤含量　約128毫克

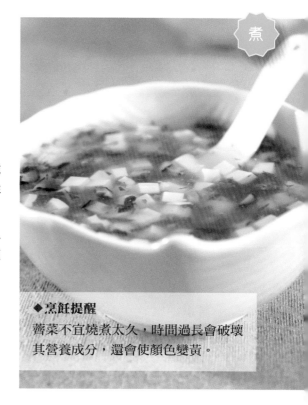

◆烹飪提醒

薺菜不宜燒煮太久，時間過長會破壞其營養成分，還會使顏色變黃。

薺菜粥

材料　白米100克，薺菜50克。

調料　香油、鹽、雞精各適量。

做法

① 白米淘洗乾淨；薺菜擇洗乾淨，切末。

② 鍋置火上，倒入白米，加適量清水，大火煮沸，轉小火煮至米粒熟爛的稠粥，放入薺菜末煮2分鐘，用鹽和雞精調味，淋上香油即可。

嘌呤含量　約31毫克

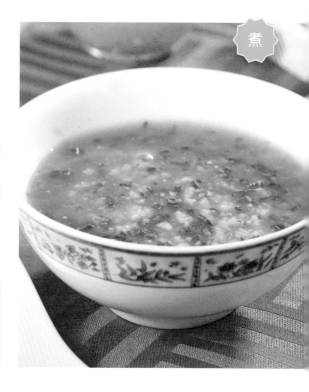

◆食用提醒

脾胃虛弱者（尤其是大便不成形、經常便溏者）慎食這道菜。

蔬菜類

青江菜
散血消腫

嘌呤含量：低
熱量：23大卡 / 100克
推薦食用量：60克 / 日

中醫認為，青江菜有散血消腫之功效。青江菜中豐富的膳食纖維能與膽酸鹽和食物中的膽固醇及三酸甘油酯結合，並從糞便排出，從而減少脂類的吸收，可以降血脂。另外，青江菜中維生素C的含量比大白菜高2倍多，可幫助降尿酸。

治痛風可以這樣吃

· 烹製青江菜時要現做現切，並用大火爆炒。
· 痛風患者，可以將整棵青江菜汆燙後烹飪食用，以減少嘌呤的含量。

食物宜忌看過來

· 吃剩的熟青江菜過夜後勿食，以免造成亞硝酸鹽沉積，長期食用，可能引發癌症。
· 青江菜為發物，懷孕初期婦女、小兒麻疹後期、痧痘、眼疾、疥瘡、狐臭等慢性病患者要少食。

食物妙用小偏方

　　青江菜煮汁或搗爛絞汁，每次溫服1小杯，每日3次；或用鮮青江菜葉搗爛敷患處，每日更換3次。可治急性乳痛、無名腫毒。

搭配宜忌

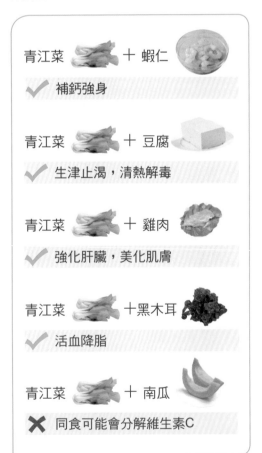

青江菜 ＋ 蝦仁
✔ 補鈣強身

青江菜 ＋ 豆腐
✔ 生津止渴，清熱解毒

青江菜 ＋ 雞肉
✔ 強化肝臟，美化肌膚

青江菜 ＋ 黑木耳
✔ 活血降脂

青江菜 ＋ 南瓜
✘ 同食可能會分解維生素C

防治痛風食譜推薦

青江菜香菇蒟蒻湯

材料　青江菜100克，乾香菇15克，蒟蒻、
　　　紅蘿蔔各50克。

調料　鹽3克，雞精少許，香油適量。

做法

❶ 青江菜洗淨，用手撕成小片；香菇洗
　 淨，泡發（泡發香菇的水留用），去
　 蒂，切小塊；蒟蒻洗淨，切塊；紅蘿蔔
　 洗淨，切圓薄片。

❷ 鍋中倒入泡發香菇的水，大火燒開，放
　 香菇塊、蒟蒻塊、紅蘿蔔片燒至八成
　 熟，放青江菜煮熟，加鹽和雞精調味，
　 淋香油即可。

嘌呤含量　約106.3毫克

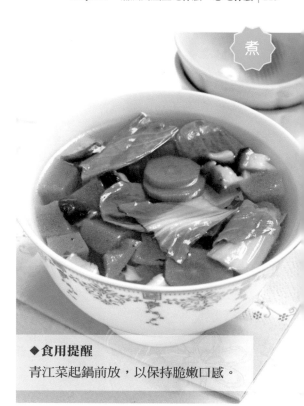

◆食用提醒
青江菜起鍋前放，以保持脆嫩口感。

蝦仁青江菜

材料　青江菜200克，蝦仁80克。

調料　蒜末10克，鹽4克，香油少許。

做法

❶ 青江菜洗淨，切長段，汆燙，控乾；蝦
　 仁洗淨控乾。

❷ 油鍋燒熱，爆香蒜末，倒蝦仁炒至變色，
　 放青江菜翻炒，加鹽、香油炒熟即可。

嘌呤含量　約88.2毫克

◆食用提醒
青江菜應先洗後切，減少維生素的流
失，也不應切碎久放，防止維生素的
氧化。

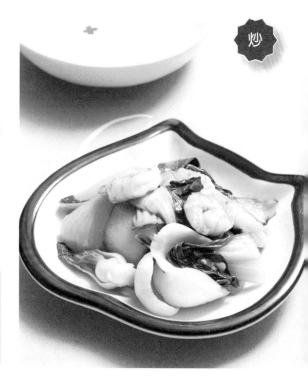

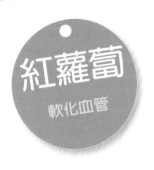

蔬菜類

紅蘿蔔
軟化血管

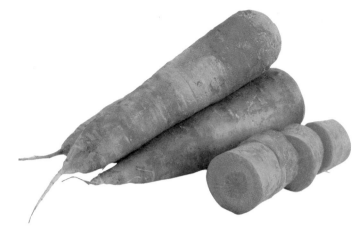

嘌呤含量：低
熱量：43大卡 / 100克
推薦食用量：50克 / 日

維生素B群和維生素C在紅蘿蔔中含量很可觀，可潤膚、抗衰老，並能緩解痛風引起的症狀。此外，紅蘿蔔還有刺激食欲和殺菌的效用。

治痛風可以這樣吃

· 痛風患者可將紅蘿蔔切成塊狀，用足量的油炒，且食用時宜細嚼慢嚥。
· 紅蘿蔔汁有助於防止血管硬化，降低膽固醇，也可輔療糖尿病，但是，前提是掌握好份量，不要過量，否則會因攝入紅蘿蔔素過多而面色發黃。

食物宜忌看過來

· 紅蘿蔔富含紅蘿蔔素，不宜過食或多食，以免引起黃皮病，全身皮膚發黃。
· 低血壓、低血鉀患者，腸虛泄瀉者慎食紅蘿蔔。

食物妙用小偏方

　　準備紅蘿蔔100克、菊花6克。紅蘿蔔洗淨切成片備用；鍋上火，倒入清湯，放入菊花、鹽、紅蘿蔔後煮熟；淋上香油，撒入蔥花，出鍋後盛入湯盆即可。此方可滋肝、養血、明目，常食可防止眼目昏花。

搭配宜忌

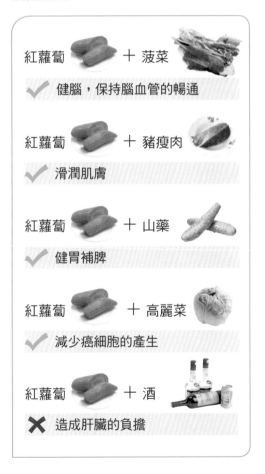

紅蘿蔔 ＋ 菠菜
✓ 健腦，保持腦血管的暢通

紅蘿蔔 ＋ 豬瘦肉
✓ 滑潤肌膚

紅蘿蔔 ＋ 山藥
✓ 健胃補脾

紅蘿蔔 ＋ 高麗菜
✓ 減少癌細胞的產生

紅蘿蔔 ＋ 酒
✗ 造成肝臟的負擔

防治痛風食譜推薦

紅蘿蔔炒綠花椰菜

材料 綠花椰菜150克，紅蘿蔔100克。

調料 鹽、雞精、水、太白粉適量。

做法

① 綠花椰菜剝成小朵，洗淨；紅蘿蔔洗淨切片。

② 鍋中燒水，沸騰後加點鹽，將綠花椰菜和紅蘿蔔分別汆水，撈出瀝乾。

③ 鍋中放入底油，油熱後倒入綠花椰菜和紅蘿蔔，大火翻炒2分鐘，然後加鹽、雞精，再倒入太白粉水翻炒後即可。

嘌呤含量 約47.4毫克

◆ **烹飪提醒**

紅蘿蔔中所富含的紅蘿蔔素主要存在於皮下，食用紅蘿蔔時不要削皮後再吃。

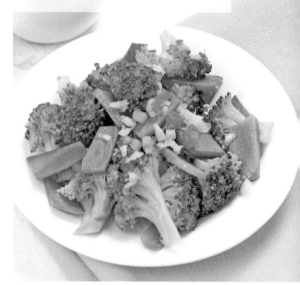

肉炒紅蘿蔔絲

材料 紅蘿蔔絲200克，肉絲50克。

調料 蔥末、薑末各3克，鹽4克，生抽、料酒、醬油各5克，太白粉適量。

做法

① 肉絲用生抽、太白粉抓勻醃漬10分鐘。

② 油燒熱，爆香蔥末、薑末，倒入肉絲，與料酒、醬油翻炒，加入紅蘿蔔絲、鹽炒熟即可。

嘌呤含量 約83.9毫克

◆ **食用提醒**

食用紅蘿蔔時不要加醋，否則會造成胡蘿蔔素的流失。

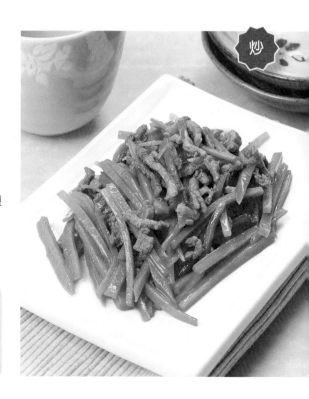

白蘿蔔

鹼化尿液

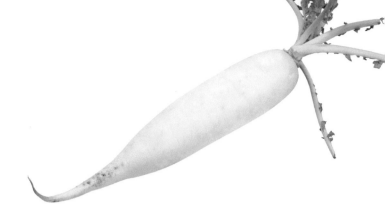

嘌呤含量：低
熱量：21大卡 / 100克
推薦食用量：50～100克 / 日

白蘿蔔富含鉀、鎂等鹼性礦物質，維生素及水分含量充足，嘌呤成分很少，是痛風患者良好的食材選擇。另外，有研究表明，常吃蘿蔔可降低血脂、軟化血管、穩定血壓，預防冠心病。

治痛風可以這樣吃

· 白蘿蔔的維生素C含量在頂部3～5釐米處最多，宜於切絲、條，快速烹調。
· 白蘿蔔皮中含有大量的鈣，所以烹調時最好不要去皮。

食物宜忌看過來

· 由於蘿蔔性寒，脾胃虛寒或陰盛偏寒體質者不宜多食。此外，有十二指腸潰瘍、胃潰瘍患者則忌食蘿蔔。
· 將新鮮蘿蔔生吃或加醋泡酸，或榨汁喝，都可以促進消化。不過，生吃要細嚼，才能使細胞中有效成分釋放出來。蘿蔔熟吃有益胃降氣之效。

食物妙用小偏方

　　大蘿蔔1顆（約500克）、蜂蜜100克。蘿蔔洗淨去外皮，並挖空中心的肉，裝入蜂蜜，放入大瓷碗中，蓋好，隔水蒸熟。此方可防治感冒、支氣管炎等病症。

搭配宜忌

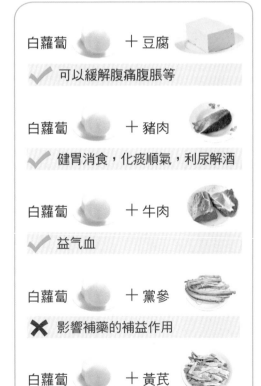

白蘿蔔　＋　豆腐
✓ 可以緩解腹痛腹脹等

白蘿蔔　＋　豬肉
✓ 健胃消食，化痰順氣，利尿解酒

白蘿蔔　＋　牛肉
✓ 益气血

白蘿蔔　＋　黨參
✗ 影響補藥的補益作用

白蘿蔔　＋　黃芪
✗ 影響補藥的補益作用

防治痛風食譜推薦

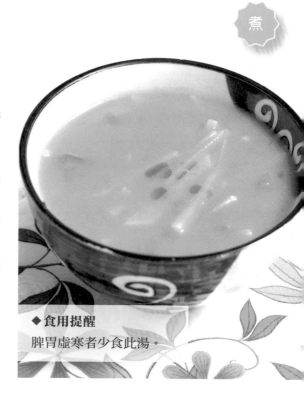

煮

白蘿蔔番茄湯

材料　白蘿蔔絲250克，番茄小塊150克，
　　　麵粉適量。

調料　番茄醬50克，鹽4克，雞精2克，香
　　　油適量。

做法

① 鍋置火上，倒油燒熱，放少許麵粉炒成
　糊狀，放番茄醬炒勻，待炒出紅油時，
　加入白蘿蔔絲翻炒片刻，倒入適量清
　水，大火燒開，轉小火煮5分鐘。

② 下番茄塊，煮沸後加鹽、雞精調味，淋
　入香油即可。

嘌呤含量　約22.5毫克

◆ 食用提醒
脾胃虛寒者少食此湯。

蘿蔔燒牛肉

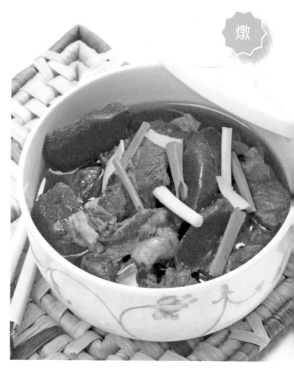

燉

材料　白蘿蔔、牛肉各100克，紅蘿蔔50克。

調料　蔥、薑、醬油、料酒、油各適量。

做法

① 白蘿蔔和紅蘿蔔洗淨，去皮，切成塊；
　牛肉切塊；將牛肉放入盛好涼水的鍋中
　煮至七成熟，撈出。

② 鍋中放油，將蔥薑爆香，放牛肉、水、
　醬油、料酒，大火燒開，放入白蘿蔔、
　紅蘿蔔，變軟後收汁即可。

嘌呤含量　約100.1毫克

◆ 食用提醒
蘿蔔可以後放，燉爛了反而口感不脆。

蔬菜類

青椒
通經絡

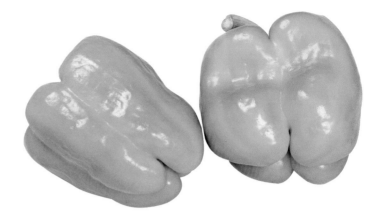

嘌呤含量：低
熱量：23大卡 / 100克
推薦食用量：60克 / 日

青椒性溫、味辛，可以緩解肌肉疼痛，有較強的解熱鎮痛效果。另外，由於其含有特殊的抗氧化物質 —— 辣椒素，可以加速脂肪燃燒，對預防心臟病和冠狀動脈硬化同樣有好的作用，因此，適合痛風患者及有併發症的患者食用。

治痛風可以這樣吃

· 維生素C不耐熱，所以烹飪時不宜加熱過久。
· 選擇大而豐富的青椒，剖開、去籽，將5%的純鹼水加熱到九十度左右，然後把青椒放入浸泡3～4分鐘，撈出晾乾，不但顏色得以保持，味道也會很好。

食物宜忌看過來

· 眼疾患者、有消化道疾病的患者應少吃或忌食。患火熱病症、肺結核及面癱的人慎食。
· 青椒性熱，不宜一次吃得過多。另外，用醬油烹調青椒會使菜色變暗，且味道也不清香。

食物妙用小偏方

　　取尖頭辣椒25克，白酒半斤，一起放入瓶內浸泡3天。之後在凍瘡初起、皮膚紅腫發熱時將辣椒酒塗於患處，1日5次，可消除凍瘡。

搭配宜忌

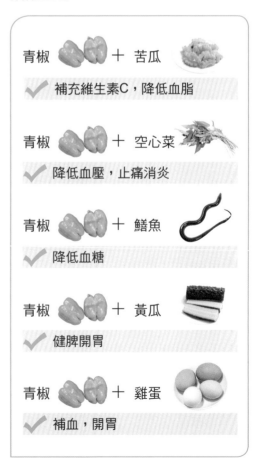

青椒 ＋ 苦瓜
✓ 補充維生素C，降低血脂

青椒 ＋ 空心菜
✓ 降低血壓，止痛消炎

青椒 ＋ 鱔魚
✓ 降低血糖

青椒 ＋ 黃瓜
✓ 健脾開胃

青椒 ＋ 雞蛋
✓ 補血，開胃

防治痛風食譜推薦

青椒炒雞蛋

材料　新鮮青椒100克，雞蛋2個。

調料　豆油、精鹽、味精、香醋、蔥花各
　　　適量。

做法

❶ 青椒洗淨切絲；雞蛋敲入碗中打散。

❷ 鍋內放油燒熱，倒入蛋汁，炒好倒出。

❸ 鍋內油燒熱，放入蔥花熗鍋，然後放
　入青椒絲和精鹽炒一會兒，再加入炒
　好的雞蛋、味精，翻炒均勻，用醋烹
　一下即可。

嘌呤含量　約10.7毫克

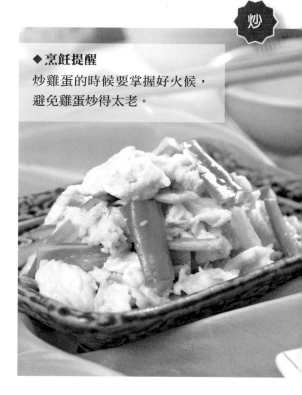

炒

◆烹飪提醒

炒雞蛋的時候要掌握好火候，
避免雞蛋炒得太老。

玉米粒炒青椒

材料　玉米粒300克，青尖椒50克，紅尖椒
　　　20克。

調料　鹽、糖、油各適量。

做法

❶ 玉米粒洗淨；青、紅尖椒洗淨切丁，
　待用。

❷ 鍋置火上，放入油燒至八成熱，放入
　玉米粒炒勻，翻炒到玉米粒表面略微
　焦糊。

❸ 放入青尖椒、紅尖椒丁一起翻炒半分鐘
　左右，放入鹽和糖調味，即可。

嘌呤含量　約34.3毫克

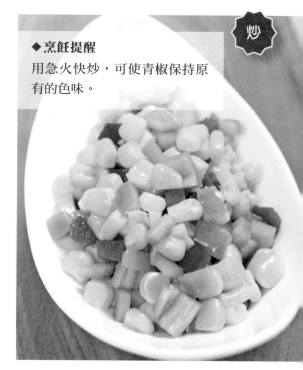

炒

◆烹飪提醒

用急火快炒，可使青椒保持原
有的色味。

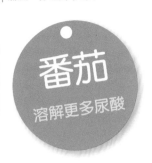

蔬菜類

番茄

溶解更多尿酸

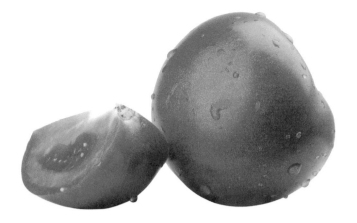

嘌呤含量：低
熱量：19大卡／100克
推薦食用量：200克／日

番茄含有維生素C、蘆丁、番茄紅素等，可有效降低體內膽固醇，預防動脈粥樣硬化和冠心病的發生。同時，番茄含有豐富的鉀及鹼性物質等，可幫助降壓、利尿，對痛風患者有很好的輔助治療作用，適合痛風患者經常食用。

治痛風可以這樣吃

· 熟吃番茄比生吃番茄的總體營養價值要高。可是，番茄的加熱時間不要過長，以免番茄中的茄紅素被分解掉。

· 番茄皮中含有大量的番茄紅素，也有大量膳食纖維，因此，番茄最好帶皮吃。

食物宜忌看過來

· 低血壓患者不宜多食。另外，脾胃虛寒者不宜生吃番茄。

· 因為番茄含有膠質、果質等，若空腹食用，會導致這些物質與胃酸結合生成塊狀結石，造成胃部脹痛。

食物妙用小偏方

　　小番茄20個，陳醋200毫升，白糖1匙。小番茄洗淨後用牙籤在上面均勻地扎孔；把小番茄放入瓶中，再倒入糖醋混合液體，5～6小時後即可食用，每天吃6顆左右，可防動脈硬化。

搭配宜忌

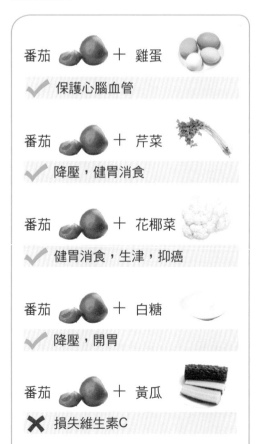

番茄 ＋ 雞蛋
✔ 保護心腦血管

番茄 ＋ 芹菜
✔ 降壓，健胃消食

番茄 ＋ 花椰菜
✔ 健胃消食，生津，抑癌

番茄 ＋ 白糖
✔ 降壓，開胃

番茄 ＋ 黃瓜
✘ 損失維生素C

防治痛風食譜推薦

番茄炒絲瓜

材料　絲瓜150克，番茄100克。

調料　蔥花、鹽、雞精、植物油各適量。

做法

❶ 絲瓜去皮去蒂，洗淨切片；番茄洗淨，去蒂，切塊。

❷ 鍋置火上，倒入適量植物油燒至六成熱，加蔥花炒出香味，然後放入絲瓜片和番茄塊炒熟，用鹽和味精調味，即可。

嘌呤含量　約21.7毫克

◆ **烹飪提醒**

延長加熱番茄的時間會有較多的酸味，反之，番茄的酸味較淡。

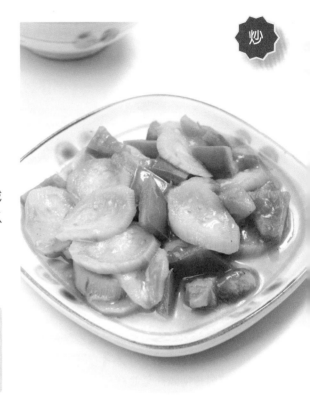

番茄炒蛋

材料　番茄200克，雞蛋100克。

調料　蔥、薑、鹽各2克。

做法

❶ 雞蛋打散；番茄洗淨，切塊。

❷ 鍋內上油加熱，將雞蛋炒熟盛出。

❸ 另起鍋放少許食用油，放入蔥、薑爆香，倒入番茄翻炒，炒至出汁，加入已炒好的雞蛋，翻炒均勻，再加入鹽即可。

嘌呤含量　約12.3毫克

◆ **烹飪提醒**

可在雞蛋中加些太白粉水，會使雞蛋口感更爽滑。

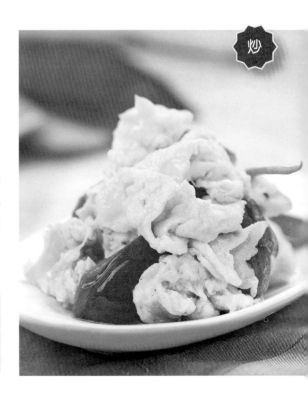

蔬菜類

洋蔥
利尿降脂

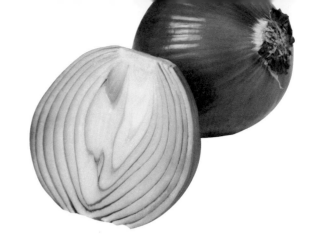

嘌呤含量：低
熱量：39大卡 / 100克
推薦食用量：60克 / 日

洋蔥是目前所知唯一含前列腺素A的食品，且含鉀量較高，痛風患者吃洋蔥能有效降低血壓，而且洋蔥嘌呤含量很低，還有祛痰利尿、健胃潤腸、解毒殺蟲等功能。

治痛風可以這樣吃

‧ 痛風患者咀嚼生的洋蔥可以預防感冒。洋蔥若選擇煲湯、炒食等方法，可令其營養成分得到充分發揮。

‧ 心血管病患者在享用高脂肪食物時，如果能搭配些洋蔥，將有助於抵消高脂肪食物引起的血液凝塊。

食物宜忌看過來

‧ 洋蔥一次不宜食用過多，容易引起視線模糊和發熱。

‧ 洋蔥氣味辛辣，如果在晚餐中吃太多，很容易感到腹部脹氣，導致睡眠品質降低。因此，晚餐不宜多吃洋蔥。

食物妙用小偏方

切一個洋蔥放入瓶中蓋好，放於床頭櫃上。睡前打開罐子深呼吸幾次，可以很快入眠。

搭配宜忌

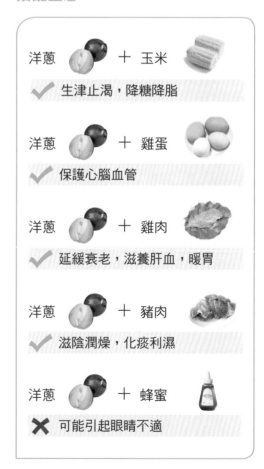

洋蔥　＋　玉米
✓ 生津止渴，降糖降脂

洋蔥　＋　雞蛋
✓ 保護心腦血管

洋蔥　＋　雞肉
✓ 延緩衰老，滋養肝血，暖胃

洋蔥　＋　豬肉
✓ 滋陰潤燥，化痰利濕

洋蔥　＋　蜂蜜
✗ 可能引起眼睛不適

防治痛風食譜推薦

洋蔥炒雞蛋

材料　洋蔥200克，雞蛋2個（約150克）。

調料　鹽2克，胡椒粉少許。

做法

❶ 洋蔥去皮洗淨切絲，雞蛋打散備用。

❷ 鍋內放油燒熱，倒入蛋液，翻炒幾下盛
出備用。

❸ 另起鍋倒入植物油，油熱後加洋蔥翻
炒，炒軟後倒入炒好的雞蛋翻炒，加
鹽、胡椒粉再翻炒片刻即可。

嘌呤含量　約16.4毫克

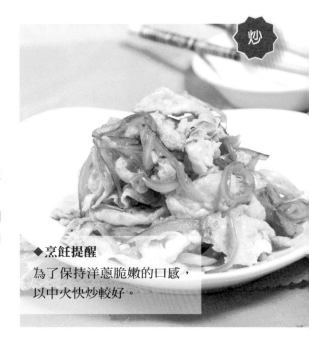

◆ 烹飪提醒

為了保持洋蔥脆嫩的口感，
以中火快炒較好。

洋蔥炒牛肉

材料　洋蔥絲300克，嫩牛肉100克。

調料　蔥花、薑絲、蒜末、鹽、醋、雞
精、太白粉水、料酒、雞蛋白、植
物油、胡椒粉各適量。

做法

❶ 嫩牛肉洗淨，切片，加入鹽、雞精、
雞蛋白和太白粉水拌勻上漿，冷藏1小
時待用。

❷ 鍋內倒油燒至七成熱，倒入洋蔥絲，加
入鹽、醋煸香，盛出。

❸ 另起鍋上火，倒油燒至六成熱，放入上
漿的牛肉煸炒至熟，盛出。

❹ 鍋留底油燒熱，爆香蔥花、薑絲、蒜
末，加入洋蔥、牛肉，烹入料酒，加入
鹽、胡椒粉炒勻即可。

嘌呤含量　約94.9毫克

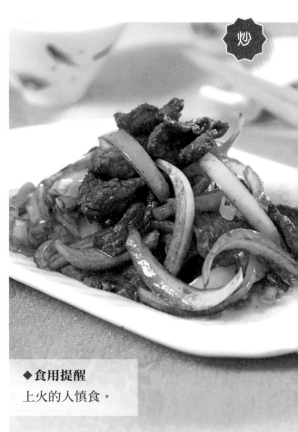

◆ 食用提醒

上火的人慎食。

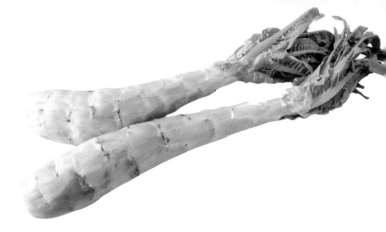

萵筍

高鉀利尿

嘌呤含量：低
熱量：14大卡 / 100克
推薦食用量：60克 / 日

中醫認為，萵筍清熱利尿，可治療小便不利等疾病。現代醫學研究表明，萵筍含鉀量較高，有助於利尿、降壓和減輕心臟的壓力，對痛風、痛風合併高血壓、痛風合併冠心病患者有一定的食療作用。

治痛風可以這樣吃

· 萵筍怕鹹，鹽要少放才利於痛風患者。
· 許多人吃萵筍時總是把葉子扔掉，其實萵筍葉富含維生素C，其營養遠遠高於萵筍莖。萵筍葉可生食，適合涼拌。

食物宜忌看過來

· 汆萵筍時一定要注意時間和溫度，汆的時間過長、溫度過高會使萵筍綿軟、不脆，還會造成營養流失。
· 萵筍中的某種物質對視神經有刺激作用，因此有眼疾，特別是夜盲症的人不宜多吃。萵筍性涼，脾胃虛寒的人應少吃。

食物妙用小偏方

小便不利、尿血、乳汁不通者，可用鮮萵筍250克，洗淨，去皮，切絲，用食鹽、黃酒適量調拌，分頓佐餐食用。

搭配宜忌

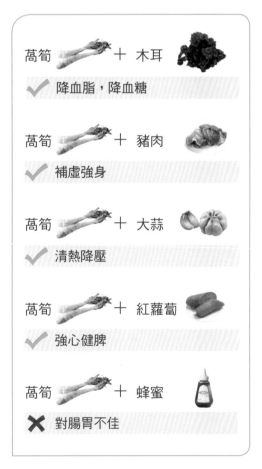

萵筍 ＋ 木耳
✔ 降血脂，降血糖

萵筍 ＋ 豬肉
✔ 補虛強身

萵筍 ＋ 大蒜
✔ 清熱降壓

萵筍 ＋ 紅蘿蔔
✔ 強心健脾

萵筍 ＋ 蜂蜜
✘ 對腸胃不佳

防治痛風食譜推薦

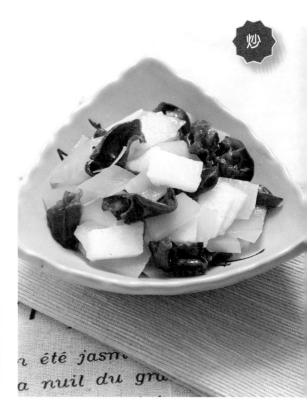

炒

山藥木耳炒萵筍

材料 萵筍300克，山藥片、水發木耳各
　　　50克。

調料 醋5克，蔥絲、白糖、鹽各3克。

做法

❶ 萵筍去葉，去皮，切片；水發木耳洗淨，
　撕小朵；山藥片和木耳分別汆燙撈出。

❷ 油鍋燒熱，爆香蔥絲，倒萵筍片、木
　耳、山藥片炒熟，放鹽、白糖、醋即可。

嘌呤含量 約58.3毫克

◆ **食用提醒**
萵筍下鍋前擠乾水分，可以增加脆嫩
感。但從營養角度考慮，不應擠乾水
分，否則會喪失大量的水溶性維生素。

涼拌萵筍絲

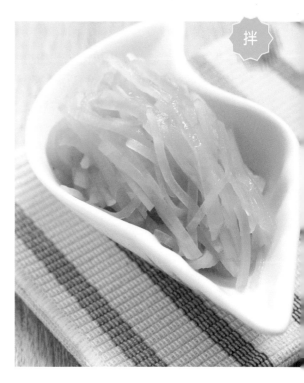

拌

材料 萵筍400克。

調料 醋10克，鹽、白糖、味精、香油各
　　　5克。

做法

❶ 萵筍去葉，削去皮，切成細絲。

❷ 將萵筍絲放入容器，放入鹽、白糖、
　醋、味精、香油拌勻即可。

嘌呤含量 約58.3毫克

◆ **烹飪提醒**
香油不宜放多，否則會蓋住其他味道。

蔬菜類

牛蒡
補腎通經脈

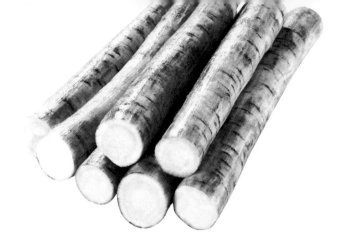

嘌呤含量：低
熱量：72大卡 / 100克
推薦食用量：60克 / 日

中醫認為，牛蒡有益氣、滋陰補腎等功效，《本草綱目》中稱其「通十二經脈，除五臟惡氣」。現代醫學研究發現，經常食用牛蒡能降血脂、防便祕。痛風患者常吃牛蒡可補腎，通經脈。

治痛風可以這樣吃

· 牛蒡肉質細嫩香脆，可炒、炸、蒸、煮、燒、燉、做湯等。
· 將牛蒡絲刨在水裡可保持其原色，當水變成鐵銹色時，必須再換清水。

食物宜忌看過來

· 上火者，便祕者，糖尿病患者，膽固醇高者，免疫力低下者尤其適合食用牛蒡。
· 腹瀉、體質虛寒的人不宜多食牛蒡。

食物妙用小偏方

用牛蒡根500克，雞1隻，燉湯食用，具有溫中益氣、祛風消腫的功效，

適用於體虛瘦弱、四肢乏力、消渴、水腫、咽喉腫毒、咳嗽等病症。

鮮牛蒡花或葉150克，切絲，放入沸水鍋中汆後撈出，與紅蘿蔔絲100克、蔥段、薑片、醋、香油等拌勻即成。可疏風散熱，明目止痛，適用於風熱感冒、頭身疼痛、大便乾結等。

搭配宜忌

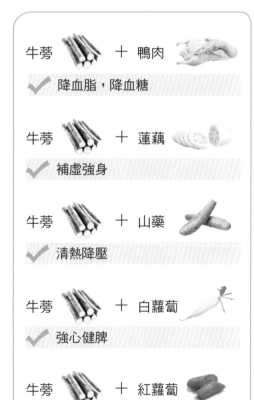

牛蒡 ＋ 鴨肉
✓ 降血脂，降血糖

牛蒡 ＋ 蓮藕
✓ 補虛強身

牛蒡 ＋ 山藥
✓ 清熱降壓

牛蒡 ＋ 白蘿蔔
✓ 強心健脾

牛蒡 ＋ 紅蘿蔔
✓ 補血，開胃

防治痛風食譜推薦

牛蒡粥

材料　牛蒡20克、豬肉30克、白米100克。

調料　鹽、味精各適量。

做法

❶ 牛蒡去除外皮，洗淨；豬肉洗淨，切成
　　條，待用。

❷ 鍋置火上，倒入適量清水，放入白米用
　　大火煮沸，加入牛蒡、豬肉煮40分鐘至
　　黏稠，加入鹽、味精調味即可。

嘌呤含量　約60.6毫克。

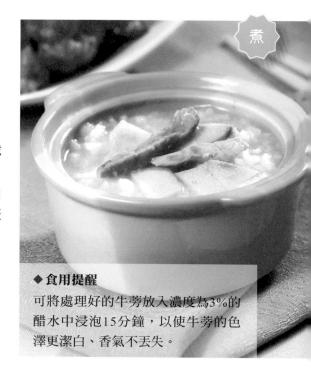

◆ 食用提醒
可將處理好的牛蒡放入濃度為3%的
醋水中浸泡15分鐘，以使牛蒡的色
澤更潔白、香氣不丟失。

牛蒡排骨湯

材料　牛蒡200克，豬排骨段80克。

調料　蔥段、薑片、料酒、鹽、雞精各適量。

做法

❶ 牛蒡削皮洗淨，切長方塊或滾刀塊；豬
　　排骨段洗淨汆燙，去血水。

❷ 鍋置火上，倒植物油燒熱，放入蔥段、
　　薑片、豬排骨段炒香，加入料酒、牛蒡
　　塊、清水，以大火煮沸，轉小火煮30分
　　鐘，加入鹽、雞精調味，起鍋倒入湯碗
　　中即可。

嘌呤含量　約110.8毫克。

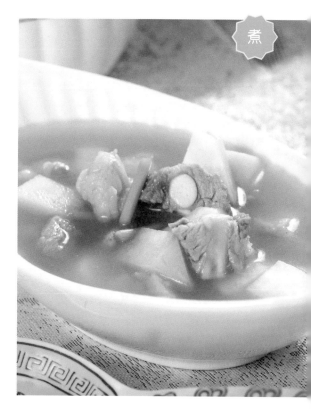

◆ 食用提醒
痛風緩解期可以適當食用，但急性期
最好忌食。

水果類

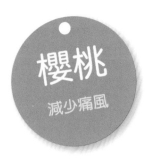

櫻桃

減少痛風

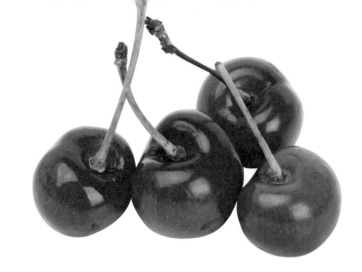

嘌呤含量：低
熱量：46大卡 / 100克
推薦食用量：60克 / 日

櫻桃裡的槲皮素、鞣花酸能抑制腫瘤生長，花青素則能減少痛風的發病機率。櫻桃還能促進血液循環，有助尿酸的排泄，能緩解痛風、關節炎所引起的不適。因此，痛風、關節炎病人可每天吃些櫻桃。

治痛風可以這樣吃

· 痛風患者在服藥時，應避免食用櫻桃，以免引起不良反應。
· 櫻桃經雨淋後，內部易生小蟲，最好洗完後用水浸泡5分鐘再吃。

食物宜忌看過來

· 櫻桃核仁含氰，水解後會產生劇毒的氫氰酸，藥用時應小心中毒。
· 櫻桃性溫熱，患熱性病及虛熱咳嗽者忌食。

食物妙用小偏方

　　取幾顆深紅色櫻桃，用手搓爛，去核，將櫻桃汁塗抹於發凍瘡的部位，按揉晾乾，24小時後洗去，可促進凍瘡復原。

搭配宜忌

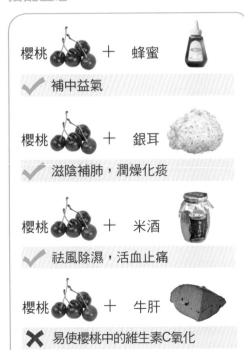

櫻桃 ＋ 蜂蜜

✔ 補中益氣

櫻桃 ＋ 銀耳

✔ 滋陰補肺，潤燥化痰

櫻桃 ＋ 米酒

✔ 祛風除濕，活血止痛

櫻桃 ＋ 牛肝

✘ 易使櫻桃中的維生素C氧化

防治痛風食譜推薦

櫻桃蘋果汁

材料　蘋果200克，櫻桃100克。

做法

❶ 將櫻桃洗淨，去蒂、除核；蘋果洗淨，
切塊

❷ 將蘋果塊和櫻桃放入果汁機中榨成汁
即可。

嘌呤含量　約2.7毫克

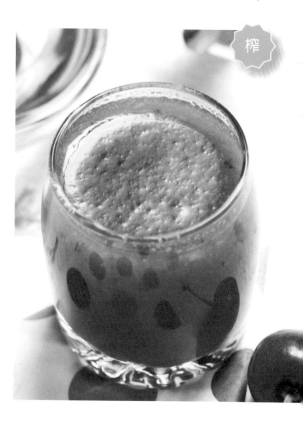

◆ 食用提醒

喝上一杯櫻桃汁可減輕肌肉痠痛，慢性
痠痛患者不妨在飲食中添加櫻桃汁。

櫻桃粥

材料　櫻桃7顆，糯米10克，白米50克。

調料　白糖適量。

做法

❶ 白米和糯米洗淨，熬粥。

❷ 櫻桃去核、切丁。

❸ 白糖化成糖水，倒入粥內，加入櫻桃丁
即可。

嘌呤含量　約11.7毫克

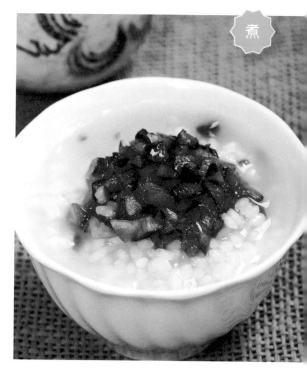

◆ 烹飪提醒

粥熬好以後可以放在冰箱中冷藏一下，
然後再加冰糖水，夏季吃更清涼適口。

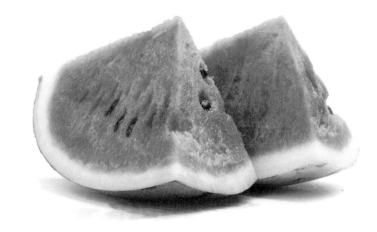

水果類

西瓜
對心血管有益

嘌呤含量：低

熱量：25大卡 / 100克

推薦食用量：200克 / 日

西瓜基本不含嘌呤，有利尿作用，可以幫助降尿酸。西瓜還能降血脂、軟化血管，保護心血管，非常適宜痛風急性期或痛風伴有高血壓患者食用，但血糖較高的患者不宜食用。

治痛風可以這樣吃

· 西瓜皮具有利尿作用，鮮嫩的瓜皮還可以潤澤皮膚。

· 一次不宜食入西瓜過多——西瓜中的大量水分會沖淡胃液，引起消化不良和胃腸道抵抗力下降。

食物宜忌看過來

· 心衰或腎功能不好的患者應少食西瓜，以減少心臟和腎臟的負擔。另外，脾胃虛寒者、糖尿病患者，在感冒初起，無論是風寒感冒者還是風熱感冒者，都不宜多吃西瓜。

· 打開過久的西瓜也不宜吃，以免西瓜腐敗，病菌過多。

食物妙用小偏方

西瓜皮鮮品100克煎湯常服，可輔治心臟及腎臟性水腫。取經日曬夜露之西瓜皮適量，研末後加少許冰片粉、擦塗患處，可輔治風火牙痛。

搭配宜忌

西瓜 ＋ 綠茶

✔ 有益於高血壓併發心腦血管疾病

西瓜 ＋ 薄荷

✔ 清新口氣，改善不良情緒

西瓜 ＋ 紫蘇

✔ 清熱解毒

西瓜皮 ＋ 冰糖

✔ 涼血、幫助排泄

西瓜 ＋ 羊肉

✘ 同食可引起腹脹、腹瀉等症狀

防治痛風食譜推薦

綠豆西瓜飲

材料　綠豆25克，西瓜皮100克。

做法

① 綠豆洗淨，用清水浸泡4小時；西瓜皮洗淨，切丁。

② 將綠豆放入鍋中，加適量水，大火燒沸後，換用小火煮熟，再倒入西瓜皮丁煮沸即可。

嘌呤含量　約19.9毫克

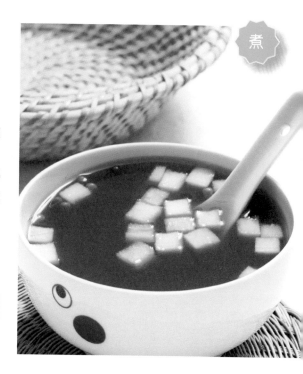

◆食用提醒

脾胃虛寒者慎食此飲。

西瓜皮番茄雞蛋湯

材料　西瓜皮 200克，雞蛋1顆，番茄1顆。

調料　香油、鹽各適量。

做法

① 番茄洗淨，去蒂，切片；雞蛋打散；西瓜皮洗淨，切細條。

② 湯鍋加水，加入西瓜皮細條後，依次加番茄片、雞蛋液，加鹽，淋香油調味即可。

嘌呤含量　約7.0毫克

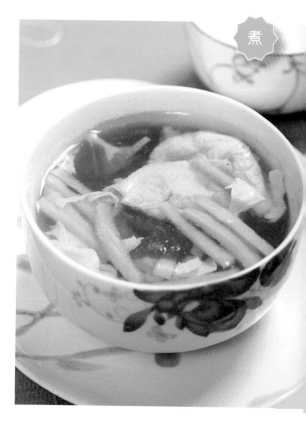

◆烹飪提醒

打雞蛋液之前，加些太白粉水，可以使打出的蛋花更加美觀。

水果類

木瓜
舒筋活絡

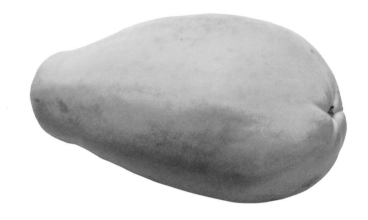

嘌呤含量：低
熱量：27大卡 / 100克
推薦食用量：50克 / 日

木瓜能舒筋活絡、淨化血液，對關節腫痛、肌膚麻木也有很好作用。對痛風以及痛風伴心血管疾病和肥胖的患者來說，木瓜是很好的選擇。

治痛風可以這樣吃

· 木瓜作為水果生吃，更有利於痛風患者的營養吸收，促進病情的緩解。而熟吃會失去一些營養成分。
· 飯後吃少量木瓜，可以幫助腸道消化難以吸收的肉類，減輕腸胃工作量，防治便祕，並可預防消化系統癌變。

食物宜忌看過來

· 木瓜中含番木瓜鹼，有小毒，每次進食不宜過多。另外，對番木瓜鹼過敏的人應慎食。
· 木瓜中有機酸含量較高，胃酸過多的潰瘍病患者不宜食用。另外，孕婦應忌食木瓜，食用後易引起子宮收縮和腹痛。

食物妙用小偏方

　　取木瓜4個，蒸熟搗爛成泥，兌入白沙蜜甜瓜1000克，和勻裝罐內備用。服時每次取1～2匙，白開水沖服，一日三次，可治療關節痛。

搭配宜忌

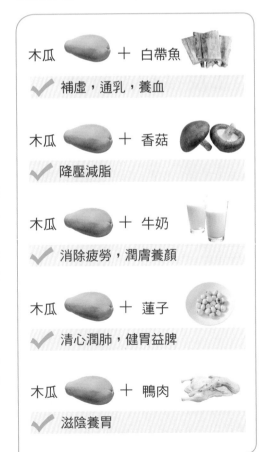

木瓜　＋　白帶魚
✓　補虛，通乳，養血

木瓜　＋　香菇
✓　降壓減脂

木瓜　＋　牛奶
✓　消除疲勞，潤膚養顏

木瓜　＋　蓮子
✓　清心潤肺，健胃益脾

木瓜　＋　鴨肉
✓　滋陰養胃

防治痛風食譜推薦

鯽魚木瓜湯

煮

材料　淨鯽魚1條，木瓜塊50克。

調料　香菜末、蔥花、薑絲、鹽、料酒各適量。

做法

❶ 淨鯽魚洗淨後抹上料酒，醃10分鐘。

❷ 鍋置火上，倒入適量植物油，燒至五成熱，放入蔥花、薑絲爆香，然後放入鯽魚，加適量清水，大火燒沸後改用小火。

❸ 小火煮20分鐘，放入木瓜塊煮熟，用鹽調味，撒上香菜末即可。

嘌呤含量　約137.9毫克

◆ **食用提醒**
鯽魚下鍋前最好是去掉其咽喉齒，做出來的湯才沒有泥腥味。

銀耳燉木瓜

燉

材料　水發銀耳1 大朵，木瓜350克，北杏仁、南杏仁各10克。

調料　冰糖適量。

做法

❶ 南、北杏仁去外皮，洗淨；木瓜洗淨，切塊。

❷ 將準備好的材料一起放入燉煲內，加適量開水、冰糖燉煮20分鐘即可。

嘌呤含量　約13.1毫克

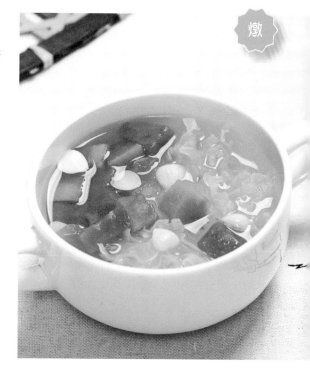

◆ **烹飪提醒**
銀耳用淘米水泡發，口感更好。

水果類

哈密瓜

利小便

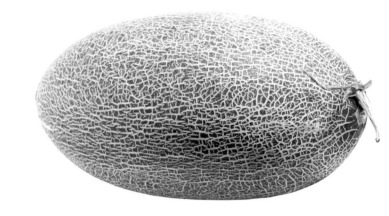

嘌呤含量：低
熱量：34大卡 / 100克
推薦食用量：100克 / 日

哈密瓜具有止渴利尿、防暑除燥的作用，能促進人體造血機能，是防治貧血的優質食品。而且，哈密瓜所含的嘌呤較低，所以很適合痛風患者食用。

治痛風可以這樣吃

· 哈密瓜生食或做成蜜餞均可。但痛風合併糖尿病患者應少食或不食，因為哈密瓜含糖量較高，容易引起高血糖。
· 沒有香味或香味淡的哈密瓜，是成熟度較差的，可以多放一些時間再吃。

食物宜忌看過來

· 患有腳氣病、黃疸、腹脹、便溏、寒性咳喘以及產後的人不宜多食。另外，哈密瓜中的鉀離子含量相當高，腎衰患者尿少時不宜食用。
· 紋路越多的哈密瓜越好吃。

食物妙用小偏方

哈密瓜20克，木瓜20克，普洱茶葉10克。開水沖泡普洱茶，將木瓜和哈密瓜去皮、切丁，一起放入普洱茶湯中飲用，可以解油膩、輔助治療便祕。

搭配宜忌

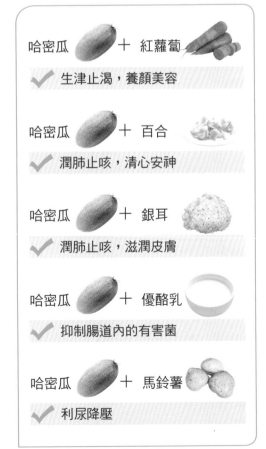

哈密瓜 ＋ 紅蘿蔔
✔ 生津止渴，養顏美容

哈密瓜 ＋ 百合
✔ 潤肺止咳，清心安神

哈密瓜 ＋ 銀耳
✔ 潤肺止咳，滋潤皮膚

哈密瓜 ＋ 優酪乳
✔ 抑制腸道內的有害菌

哈密瓜 ＋ 馬鈴薯
✔ 利尿降壓

防治痛風食譜推薦

哈密瓜果蔬飲

材料 哈密瓜100克，柳丁100克，青菜100克。

做法

① 哈密瓜去皮和瓤，洗淨，切小塊；柳丁去皮，切小塊；青菜洗淨，切碎。

② 將上述材料放入果汁機中，加入適量涼開水攪打均勻即可。

嘌呤含量 約21.5毫克

◆ **食用提醒**

放入冰箱後，每隔1小時用勺子將上層的冰沙刮到一邊，這樣可以縮短冰鎮時間。

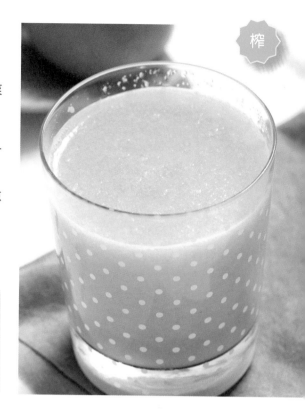

哈密瓜橘子飲

材料 哈密瓜塊100克，橘子1顆。

調料 冰糖適量。

做法

① 橘子去皮，分瓣。

② 將哈密瓜和橘子用果汁機榨成汁，加入少量冰糖攪勻即可。

嘌呤含量 約7.0毫克

◆ **食用提醒**

胃酸者慎飲哈密瓜橘子飲。

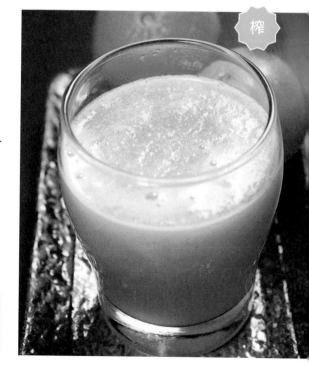

水果類

草莓

預防痛風併發症

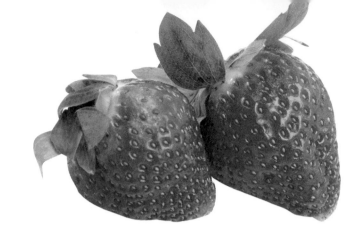

嘌呤含量：低
熱量：30大卡 / 100克
推薦食用量：60克 / 日

草莓富含維生素C，近年來的研究發現，維生素C除了可以預防壞血病外，對動脈硬化、冠心病、心絞痛、腦出血、高血壓、高血脂等疾病，都有積極的預防作用，所以痛風併發症患者可以常吃草莓。

治痛風可以這樣吃

· 洗乾淨的草莓不要馬上吃，最好再用淡鹽水或淘米水浸泡5分鐘，以殺滅草莓表面殘留的有害微生物。
· 草莓最好在飯後吃，可促進胃腸蠕動、幫助消化、改善便祕。

食物宜忌看過來

· 草莓的食用方法很多，但最好整果食用。
· 虛寒泄瀉、齲齒患者不宜食用。另外，草莓中含有的草酸鈣較多，尿路結石病人不宜吃得過多。

食物妙用小偏方

　　將新鮮草莓50克洗淨，用果汁機絞成糊狀，盛入碗中，調入蜂蜜30克拌勻，加冷開水沖泡至500毫升，放入冰箱即成。每次250毫升，每日2次，當茶飲用。有補虛養血、潤肺利腸、解毒抗癌的功效。

搭配宜忌

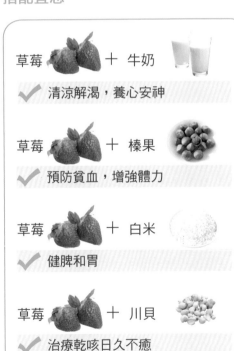

草莓 ＋ 牛奶
✓ 清涼解渴，養心安神

草莓 ＋ 榛果
✓ 預防貧血，增強體力

草莓 ＋ 白米
✓ 健脾和胃

草莓 ＋ 川貝
✓ 治療乾咳日久不癒

草莓 ＋ 地瓜
✗ 兩者搭配，易使腸胃產生不適

防治痛風食譜推薦

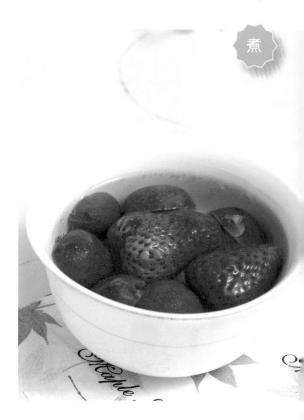

煮

草莓山楂湯

材料　草莓100克，山楂30克。

調料　白糖適量。

做法

① 將草莓、山楂分別洗淨，山楂去核備用。

② 鍋置火上，倒入適量清水，大火煮沸，放入山楂，改用小火煮10分鐘，加草莓煮開。

③ 加適量白糖煮至化開，攪拌均勻即可。

嘌呤含量　約24.1毫克

◆食用提醒

脾胃虛寒者不宜多食用草莓。

草莓鮮奶飲

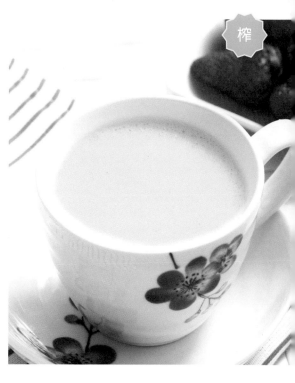

榨

材料　草莓3個，牛奶250毫升，檸檬汁少許。

做法

① 將草莓用淡鹽水洗淨，切成塊。

② 將草莓果肉、牛奶一起放入攪拌機中，滴入鮮檸檬汁後攪打均勻。

③ 攪打成稀糊狀，盛入杯中即可飲用。

嘌呤含量　約24.5毫克

◆食用提醒

濕內盛、容易腹瀉者以及尿路結石病人不宜多飲用。

水果類

葡萄
舒筋活血

嘌呤含量：低
熱量：43大卡／100克
推薦食用量：100克／日

葡萄能補氣血、強筋骨、益肝陰、利小便、舒筋活血，是基本上不含嘌呤的鹼性水果，非常適合痛風患者食用。

治痛風可以這樣吃

· 葡萄皮和葡萄籽具有極高的抗氧化活性，能降血脂、抗癌、抗輻射、預防心血管疾病等，因此，痛風患者吃葡萄時最好帶皮食用，以便更好地利用葡萄中所含的營養成分。
· 葡萄最好在飯前或飯後1小時吃。

食物宜忌看過來

· 吃完葡萄後不宜馬上喝水，這樣會引起腹脹。
· 腎衰竭、糖尿病患者慎食。另外，葡萄性偏涼，胃寒的人一次不要吃太多。

食物妙用小偏方

　　將葡萄搗爛取汁，用微火熬至稍黏時，加入適量蜂蜜，再加熱至沸，冷卻後服用，每次1湯匙，可以改善脾虛氣弱、氣短乏力、水腫、小便不利等症狀。

搭配宜忌

葡萄 ＋ 枸杞
✔ 補血強身

葡萄 ＋ 蜂蜜
✔ 可治感冒

葡萄 ＋ 米酒
✔ 補益肺脾，養血安胎

葡萄 ＋ 海鮮
✘ 海魚、蝦、藻類含豐富的蛋白質和鈣，如果與含有鞣酸的葡萄同食，不僅會降低蛋白質的營養價值，且易使海鮮中的鈣質與鞣酸結合成一種新的不易消化的物質

防治痛風食譜推薦

葡萄鮮橙汁

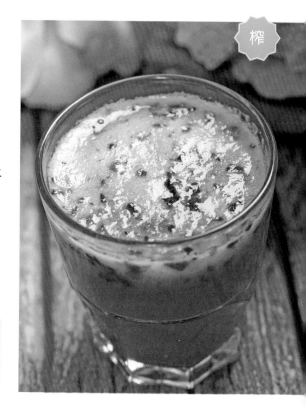

材料　葡萄100克，鮮橙50克。

調料　蜂蜜適量。

做法

❶ 葡萄洗淨切碎；柳丁去皮，切丁。

❷ 將備好的食材放入果汁機中，加適量水攪打，打好後加入蜂蜜調勻即可。

嘌呤含量　約2.4毫克

◆ 食用提醒

痛風合併糖尿病患者不宜食用葡萄鮮橙汁。

葡萄汁浸山藥

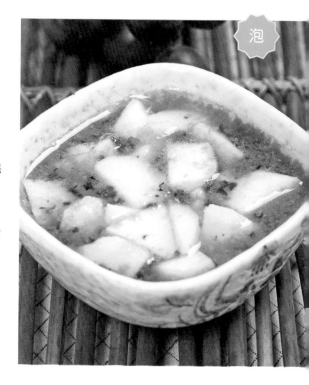

材料　葡萄100克，山藥100克。

調料　蜂蜜、白糖、鹽各適量。

做法

❶ 葡萄洗淨，控水；山藥去皮，洗淨，切塊。

❷ 取葡萄放入料理機打成汁；蒸鍋加水燒開，放入山藥（最好用鋁箔紙蓋好），中火蒸10分鐘後放涼。

❸ 將山藥倒入葡萄汁的碗裡，加白糖、蜂蜜、鹽調勻，放入冰箱保鮮室裡冷藏1小時即可。

嘌呤含量　約4.7毫克

◆ 烹飪提醒

葡萄可選擇用麵粉洗，效果很好。

水果類

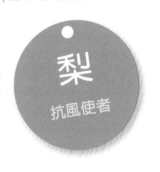

梨
抗風使者

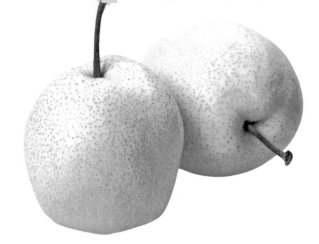

嘌呤含量：低
熱量：44大卡／100克
推薦食用量：80克／日

梨被稱為「百果之宗」，有生津止渴、清熱化痰的功效。其中豐富的維生素和果膠能保護心臟以及促進尿酸排出，對預防痛風性關節炎等有很大幫助，被稱為「抗風使者」。

治痛風可以這樣吃

· 梨偏寒，同其他食材一起煲湯後食用，可幫助去掉梨的寒性，釋放去燥潤肺的功效，消熱去火。

· 燉梨以香梨、鴨梨為好，因其香甜細嫩，而沙梨等過於粗糙，不宜用來燉，直接食用更佳。

食物宜忌看過來

· 《本草綱目》中說「梨甘寒，多食成冷痢」。又說，「多食令人寒中萎困」，所以一忌多食，二忌與油膩之物同食，三忌冷熱雜進。

· 梨性寒，若由於內在陽氣不足或外感風寒引起的咳嗽，就不宜吃梨。

食物妙用小偏方

梨切開、去核切片，川貝母碾成粉，兩者放入碗中，加適量冰糖和清水，大火蒸30分鐘左右，對治療咳嗽很有效果。

搭配宜忌

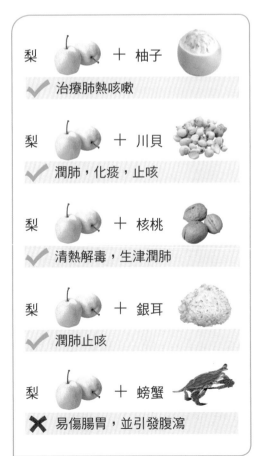

梨 ＋ 柚子
✓ 治療肺熱咳嗽

梨 ＋ 川貝
✓ 潤肺，化痰，止咳

梨 ＋ 核桃
✓ 清熱解毒，生津潤肺

梨 ＋ 銀耳
✓ 潤肺止咳

梨 ＋ 螃蟹
✗ 易傷腸胃，並引發腹瀉

防治痛風食譜推薦

冰糖蒸梨

材料　梨200克。

調料　冰糖10克。

做法

❶ 梨洗淨，去皮，切半去核。

❷ 將冰糖放在梨核的位置，放入碗裡，上
　鍋隔水蒸15分鐘左右，即可。

嘌呤含量　約2.2毫克

◆ 食用提醒

由於梨含有的水分很多，蒸梨時會流
出很多甜湯，應選擇大的容器來煮。
本品對咳嗽很有幫助，嗓子不好的人
可多喝一些。

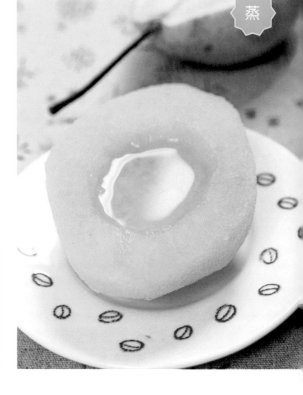

紅蘿蔔梨汁

材料　紅蘿蔔80克，雪梨100克。

調料　蜂蜜10克。

做法

❶ 紅蘿蔔洗淨，切小段；雪梨洗淨，去
　皮、核，切塊。

❷ 將切好的食材一起倒入全自動豆漿機
　中，加入適量涼開水，攪打均勻後倒入
　杯中，再加入蜂蜜攪勻即可。

嘌呤含量　約8.2毫克

◆ 食用提醒

此梨汁應趁熱飲用，既營養又有利於
健康，還能降低癌症發生的風險。

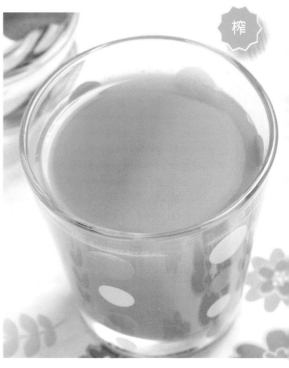

水果類

檸檬
預防痛風性腎結石

嘌呤含量：低
熱量：35大卡 / 100克
推薦食用量：20克 / 日

檸檬富含維生素C和檸檬酸，能促造血、助消化、加速創傷恢復。其中所含的檸檬酸鉀能抑制鈣鹽的結晶，起到預防痛風性腎結石的功效，同時還能加速尿酸排出，預防尿酸鹽的形成。

治痛風可以這樣吃

· 檸檬味酸，一般不生食，而是加工成檸檬汁或其他食品。經常適量地食用檸檬，可以防止與消除色素沉著，發揮養顏美容的作用。
· 1顆檸檬一次用不完，可以把切片後的檸檬放入製冰格中冷凍，做成檸檬冰，下次製作飲品時便可直接放入。

食物宜忌看過來

· 檸檬水宜淡，一大片帶皮檸檬泡一大瓶水，不會太酸，且所含熱量極低幾乎可以忽略不計。
· 消化道潰瘍、慢性腸炎患者忌吃檸檬。

食物妙用小偏方

　　檸檬1顆，榨汁，取5毫升，加入半杯涼開水中，同時加10毫升蜂蜜攪勻飲用，能緩解五十肩。

搭配宜忌

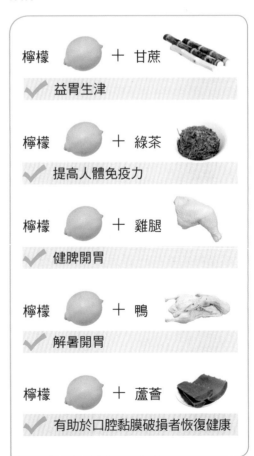

檸檬 ＋ 甘蔗
✓ 益胃生津

檸檬 ＋ 綠茶
✓ 提高人體免疫力

檸檬 ＋ 雞腿
✓ 健脾開胃

檸檬 ＋ 鴨
✓ 解暑開胃

檸檬 ＋ 蘆薈
✓ 有助於口腔黏膜破損者恢復健康

防治痛風食譜推薦

柳丁葡萄檸檬汁

材料　柳丁150克，葡萄100克，檸檬50克。

做法

❶ 柳丁去皮、去籽，切小塊；葡萄洗淨，切對半；檸檬去皮、去籽，切小塊。

❷ 將上述材料放入果汁機中，加入適量涼開水攪打即可。

嘌呤含量　約7.1毫克

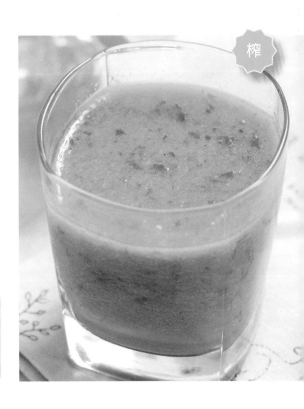

◆ **食用提醒**
痛風合併糖尿病患者慎飲柳丁葡萄檸檬汁。

番茄橘子汁

材料　番茄150克，橘子100克，檸檬25克。

調料　冰糖適量。

做法

❶ 番茄洗淨，切小塊；橘子洗淨、去皮，切小塊；檸檬洗淨，去皮和籽，切小塊。

❷ 將上述材料放入果汁機中，加適量水，攪打均勻，裝杯後加入冰糖調勻即可。

嘌呤含量　約10.2毫克

◆ **烹飪提醒**
可以直接使用濃縮檸檬汁，能省去很多時間。

水果類

鳳梨

降低尿酸

嘌呤含量：低
熱量：42大卡 / 100克
推薦食用量：50克 / 日

鳳梨味甘、微酸，性平，含有的碳水化合物、維生素C及鉀元素等，能夠補益脾胃、生津止渴、降低尿酸，適用於脾虛型痛風及合併高血壓患者佐餐食用。

治痛風可以這樣吃

· 將鳳梨切成片或塊放在淡鹽水裡浸泡30分鐘，然後再用涼開水浸洗一下去掉鳳梨中的鹹味。

· 感冒或發燒時喝一杯鮮榨的鳳梨汁，不僅可以降低體溫，還有助於退燒。

食物宜忌看過來

· 新鮮鳳梨或罐頭鳳梨都可以單獨食用，也可以放在甜餅、布丁、烘烤食品和沙拉中食用，還可以同肉一起吃。

· 鳳梨性酸、微寒，體虛、腸胃不適、胃寒的人不宜多用。另外，發燒及患有濕疹疔瘡者，不宜多吃鳳梨。

食物妙用小偏方

鳳梨葉30克水煎後服用，每日2次，可輔治腸炎腹瀉；鳳梨肉60克，鮮茅根30克，水煎後代茶飲用，可輔治腎小球腎炎。

搭配宜忌

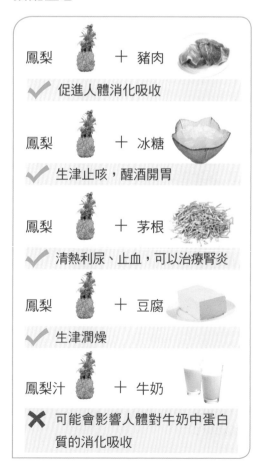

鳳梨 ＋ 豬肉
✔ 促進人體消化吸收

鳳梨 ＋ 冰糖
✔ 生津止咳，醒酒開胃

鳳梨 ＋ 茅根
✔ 清熱利尿、止血，可以治療腎炎

鳳梨 ＋ 豆腐
✔ 生津潤燥

鳳梨汁 ＋ 牛奶
✘ 可能會影響人體對牛奶中蛋白質的消化吸收

防治痛風食譜推薦

鳳梨糖水

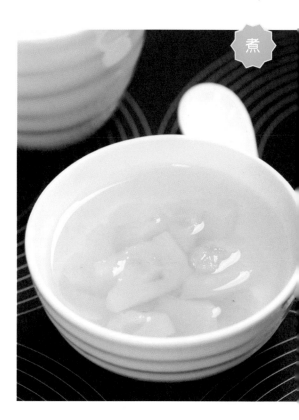

煮

材料 鳳梨300克，冰糖50克。

調料 蜂蜜適量。

做法

① 將鳳梨肉切塊，用清水泡一下。

② 將鳳梨塊放入鍋內，加入適量水，水要蓋過鳳梨。

③ 用大火燒開，加入適量冰糖，轉至中火。待冰糖化後，熄火，加入適量蜂蜜攪拌均勻即可。

嘌呤含量 約2.7毫克

◆食用提醒

痛風合併糖尿病患者慎飲鳳梨糖水。

鳳梨咕咾肉

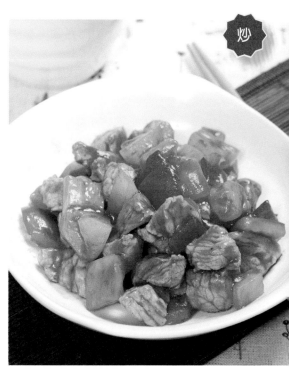

炒

材料 鳳梨肉塊100克，豬里肌肉塊100克，青、紅椒塊各20克。

調料 醋、鹽、番茄醬各適量。

做法

① 鍋中加入適量涼水，放入豬肉，略煮，撇去浮沫，煮至八成熟。

② 鍋中倒油，放少量清水、醋、鹽和番茄醬，攪拌均勻後放鳳梨塊、煮好的肉塊、青椒片和紅椒片，翻炒2分鐘即可。

嘌呤含量 約126.9毫克

◆烹飪提醒

肉塊要在鳳梨之後放，這樣可以保持肉的嫩香。

水果類

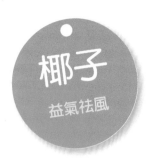

椰子
益氣祛風

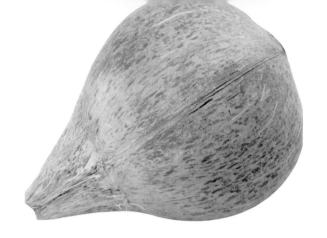

嘌呤含量：低
熱量：231大卡 / 100克
推薦食用量：30克 / 日

椰肉及椰汁中富含鉀、鎂等鹼性元素，可以緩解脫水與電解質紊亂，還能利尿消腫，降低體內尿酸含量。另外，椰子味甘、性平，果肉可補虛強身、益氣祛風及使人耐受饑餓等，因此，很適合痛風伴肥胖的患者適量進食。

治痛風可以這樣吃

· 椰汁可直接飲用；椰肉除直接食用外，還可以做成菜、蜜餞等食用，都可以較充分地利用其蛋白質和水分。
· 椰子水雖然含有糖，但其含糖總量比大多數水果少得多。另外，對乳製品過敏的痛風患者而言，椰奶其實是更好的選擇。

食物宜忌看過來

· 椰汁性偏溫熱，不宜過量飲用。
· 心力衰竭和水腫嚴重的病人，如果飲用了過多的椰子汁，會使心力衰竭和水腫更為加重。

食物妙用小偏方

　　新鮮椰子1顆，取椰汁飲用，早晚各1次，可有效輔助治療中暑發熱。

搭配宜忌

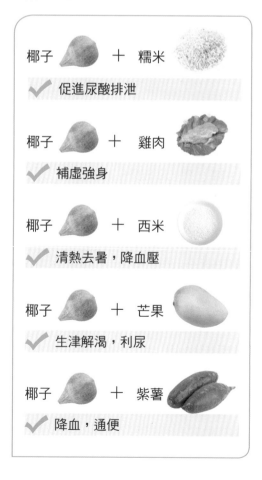

椰子 ＋ 糯米
✔ 促進尿酸排泄

椰子 ＋ 雞肉
✔ 補虛強身

椰子 ＋ 西米
✔ 清熱去暑，降血壓

椰子 ＋ 芒果
✔ 生津解渴，利尿

椰子 ＋ 紫薯
✔ 降血，通便

防治痛風食譜推薦

椰汁煮糯米

材料　椰子1顆，糯米50克。

調料　大棗、百合、枸杞各適量，冰糖少許。

做法

❶ 椰子去掉頂蓋，取出椰汁備用；糯米洗淨；大棗、百合、枸杞洗淨。

❷ 糯米、大棗、百合、枸杞、冰糖放入椰殼中，倒九成滿椰汁，蓋上頂蓋。

❸ 在鍋中加入1/5的水，放一個小碟子盛接住椰子，加熱1小時即可取出食用。

嘌呤含量 約24.5毫克

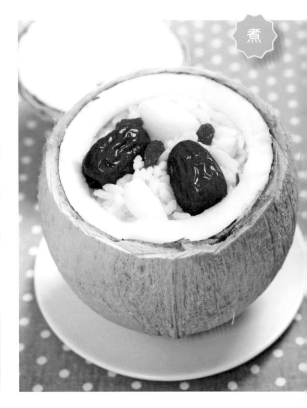

煮

◆ 食用提醒

痛風患者可選用黑糯米做這道食譜，有益腎護腎的作用。

椰肉燉雞

材料　椰肉50克，雞肉80克。

調料　鹽、蔥段各適量。

做法

❶ 椰肉和雞肉均沖洗一下，切塊。

❷ 雞肉塊放入鍋內，加入適量水、鹽和蔥段，燒開。

❸ 用慢火燉，熟前放入椰肉燉熟即可。

嘌呤含量 約111.0毫克

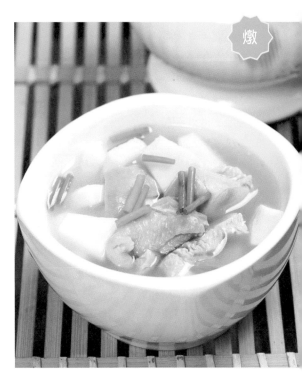

燉

◆ 烹飪提醒

加調料調味時，最好不要加味精，以免蓋過椰子的香味。

水果類

桃子
利於尿酸排出

嘌呤含量：低
熱量：48大卡 / 100克
推薦食用量：50克 / 日

桃子中含有的鉀多於鈉，利於尿酸排出，防止尿酸結晶沉積，可有效預防痛風。桃仁可以活絡行血，治療腹痛、高血壓等，痛風合併高血壓的患者也可食用。

治痛風可以這樣吃

· 桃子最好放在室溫中，以發揮其香味和甘味，增進食欲。
· 如果桃子是從樹上剛摘下來的，最好放半天，待暑氣散去再吃。另外需注意，沒有完全成熟的桃子吃了會引起腹脹或腹瀉。

食物宜忌看過來

· 吃桃前可以用鹽直接搓桃子的表皮，再用水沖洗即可。
· 桃子性溫，已經上火的人或者平時內熱偏盛、易生瘡癤的人，宜少吃或不吃。此外，胃腸功能弱者，吃桃會造成腹痛、腹瀉，所以不宜吃。

食物妙用小偏方

將鮮桃500克洗淨，剖開去核，蒸熟剝皮，加入白糖和蜂蜜各50克，再稍加水熬成濃汁，每次取一兩湯匙加溫水服用。可生津去熱，潤腸消積。

搭配宜忌

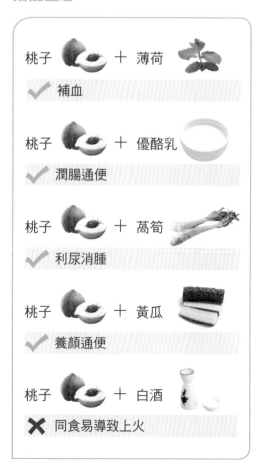

桃子 ＋ 薄荷
✓ 補血

桃子 ＋ 優酪乳
✓ 潤腸通便

桃子 ＋ 萵筍
✓ 利尿消腫

桃子 ＋ 黃瓜
✓ 養顏通便

桃子 ＋ 白酒
✗ 同食易導致上火

防治痛風食譜推薦

鮮桃粥

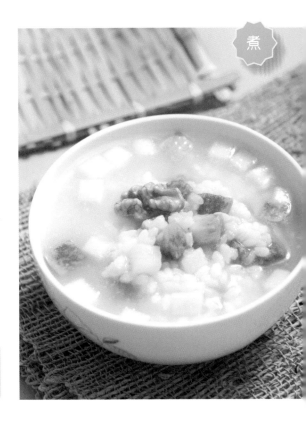

煮

材料　鮮桃80克，白米100克，蘋果50克，
　　　核桃仁20克。

調料　糖適量。

做法

① 鮮桃、蘋果洗淨，去核、切丁。

② 白米洗淨放入鍋內，加水燒沸。

③ 換用小火煮成稀粥，將核桃仁、水果丁
　　都放入粥內繼續煮，至核桃仁熟透後，
　　加入白糖調味即可。

嘌呤含量　約36.1毫克

◆ **食用提醒**
痛風患者做這道粥時糖要少放。

香蕉拌桃

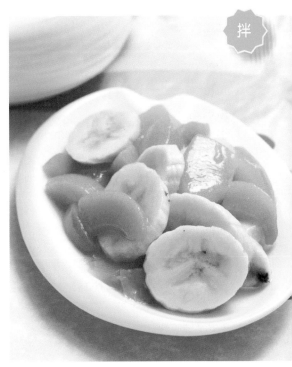

拌

材料　香蕉、鮮桃各200克。

調料　檸檬汁適量。

做法

① 香蕉去皮，切片；鮮桃洗淨，去皮去
　　核，切片。

② 切好的香蕉片和鮮桃片一同放入盤內，
　　均勻地淋上檸檬汁即可。

嘌呤含量　約5.0毫克

◆ **食用提醒**
痛風合併糖尿病患者慎食香蕉拌桃。

水果類

李子

生津利尿

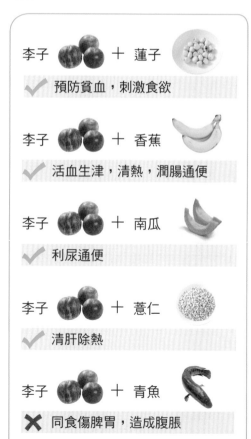

嘌呤含量：低
熱量：36大卡 / 100克
推薦食用量：2～3個 / 日

中醫認為李子性涼，味甘酸，有清肝滌熱、生津利尿的功效。痛風伴陰虛內熱的患者食用李子，能治療胃陰不足，口咽乾渴、小便不利等症狀。

治痛風可以這樣吃

· 李子的果肉及果皮中含有大量的抗氧化劑和營養物質。每天吃兩三個李子，對痛風患者有好處。

· 李子多食易損傷脾胃，食用李子後也不宜多飲水，否則易引起腹瀉。

食物宜忌看過來

· 未成熟的青李子千萬別吃，否則會出現中毒現象，輕度中毒的表現是口苦、頭昏、噁心。

· 李子中果酸含量很高，過量使用可導致胃部不適，故脾胃虛弱、脾虛便溏者忌食。另外，腎虛遺精、孕婦、慢性胃炎、腸炎患者慎用。

食物妙用小偏方

取李子5顆，洗淨，切半，去核，浸入150毫升的牛奶中，再加25毫升的蜂蜜一起入鍋，煮沸後飲用，可治虛勞損傷、久咳、便祕等症。

搭配宜忌

李子 ＋ 蓮子

✓ 預防貧血，刺激食欲

李子 ＋ 香蕉

✓ 活血生津，清熱，潤腸通便

李子 ＋ 南瓜

✓ 利尿通便

李子 ＋ 薏仁

✓ 清肝除熱

李子 ＋ 青魚

✗ 同食傷脾胃，造成腹脹

防治痛風食譜推薦

李子果香雞

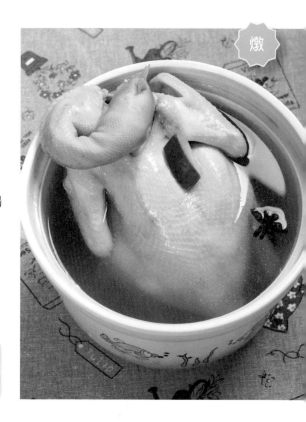

材料　柴雞100克，李子50克，洋蔥20克，
　　　馬鈴薯10克。

調料　薑、黃酒、八角、鹽各適量。

做法

① 雞肉用淘米水浸泡半小時。

② 將整雞汆水去血沫，撈出控水，裝入湯
　鍋；放入切好的洋蔥、馬鈴薯、李子、
　薑片和八角，加適量清水。大火煮開，
　烹入黃酒繼續煮10分鐘。

③ 加蓋轉文火煲 60分鐘，加鹽調味即可。

嘌呤含量　約138.8毫克

◆食用提醒
做李子果香雞時應撈去浮沫。

蘋果李子汁

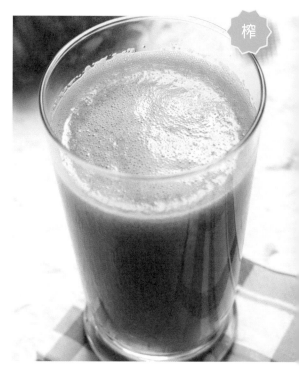

材料　蘋果100克，李子50克，桃50克，檸
　　　檬20克。

① 蘋果和桃洗淨，切塊；李子洗淨，去核
　切塊；檸檬削皮，切塊。

② 將材料分別放入果汁機中打成汁。

③ 將所有果汁攪拌均勻後，室溫或冷藏後
　飲用均可。

嘌呤含量　約4.7毫克

◆食用提醒
痛風合併糖尿病患者慎飲蘋果李子汁。

水果類

奇異果
防止關節炎症

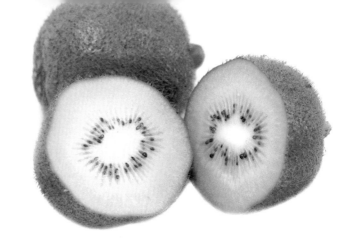

嘌呤含量：低
熱量：53大卡 / 100克
推薦食用量：150克 / 日

奇異果被稱為「維生素C之王」，還含有較多的紅蘿蔔素和鉀等。痛風合併糖尿病患者多吃些奇異果，可以幫助調節和控制血糖，防止血糖升高，有效殺菌，防止關節炎症，緩解疼痛。

治痛風可以這樣吃

· 奇異果一次不宜吃多，每日吃1～2個既能滿足人體需要，其營養成分又能被人體充分吸收。
· 奇異果食用時間以飯前飯後1～3個小時較為合適（因為奇異果富含蛋白，可以幫助消化），不宜空腹吃。

食物宜忌看過來

· 奇異果一定要放熟才能食用。奇異果的成熟需要幾天時間，如果希望它快點成熟，不妨把奇異果和已經成熟的其他水果放在一起。
· 奇異果性寒，故脾胃虛寒者應慎食，經常性腹瀉和尿頻者不宜食用。

食物妙用小偏方

用奇異果乾果60～100克，水煎服，每日早晚分服，可治食欲缺乏、消化不良。

搭配宜忌

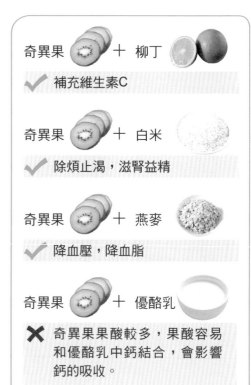

奇異果 ＋ 柳丁
✔ 補充維生素C

奇異果 ＋ 白米
✔ 除煩止渴，滋腎益精

奇異果 ＋ 燕麥
✔ 降血壓，降血脂

奇異果 ＋ 優酪乳
✘ 奇異果果酸較多，果酸容易和優酪乳中鈣結合，會影響鈣的吸收。

防治痛風食譜推薦

奇異果杏汁

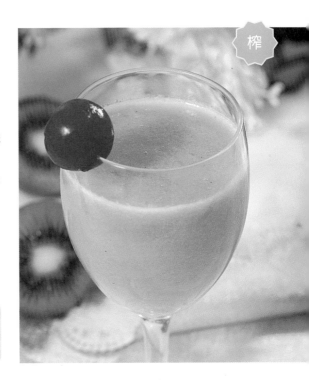

材料　奇異果100克，杏桃30克。

做法

❶ 奇異果洗淨，去皮，切小丁；杏桃洗淨，去核，切小丁。

❷ 奇異果丁和杏桃肉丁一同放入果汁機中榨汁，倒入杯中飲用即可。

嘌呤含量　＜10.0毫克

◆ **食用提醒**
痛風合併糖尿病患者慎飲奇異果杏桃汁。

銀耳奇異果羹

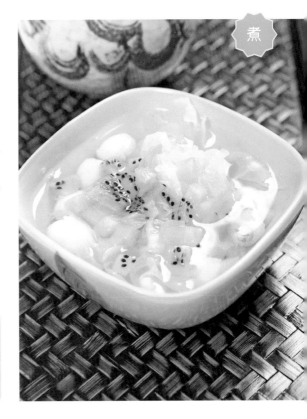

材料　奇異果100克，銀耳20克，蓮子10克。

做法

❶ 奇異果去皮，切丁；蓮子洗淨；銀耳用水泡發20分鐘，去蒂，撕成朵。

❷ 鍋內放水，加入銀耳，大火燒開，加入蓮子，轉中火熬煮40分鐘。

❸ 加入適量冰糖，倒入奇異果丁，攪拌均勻即可。

嘌呤含量　＜30.0毫克

◆ **烹飪提醒**
由於熬煮的時間較長，因此加水要足量，避免蓮子熬煮不充分。

肉蛋類

雞肉
增強免疫力

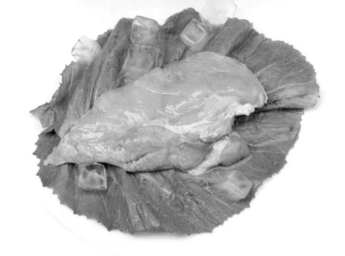

嘌呤含量：低
熱量：167大卡 / 100克
推薦食用量：100克 / 日

雞肉中含有豐富的胺基酸，能提高機體抵抗力，含有的油酸和亞油酸能降低低密度脂蛋白含量，但其嘌呤含量不至於過高，因此，痛風合併高脂血症患者在緩解期可適量食用。

治痛風可以這樣吃

· 吃雞肉時不宜同時喝雞湯，因為雞湯中含嘌呤物質較高，會加重痛風病情。
· 雞胸肉的脂肪含量很低，而且含有大量維生素，最適合痛風患者食用。

食物宜忌看過來

· 雞屁股是淋巴集中的部位，殘留了大量致癌物質和細菌等，應該棄之不吃。
· 雞肉性溫，感冒伴有頭痛、乏力、發熱的人及內火偏旺、熱毒癤腫之人忌食。

食物妙用小偏方

　　黃雌雞1隻從背部切開加入百合30克，白粳米250克，縫合，加調味品煮熟，去百合、白粳米，吃肉喝湯，可以滋養五臟，補精益髓。

搭配宜忌

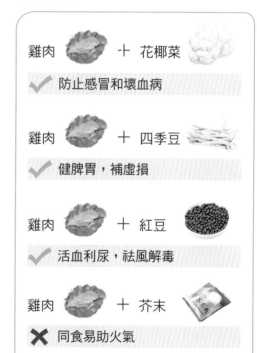

雞肉　＋　花椰菜
✔ 防止感冒和壞血病

雞肉　＋　四季豆
✔ 健脾胃，補虛損

雞肉　＋　紅豆
✔ 活血利尿，祛風解毒

雞肉　＋　芥末
✘ 同食易助火氣

防治痛風食譜推薦

蒜燜雞

材料　白條雞100克，蒜片50克，青蒜段20克。

調料　蔥段、薑片、醬油、料酒各10克，
　　　生抽、白糖、鹽各5克。

做法

❶ 白條雞洗淨切塊，瀝乾；鍋置火上，倒
油燒至六成熱時下雞塊，煸至金黃色時
盛出。

❷ 鍋內倒底油燒熱，將蔥段、薑片和蒜片
爆香，放雞塊、醬油、料酒、生抽、白
糖、鹽翻炒，加適量水，加蓋，燜至肉
爛，加入青蒜稍燜即可。

嘌呤含量　約143.6毫克

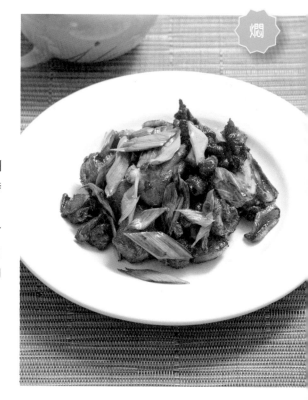

蘋果炒雞柳

材料　蘋果、雞胸肉各80克。

調料　薑絲、太白粉水、蔥花、料酒、鹽
　　　各適量。

做法

❶ 蘋果洗淨，去皮，除核，切條；雞胸肉
洗淨，切絲，用料酒和太白粉水勻，醃
漬15分鐘。

❷ 炒鍋置火上，倒入適量植物油，待油燒
至七成熱，放蔥花、薑絲炒香，放入肉
絲煸熟。

❸ 倒入蘋果條翻炒1分鐘，用鹽調味即可。

嘌呤含量　約100.6毫克

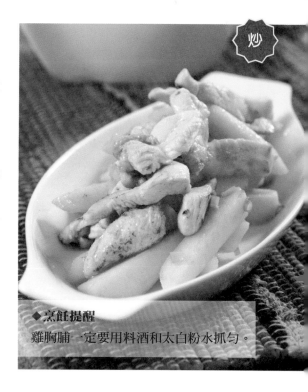

◆烹飪提醒
雞胸脯一定要用料酒和太白粉水抓勻。

肉蛋類

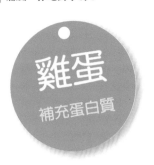

雞蛋
補充蛋白質

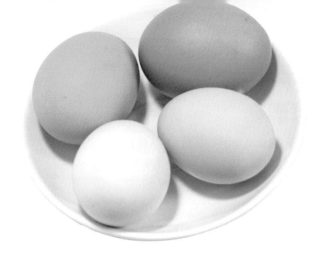

嘌呤含量:中
熱量:144大卡 / 100克
推薦食用量:60克 / 日

煮蛋、炒蛋、生吃雞蛋的吸收和消化率分別為100%、97%和30%～50%。因此,痛風患者可選擇煮雞蛋,最大限度地消化與吸收其中所含的營養物質。

治痛風可以這樣吃

· 吃雞蛋最好是蛋白、蛋黃一起吃。蒸、煮或者做蛋花湯,這些吃法都很適合痛風患者。
· 痛風患者最好在早上或中午吃雞蛋,既可以為一天的工作提供充足營養,又能避免晚上攝入過多膽固醇。

食物宜忌看過來

· 雞蛋缺乏維生素C,所以搭配番茄、青椒來炒,就可以彌補其不足。
· 膽囊炎、膽結石、眼球硬化患者慎食雞蛋。

食物妙用小偏方

熟雞蛋1個,放入醋中泡一會兒後食用,長期食用有美白的效果。

搭配宜忌

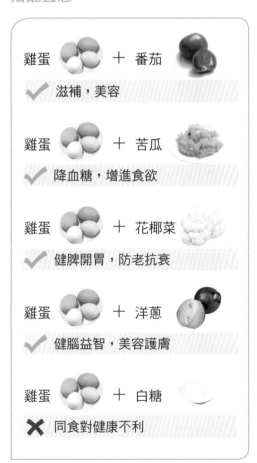

雞蛋 ＋ 番茄
✓ 滋補,美容

雞蛋 ＋ 苦瓜
✓ 降血糖,增進食欲

雞蛋 ＋ 花椰菜
✓ 健脾開胃,防老抗衰

雞蛋 ＋ 洋蔥
✓ 健腦益智,美容護膚

雞蛋 ＋ 白糖
✗ 同食對健康不利

防治痛風食譜推薦

雞蛋水果沙拉

拌

材料　香蕉肉100克，芒果50克，奇異果
　　　80克，雞蛋1顆。

調料　原味優酪乳、葡萄乾各適量。

做法

❶ 雞蛋煮熟，切成小塊；香蕉切丁；芒
　 果、奇異果去皮，洗淨，切丁。

❷ 取盤，放入雞蛋丁、香蕉丁、芒果丁、
　 奇異果丁和葡萄乾。

❸ 將原味優酪乳淋在水果丁上拌勻即可。

嘌呤含量　約6.2毫克

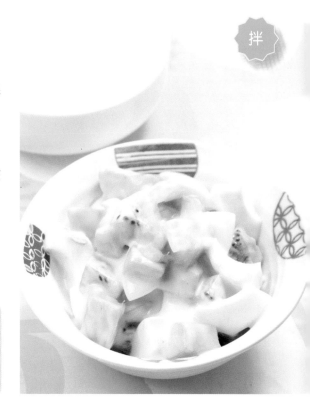

◆食用提醒

雞蛋在煮的時候火候不宜過大，以中
火為宜，雞蛋煮出來老嫩較適中。

鮮蝦蒸蛋

蒸

材料　雞蛋1顆，鮮蝦2隻。

調料　鹽、雞粉、香油、香蔥各適量。

做法

❶ 蝦處理乾淨，取蝦仁；雞蛋打散，加
　 鹽、雞粉、溫水，攪拌均勻。

❷ 在容器的內壁上均勻地抹上一層香油，
　 把蛋液倒入到容器裡，放到鍋中隔水
　 蒸。蒸至7～8分熟時，加入蝦仁一起蒸
　 至熟，加入蔥末、香油即可。

嘌呤含量　約118.9毫克

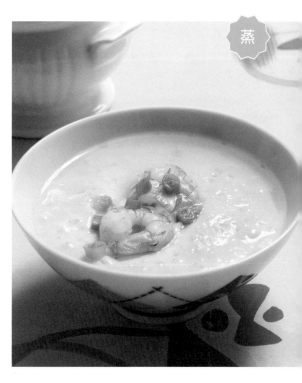

◆食用提醒

吃雞蛋時，加些醋一起食用，有利於心
腦血管健康。另外還具有美白效果。

肉蛋類

鴨肉

利尿護心

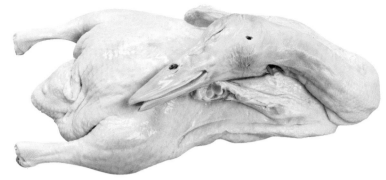

嘌呤含量：（中）

熱量：240大卡 / 100克

推薦食用量：60克 / 日

鴨肉可利尿消腫，而且鴨肉中膽固醇含量相對來說並不算高，脂肪酸熔點低，易於消化。另外，鴨肉中含有較為豐富的煙酸，對心肌梗塞等心臟病患者有保護作用。所以痛風患者、痛風合併冠心病患者都可吃些鴨肉。

治痛風可以這樣吃

· 烹調時加入少量鹽，鴨肉湯會更加鮮美。

· 鴨子肉老而白、骨烏黑者為上品，痛風合併肥胖症患者可以吃些柴鴨、瘦鴨一飽口福。

食物宜忌看過來

· 鴨肉最大的特點就是可清熱去火，所以夏喝鴨湯最宜人，既能補充營養，又可袪除暑熱。

· 鴨肉性涼，對於身體虛寒、受涼引起的不思飲食者，及胃部冷痛、腹瀉清稀、腰痛、寒性痛經、肥胖、動脈硬化、慢性腸炎患者應少食。

食物妙用小偏方

　　老鴨一隻去內臟，紅豆半斤，先泡半日後用紗布包妥，與鴨共燉，快熟時加入冬瓜約500克，酌加調料，用小火燉熟，食肉喝湯，可利尿消腫。

搭配宜忌

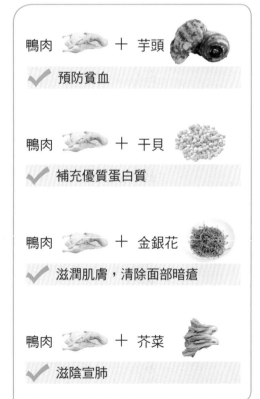

鴨肉　＋　芋頭

✓ 預防貧血

鴨肉　＋　干貝

✓ 補充優質蛋白質

鴨肉　＋　金銀花

✓ 滋潤肌膚，清除面部暗瘡

鴨肉　＋　芥菜

✓ 滋陰宣肺

防治痛風食譜推薦

芹菜拌烤鴨絲

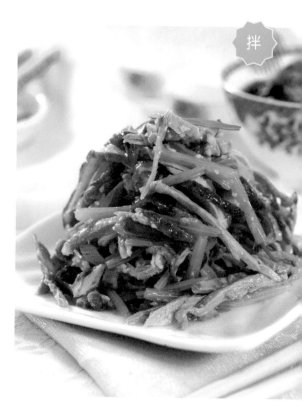

拌

材料　烤鴨肉80克、芹菜60克。

調料　蒜末、鹽、雞精、香油各適量。

做法

❶ 烤鴨肉撕絲；芹菜擇洗乾淨，入沸水中
　汆30秒鐘，撈出，晾涼，切段。

❷ 取盤，放入烤鴨絲和芹菜段，用蒜末、
　鹽、雞精和香油調味即可。

嘌呤含量　約114.4毫克

◆**烹飪提醒**

將芹菜表面的老筋撕掉，汆後立即撈
出過涼，能保持其脆嫩口感。

芋頭燒鴨

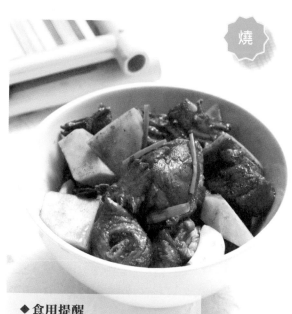

燒

材料　鴨塊150克，淨芋頭100克。

調料　蔥段、薑片、蒜瓣各10克，鹽、料
　　　　酒、白糖各5克，老抽15克，胡椒粉
　　　　少許。

做法

❶ 鍋內加適量冷水，放入鴨塊、薑片和少
　許料酒，燒開後撈出洗淨；芋頭蒸熟後
　去皮切塊。

❷ 油鍋燒熱，加蔥段、蒜瓣爆香，倒入鴨
　塊，加老抽、料酒、胡椒粉、白糖和鹽
　翻炒，倒水燒開後，改小火燉20分鐘，
　加入芋頭塊燜至入味後即可。

嘌呤含量　約217.7毫克

◆**食用提醒**

食滯胃痛及脾胃濕熱者忌食。

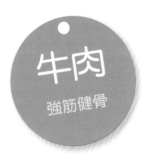

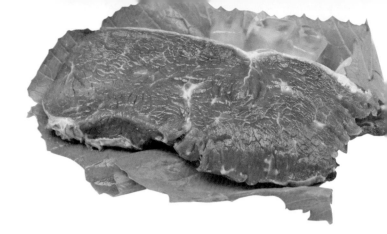

肉蛋類

牛肉
強筋健骨

嘌呤含量：中
熱量：125大卡 / 100克
推薦食用量：60克 / 日

牛肉有補精血、溫經脈的作用，能滋養脾胃、強筋健骨、利尿消腫，適用於水腫、小便不利、腰膝酸軟等。牛肉的嘌呤含量屬中等，痛風患者急性期不宜食用，但可以作為緩解期患者的營養補充。

治痛風可以這樣吃

· 牛肉營養非常豐富，可以選擇燒、燉、蒸、燜等，痛風患者在烹飪時，可以選擇加入適量洋蔥，幫助去除腥味，以免影響食欲。

· 牛肉的肌肉纖維較粗糙，不易消化，更有很高的膽固醇和脂肪，痛風患者不宜多吃，或適當吃些嫩牛肉。

食物宜忌看過來

· 牛肉不宜燻、烤、醃炙，以免產生苯並芘和亞硝胺等致癌物質。

· 牛肉屬「發物」範疇，發熱、過敏、瘡癤、濕疹、瘡瘍及腫毒性疾病患者當慎食。另外，牛肉屬於高蛋白食品，對腎炎患者不可多食，以免加重腎臟負擔。

食物妙用小偏方

牛肉和蠶豆各150克，一起用水煮熟食用，能夠緩解水腫。

搭配宜忌

 牛肉 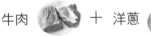 + 洋蔥
✓ 補充營養

牛肉 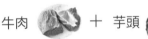 + 芋頭
✓ 益氣強筋骨

牛肉 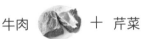 + 芹菜
✓ 緩解更年期綜合症

牛肉 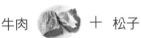 + 松子
✓ 防止動脈硬化，消除疲勞

牛肉 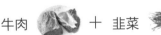 + 韭菜
✗ 容易上火

防治痛風食譜推薦

蔥爆牛肉

材料　牛肉片100克，蔥白20克，熟芝麻10
　　　克，乾香菇5克。

調料　蒜、薑、醬油、辣椒、料酒、鹽、
　　　米醋各適量。

做法

❶ 牛肉片放入瓷碗內，放入芝麻、蒜、
　 薑、醬油、辣椒、料酒攪勻，醃十幾
　 分鐘。

❷ 乾香菇水發後，洗淨，去蒂切絲；蔥白
　 切段；油鍋燒熱，放入牛肉片、香菇
　 絲、蔥白爆炒熟，然後放入蒜、米醋、
　 鹽炒勻裝盤，撒上熟芝麻即可。

嘌呤含量　約92.7毫克

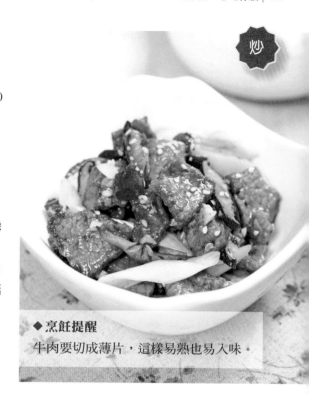

◆ 烹飪提醒
牛肉要切成薄片，這樣易熟也易入味。

山楂燉牛肉

材料　山楂30克，瘦牛肉100克。

調料　薑塊、蔥花、花椒粉、鹽各適量。

做法

❶ 山楂洗淨，去籽和蒂；瘦牛肉洗淨切
　 丁，放入開水中汆去血水。

❷ 油鍋燒熱，下蔥花、花椒粉炒出香味。

❸ 放入牛肉丁翻炒均勻，倒入開水、薑塊
　 和山楂小火燉熟，用鹽調味即可。

嘌呤含量　約83.7毫克

◆ 烹飪提醒
牛肉煮前先塗一層芥末，次日用冷水
沖洗乾淨後下鍋煮，再放點酒、醋，
這樣牛肉容易煮爛，且肉質變嫩，色
香味俱佳。

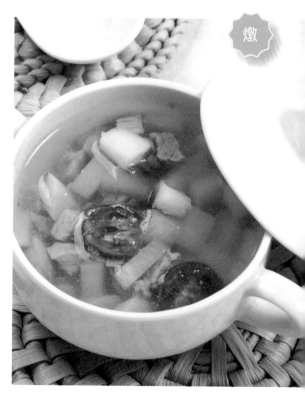

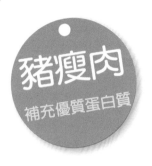

肉蛋類

豬瘦肉
補充優質蛋白質

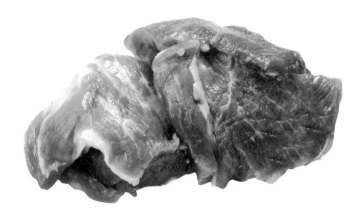

嘌呤含量：中
熱量：143大卡／100克
推薦食用量：60克／日

豬瘦肉可為痛風患者提供優質蛋白質和必需脂肪酸，相對牛、羊肉來說，豬瘦肉的嘌呤含量更低，還能提供維生素B群，因此，痛風患者在慢性期可以適量吃豬瘦肉。

治痛風可以這樣吃

· 豬肉最好燉煮著吃，因為豬肉經長時間燉煮後，脂肪減少30%～50%，還能提高不飽和脂肪酸含量。不過，痛風患者需注意吃肉的時候不要喝湯。
· 豬肉莫用熱水清洗。若用熱水浸泡就會散失很多營養，同時口味也欠佳。

食物宜忌看過來

· 豬肉要斜切。豬肉的肉質比較細、筋少，斜切可使其不破碎，而且吃起來又不塞牙。
· 豬肉含脂肪較多，吃多了容易引起肥胖。肥胖患者、高血壓患者、中風病人以及胃腸虛寒者，都應慎食或少食。

食物妙用小偏方

　　將豬瘦肉250克，蓮子和百合各30克，共放鍋內加水熬湯，調味服食。每天一次，連服幾天。有養神、益氣、固腎之功效，可治療失眠多夢、肺燥陰虛性慢性支氣管炎。

搭配宜忌

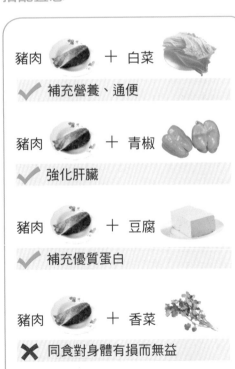

豬肉 ＋ 白菜
✔ 補充營養、通便

豬肉 ＋ 青椒
✔ 強化肝臟

豬肉 ＋ 豆腐
✔ 補充優質蛋白

豬肉 ＋ 香菜
✘ 同食對身體有損而無益

豬肉 ＋ 牛肉
✘ 性味有所抵觸，故不宜同食

防治痛風食譜推薦

魚香肉絲

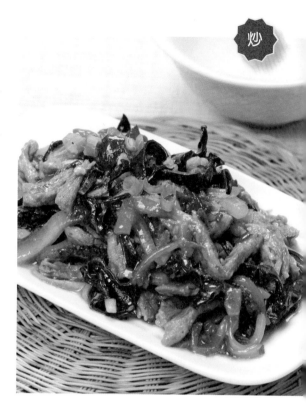

炒

材料　豬里肌肉絲100克，萵筍絲50克，水
　　　發木耳絲25克，雞蛋白1個。

調料　薑絲、白糖、醋各15克，蒜片、泡
　　　椒末、料酒各10克，蔥花、豆瓣醬
　　　各20克，醬油3克，太白粉水適量。

做法

❶ 將少許泡椒末、蛋白與部分太白粉水製
　成蛋白漿；將白糖、醋、料酒、醬油、
　太白粉水調成味汁；肉絲加蛋白漿、植
　物油拌勻。

❷ 油燒熱，炒香泡椒末、豆瓣醬，下肉絲
　煸炒，下萵筍絲、木耳絲、薑絲、蔥
　花、蒜片炒香，下味汁炒勻即可。

嘌呤含量　約128.4毫克

醬爆肉丁

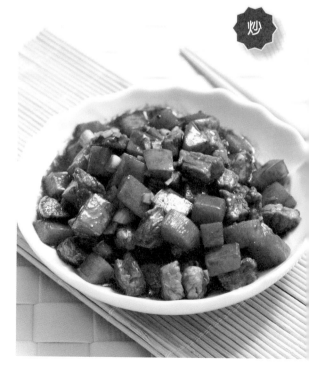

炒

材料　豬瘦肉100克，紅蘿蔔100克，青椒
　　　30克。

調料　甜麵醬30克，料酒20克，蔥末、薑
　　　末、蒜末、太白粉各5克，鹽4克，
　　　味精少許。

做法

❶ 豬瘦肉、紅蘿蔔、青椒分別洗淨、切
　丁，將肉丁用太白粉、料酒、蔥末、薑
　末、蒜末、鹽拌勻。鍋置火上，倒油燒
　熱，放紅蘿蔔煸炒至軟，盛出。

❷ 鍋內倒油燒熱，放肉丁炒變色，加甜麵
　醬煸炒，放紅蘿蔔和青椒炒熟，放鹽、
　味精即可。

嘌呤含量　約134.1毫克

肉蛋類

豬血
預防動脈硬化

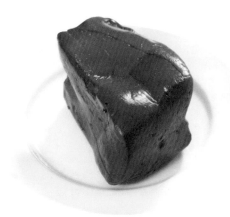

嘌呤含量：低
熱量：55大卡／100克
推薦食用量：50克／日

據測定，每100克豬血含蛋白質19克、含脂肪 0.4克、含嘌呤11.8 毫克。所以豬血屬低熱量、低脂肪、低嘌呤、高蛋白食品。另外，豬血中還含有一定量的卵磷脂，有抑制低密度脂蛋白的作用，有助於預防動脈硬化。

治痛風可以這樣吃

· 烹飪豬血時，用開水汆一下，切塊炒、燒或作為做湯的主料或副料均可。
· 痛風患者可用豬血做湯，如豬血燉豆腐，不僅營養搭配合理，而且味道又好；或將其做餡包包子或餃子，做丸子，香鮮程度不遜於豬肉；還可將豬血摻在粳米裡做粥，每日早晨吃。

食物宜忌看過來

· 食用豬血時一定要將豬血汆透、炒熟，且一次食用不可過多，以免增加膽固醇的攝入量。
· 豬血不宜單獨烹飪。

食物妙用小偏方

豬血250克，洗淨切小塊；大棗5顆，當歸5克，兩者煎煮1小時後，放入豬血塊，加調料即可，有補血的良效，可治療貧血。

搭配宜忌

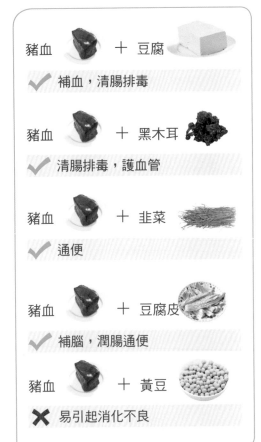

豬血 ＋ 豆腐
✔ 補血，清腸排毒

豬血 ＋ 黑木耳
✔ 清腸排毒，護血管

豬血 ＋ 韭菜
✔ 通便

豬血 ＋ 豆腐皮
✔ 補腦，潤腸通便

豬血 ＋ 黃豆
✘ 易引起消化不良

防治痛風食譜推薦

韭菜燒豬血

材料　豬血100克，韭菜50克。

調料　花椒粉、鹽各少許。

做法

❶ 韭菜擇洗乾淨，切段；豬血沖洗乾淨，切塊。

❷ 鍋內倒入植物油，燒至七成熱，倒入豬血塊翻炒，撒入花椒粉炒勻。

❸ 加適量水燒8分鐘，放韭菜段炒熟，加鹽調味即可。

嘌呤含量　約24.3毫克

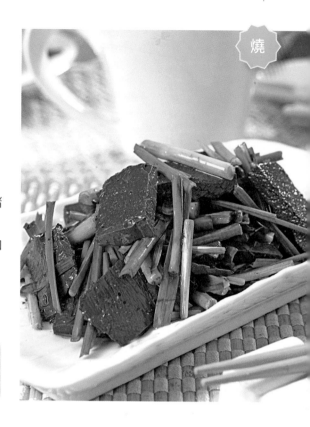
燒

◆烹飪提醒
韭菜入鍋後，用大火快炒快出。

菠菜豬血湯

材料　豬血150克，菠菜50克。

調料　鹽3克，香油2克。

做法

❶ 將豬血洗淨，切塊；菠菜洗淨，汆水，切段。

❷ 將豬血塊放入砂鍋，加適量清水，煮至熟透，再放入菠菜段略煮片刻。

❸ 加入鹽調味，淋香油即可。

嘌呤含量　約24.4毫克

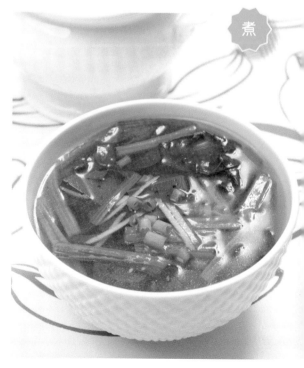
煮

◆食用提醒
食用後排出來的糞便呈柏油狀，此為正常現象，不必擔心。

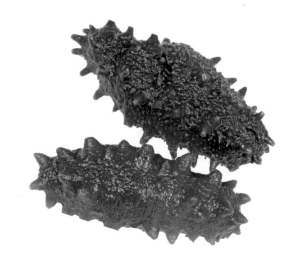

水產類

海參

養陰益腎

嘌呤含量：低

熱量：78大卡 / 100克

推薦食用量：(水發)50克 / 日

海參中含有豐富的多醣和軟骨素，能發揮降低心臟組織脂褐素和皮膚脯胺酸的作用，有利於減緩細胞衰老。而其嘌呤含量並不太高，是痛風患者理想的海產品選擇。

治痛風可以這樣吃

· 海參經過水發好以後，可以選擇紅燒、蔥燒、燴等烹調方法，既可以提高色香味，又不會導致嘌呤過高。

· 夏天吃海參，涼拌是不錯的方法。

食物宜忌看過來

· 海參富含蛋白，分解產物胺基酸多由腎臟排出，故腎功能差者一次不可多吃。

· 患急性腸炎、菌痢、感冒、咳痰、氣喘及大便溏薄兼有瘀滯及濕邪阻滯的患者忌食海參。

食物妙用小偏方

　　將海參研細末，每次1.5克，加阿膠6克，加水半杯燉至溶化後，空腹以米湯沖服，每日2～3次。可治痔瘡出血。

搭配宜忌

 ＋ 羊肉

海參

✔ 強身健體，補充精力

 ＋ 黑木耳

海參

✔ 滋陰養血，潤燥滑腸

 ＋ 柿子

海參

✘ 降低蛋白質的營養價值

 ＋ 葡萄

海參

✘ 降低蛋白質的營養價值

防治痛風食譜推薦

木耳海參湯

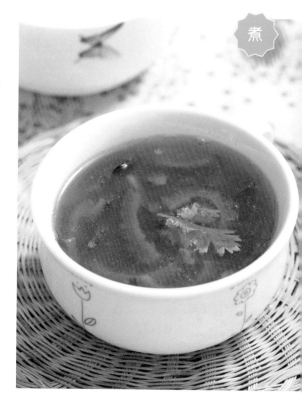

煮

材料　水發黑木耳小朵25克，水發海參絲
　　　200克。

調料　蔥花、薑絲、植物油、鹽各適量；
　　　香菜、胡椒粉少許。

做法

❶ 油鍋燒熱，放入蔥、薑和胡椒粉炒香，
　 倒入所有材料翻炒均勻。

❷ 加水大火燒沸後，用小火煮10分鐘，最
　 後放入鹽、香菜即可。

嘌呤含量　約11.6毫克

◆ 烹飪提醒

烹飪海參時不宜加醋，否則營養價值
會大打折扣。

蔥燒海參

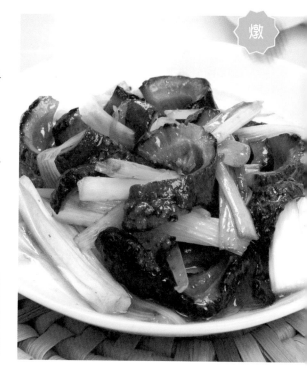

燉

材料　水發海參100克，蔥50克。

調料　鹽、料酒、胡椒粉、醬油、花椒各
　　　適量。

做法

❶ 水發海參沖淨，切片；蔥切段。

❷ 海參入砂鍋中，加料酒，小火煨20分
　 鐘；鍋中放油燒熱，炒香花椒，撈出，
　 放入蔥段，小火炒黃。

❸ 放入海參及其他調料，調好味即可。

嘌呤含量　約10.7毫克

◆ 烹飪提醒

海參烹煮的時間不宜過長，不然吃起
來口感不夠鮮嫩。

水產類

海蜇

清熱降壓

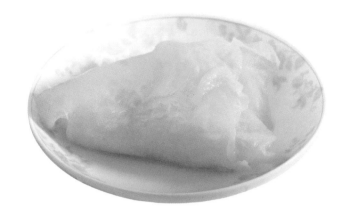

嘌呤含量：低
熱量：33大卡／100克
推薦食用量：100克／日

海蜇中有類似乙醯膽鹼的物質，能減弱心肌收縮力、降低血壓，而海蜇還具有擴張血管作用，尤其適合早期高血壓患者食用。加之海蜇嘌呤含量很低，因此，痛風伴有高血壓的患者可以適當多食。

治痛風可以這樣吃

· 海蜇嘌呤含量較低，最常見的食用方法是和其他各種蔬菜搭配涼拌食用。
· 買回的海蜇可以先用清水漂洗一下，撕去紫紅色筋膜，再用清水洗淨，用水漂去鹹味，切成長條即可。

食物宜忌看過來

· 對表面看起來異常光亮、顏色過白、發得過大或有刺激性異味的海蜇，一定要謹慎購買。
· 越新鮮的海蜇越不能吃。這是因為鮮海蜇的刺絲囊內含有毒液，一般要用食鹽、明礬經過3次加工、醃製，濾去水分製成鹽漬海蜇，在食用前需反覆浸泡、漂洗，脫去食鹽、明礬後方可食用。

食物妙用小偏方

海蜇50克，荸薺4枚，兩者用水煎服，可輔助治療大便燥結及高血壓。

搭配宜忌

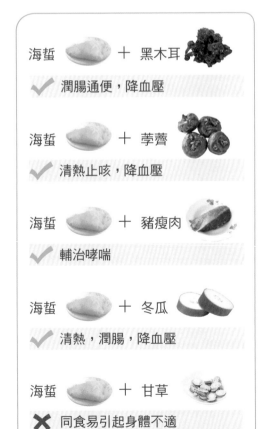

海蜇 ＋ 黑木耳
✓ 潤腸通便，降血壓

海蜇 ＋ 荸薺
✓ 清熱止咳，降血壓

海蜇 ＋ 豬瘦肉
✓ 輔治哮喘

海蜇 ＋ 冬瓜
✓ 清熱，潤腸，降血壓

海蜇 ＋ 甘草
✗ 同食易引起身體不適

防治痛風食譜推薦

白菜炒海蜇

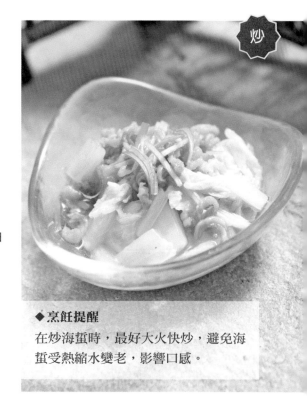

炒

材料　海蜇200克，白菜葉100克。

調料　植物油、鹽、高湯、醬油、料酒、
　　　味精、蔥絲、薑各適量。

做法

❶ 海蜇皮放入清水中浸泡4小時，洗淨，
　切絲；大白菜心洗淨切成片狀。

❷ 鍋置火上，倒入油，加入蔥絲、薑水、
　高湯、料酒，待沸騰後，倒入蜇皮和白
　菜葉，翻炒數下，放鹽、味精、醬油，
　快速翻炒片刻，即可。

嘌呤含量　約21.0毫克

◆烹飪提醒
在炒海蜇時，最好大火快炒，避免海
蜇受熱縮水變老，影響口感。

白蘿蔔拌海蜇

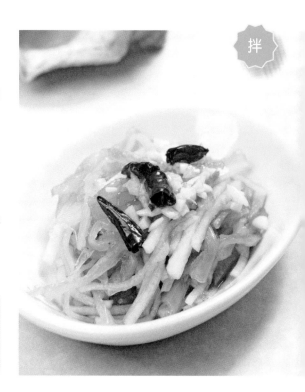

拌

材料　海蜇皮100克，白蘿蔔200克。

調料　蒜末6克，生抽、醋各10克，辣椒油
　　　5克，香油3克，雞精少許。

做法

❶ 海蜇皮用清水浸泡去鹽，洗淨、切絲；
　白蘿蔔洗淨，切絲。

❷ 放入海蜇絲和白蘿蔔絲，加入蒜末、
　生抽、醋、雞精、辣椒油、香油拌
　勻，即可。

嘌呤含量　約31.1毫克

◆食用提醒
生拌海蜇絲時，應將海蜇絲用涼開水反
覆沖洗乾淨，再晾乾，預防食物中毒。

水產類

鱔魚
強筋骨

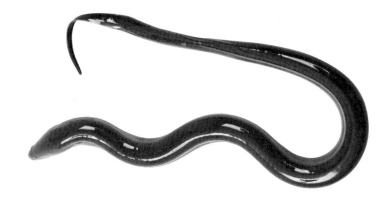

嘌呤含量：中

熱量：89大卡 / 100克

推薦食用量：50克 / 日

鱔魚有補氣養血、強筋骨、祛風、通絡等功效。近年科學家還發現，鱔魚中含有黃鱔素，具有顯著的降低血糖和調節血糖的功能，可以作為治療糖尿病的輔助食品。所以，痛風緩解期、痛風合併糖尿病患者可以適量吃鱔魚。

治痛風可以這樣吃

· 吃鱔魚要注意新鮮，現殺現烹，因為鱔魚死後會產生毒素。

· 鱔魚如果能搭配相應的菜，滋補養生的效果更好：與冬瓜一起燉著吃，適用於痛風患者；加山藥或白菜幫燉，適用於痛風合併糖尿病患者。

食物宜忌看過來

· 吃黃鱔，一定要「熟」，因為其血清中可能含有一些不耐熱的毒素，而且還可能有寄生蟲，煮熟燒透再吃才安全。因此，食用黃鱔時不宜爆炒。

· 鱔魚性溫，不適合熱性的人，比如風熱感冒、上火的人最好少吃。

食物妙用小偏方

鱔魚皮50克，將其焙乾後研為細末。每次取該粉末5克，用黃酒送服，每日可服3次。此方適合乳腺炎患者。

搭配宜忌

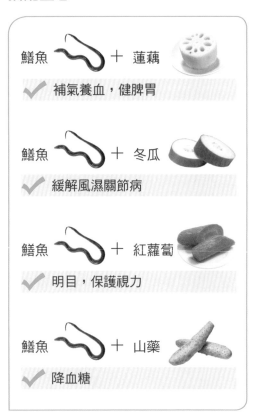

鱔魚 ＋ 蓮藕

✓ 補氣養血，健脾胃

鱔魚 ＋ 冬瓜

✓ 緩解風濕關節病

鱔魚 ＋ 紅蘿蔔

✓ 明目，保護視力

鱔魚 ＋ 山藥

✓ 降血糖

防治痛風食譜推薦

黃鱔小米粥

材料　黃鱔100克，小米25克。

做法

① 去掉黃鱔內臟，肉切絲；小米洗淨；備用。

② 將黃鱔絲和小米一同放入鍋內，加適量水，用大火煮。

③ 水煮開後，換小火慢慢燉，直至燉爛，即可。

嘌呤含量　約94.6毫克

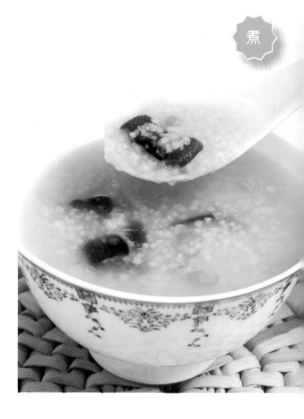

◆ 食用提醒
黃鱔小米粥不宜煮得太稀，以免影響口感。

韭菜炒鱔魚絲

材料　韭菜100克，活鱔魚200克。

調料　蒜末、薑絲、雞精、鹽各適量，植物油4克。

做法

① 鱔魚宰殺好，去除內臟，沖洗乾淨，取肉，切絲；韭菜擇洗乾淨，切段。

② 炒鍋置火上，倒入適量植物油，待油燒至五成熱，放入鱔魚絲煸熟，加蒜末、薑絲炒香，然後放入韭菜段炒3分鐘，用鹽和雞精調味即可。

嘌呤含量　約210.6毫克

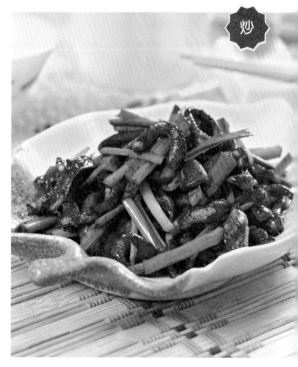

◆ 食用提醒
熱性體質者不宜食用韭菜炒鱔魚絲。

鮭魚
減肥降脂

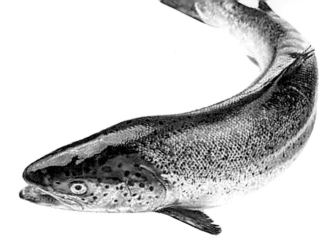

嘌呤含量：中
熱量：139大卡／100克
推薦食用量：100克／日

鮭魚俗稱三文魚。研究表明，鮭魚魚肉含大量 ω-3脂肪酸（平均每100克鮭魚肉含1800～2000mg的 ω-3脂肪酸），故經常吃鮭魚肉可起到減肥、降脂、防止血管硬化和消炎等作用。痛風患者適量食用，可以預防痛風併發症。

治痛風可以這樣吃

· 鮭魚清蒸最佳，這樣既能使味道鮮美清香，還能避免過多的營養流失。
· 鮭魚生吃最好搭配芥末，切記不可過量食用。

食物宜忌看過來

· 鮭魚中鈉含量較高，高血壓患者不宜過多食用。
· 鮭魚富含不飽和脂肪酸，能降低血脂和血膽固醇，心血管疾病患者適宜經常食用。

食物妙用小偏方

準備黃芪15克、當歸10克、丹參5克、番茄1個、鮭魚1片、細洋蔥1大匙。先將黃芪、當歸、丹參水煎取汁，在油鍋裡將洋蔥炒香，然後放入番茄小塊、藥汁、調料炒勻，平鋪在鮭魚上，然後放入烤箱烤熟即成，可養心益氣、活血通絡。

搭配宜忌

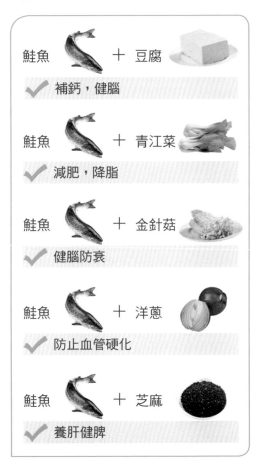

鮭魚 ＋ 豆腐
✓ 補鈣，健腦

鮭魚 ＋ 青江菜
✓ 減肥，降脂

鮭魚 ＋ 金針菇
✓ 健腦防衰

鮭魚 ＋ 洋蔥
✓ 防止血管硬化

鮭魚 ＋ 芝麻
✓ 養肝健脾

防治痛風食譜推薦

酸梅醬烤鮭魚

材料　鮭魚肉150克。

調料　酸梅醬、鹽、植物油適量。

做法

❶ 鮭魚肉切成小塊，用食鹽醃製10分鐘左右。

❷ 準備烤盤和鋁箔紙，在鋁箔紙上刷一層植物油，鋪在烤盤上，鮭魚塊鋪在鋁箔紙上，並塗一層植物油，淋上酸梅醬。

❸ 將準備好的鮭魚放入烤箱內，烤10分鐘即可。

嘌呤含量　約36.0毫克

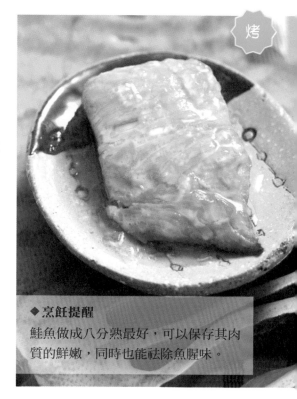

烤

◆ 烹飪提醒

鮭魚做成八分熟最好，可以保存其肉質的鮮嫩，同時也能祛除魚腥味。

清蒸鮭魚

材料　鮭魚300克。

調料　蔥、薑、鹽、料酒及蠔油各適量。

做法

❶ 鮭魚去鱗和鰓，洗淨。

❷ 取蔥段、薑片、料酒和鹽，將鮭魚醃製30分鐘，放入蒸籠蒸20分鐘。

❸ 鮭魚裝盤，放蔥絲，蠔油汁澆在魚上即可。

嘌呤含量　約72.0毫克

◆ 食用提醒

吃鮭魚的時候，搭配白蘿蔔一起食用，能有效降低鮭魚的油膩感。

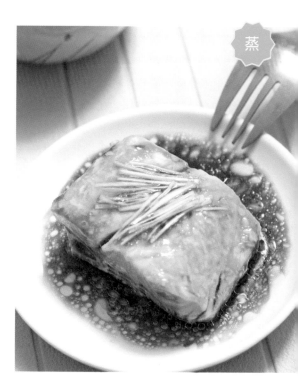

蒸

其他類

牛奶
提供優質蛋白

嘌呤含量：低
熱量：54大卡 / 100克
推薦食用量：250～300毫升 / 日

牛奶屬於高蛋白、高水分、低嘌呤的飲品，富含人體需要的全部胺基酸，還有鈣、維生素D 等，可為痛風患者提供優質蛋白，補充營養，適合痛風患者長期適量飲用。

治痛風可以這樣吃

· 痛風患者在煮牛奶時，應避免煮的時間過長，以免破壞牛奶所含的營養。
· 痛風患者在喝牛奶時最好吃些麵包或花卷、饅頭之類的碳水化合物，千萬不要空腹喝牛奶。

食物宜忌看過來

· 服用藥物時不宜用牛奶送服，可以在服藥1～2小時後再飲用牛奶。
· 牛奶中不宜加酸性飲料，如酸梅湯、橘汁、檸檬汁等，以免影響消化吸收。

食物妙用小偏方

牛奶與羊奶等量混合，煮沸，每日早晨空腹喝一次，堅持下去對胃痛、胃潰瘍患者有很大的幫助。

搭配宜忌

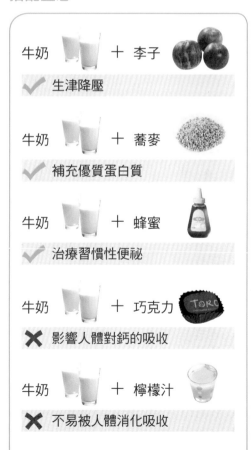

牛奶　＋　李子
✓ 生津降壓

牛奶　＋　蕎麥
✓ 補充優質蛋白質

牛奶　＋　蜂蜜
✓ 治療習慣性便祕

牛奶　＋　巧克力
✗ 影響人體對鈣的吸收

牛奶　＋　檸檬汁
✗ 不易被人體消化吸收

防治痛風食譜推薦

綠豆牛奶冰

材料　綠豆50克，牛奶100克，冰塊50克。

做法

① 綠豆淘淨，清水浸泡4小時；冰塊打成冰屑，放入透明的玻璃杯中。

② 鍋置火上，放入綠豆及適量清水，大火燒沸後轉小火煮至綠豆熟軟且湯汁黏稠，自然冷卻，取適量放在杯中的冰屑上，淋入牛奶即可。

嘌呤含量　約39.0毫克

◆食用提醒

脾胃虛寒者慎食綠豆牛奶冰。

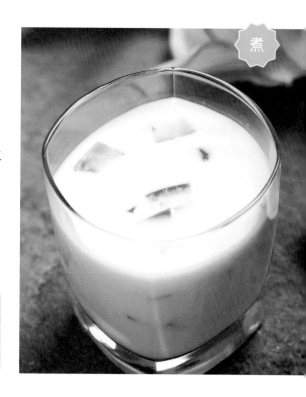

木瓜鮮奶露

材料　木瓜200克，鮮牛奶250毫升。

調料　冰糖適量。

做法

① 木瓜洗淨後切塊。

② 鍋中加適量清水、冰糖和木瓜塊，中火一同煮。

③ 木瓜塊煮熟、變成橘紅色後盛到碗中，然後加入牛奶，攪拌均勻即可。

嘌呤含量　約6.7毫克

◆烹飪提醒

木瓜最好選新鮮熟透的，做出來的飲品味道才好。

其他類

黑木耳
降低血脂

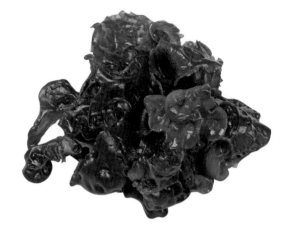

嘌呤含量：低
熱量：21大卡 / 100克
推薦食用量：(水發) 60克 / 日

黑木耳含有豐富的碳水化合物、膳食纖維及鉀等，能促進尿酸排出，緩解痛風症狀。另外，所含的維生素K可有效減少血液的凝固，防治血栓形成。因此，痛風以及合併高脂血症的患者可適當食用。

治痛風可以這樣吃

· 痛風患者在吃木耳之前，要充分泡發，最大程度減少有害物質。
· 多用黑木耳與蔬菜、瘦肉搭配，炒、煮、煨、燉均可。還有一種吃法就是生拌，用香油、鹽、醋拌好後放冰箱冷藏，連續吃1個月，降脂效果明顯。

食物宜忌看過來

· 泡發乾黑木耳應用溫水也可以用燒開米湯泡發，使木耳肥大鬆軟，味道鮮美。
· 黑木耳是天然的強有力的抗凝劑，具有抗血小板凝聚作用，會造成出血傾向。因此，咯血、嘔血、便血及其他部位出血的病人不宜吃黑木耳。

食物妙用小偏方

將黑木耳30克，紅棗30個，煮熟服食，也可加紅糖調味，可治療貧血，使面色紅潤可愛。

搭配宜忌

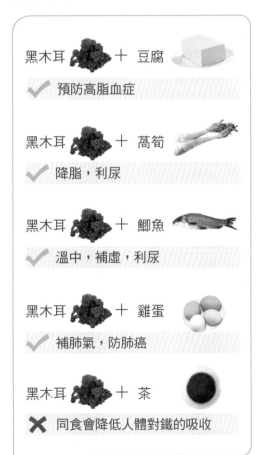

黑木耳 + 豆腐
✓ 預防高脂血症

黑木耳 + 萵筍
✓ 降脂，利尿

黑木耳 + 鯽魚
✓ 溫中，補虛，利尿

黑木耳 + 雞蛋
✓ 補肺氣，防肺癌

黑木耳 + 茶
✗ 同食會降低人體對鐵的吸收

防治痛風食譜推薦

爽口木耳

拌

材料　水發木耳200克，紅椒30克。

調料　蔥末、蒜末、鹽各3克，生抽、白糖、醋各5克，雞精、香油各少許。

做法

❶ 木耳擇洗乾淨，撕成小朵，汆熟，撈出投涼，控淨水；紅椒去蒂及子，切絲。

❷ 將木耳、紅椒絲、蔥末、蒜末、鹽、白糖、生抽、醋、雞精、香油拌勻即可。

嘌呤含量 約20.6毫克

◆烹飪提醒

黑木耳完全泡發後，放入沸水中汆5分鐘，隨後撈出用冷開水沖冷，以保持其滑嫩鮮脆。

木耳蒸蛋

蒸

材料　水發木耳 30 克，雞蛋 1 個（約 60克），枸杞子 5 克。

調料　鹽 3 克。

做法

❶ 木耳洗淨，切碎；雞蛋打散，加少許鹽調味，並對入適量白開水攪拌均勻；將切碎的木耳放入蛋液中。

❷ 鍋內加水燒開，將備好的蛋液隔水蒸10分鐘，關火即可。

❸ 將洗淨的枸杞子放在蒸蛋上作裝飾。

嘌呤含量 約6.1毫克

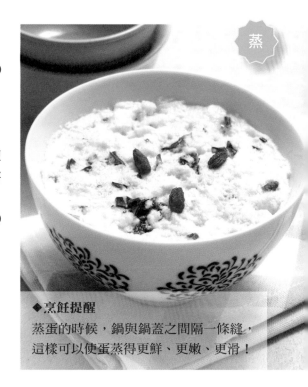

◆烹飪提醒

蒸蛋的時候，鍋與鍋蓋之間隔一條縫，這樣可以使蛋蒸得更鮮、更嫩、更滑！

其他類

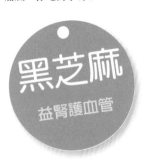

黑芝麻
益腎護血管

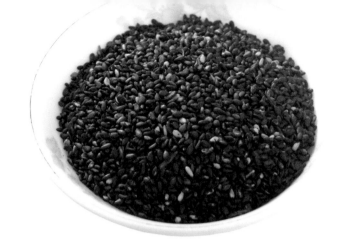

嘌呤含量：中
熱量：531大卡 / 100克
推薦食用量：10克 / 日

黑芝麻含有豐富的維生素E、不飽和脂肪酸、優質蛋白及胺基酸，可以促進膽固醇代謝，增加血管彈性，促進體內尿酸的排出，對痛風患者有很大的益處。

治痛風可以這樣吃

· 黑芝麻的外皮營養很豐富，皮稍硬，食用時應該將其碾碎，有助於吸收。
· 黑芝麻糊中主要碳水化合物是澱粉和蔗糖，適合沖調。可和豆漿、牛奶搭配，營養價值更高，方法是將豆漿或牛奶加熱沖調黑芝麻糊，做成芝麻黑豆漿。這個組合適合痛風患者做早餐，但血脂較高的痛風患者不宜長期食用。

食物宜忌看過來

· 芝麻有黑白兩種，食用以白芝麻為好，補益藥用則以黑芝麻為佳。
· 黑芝麻令人腸滑，所以脾胃虛寒大便溏泄者忌食，遺精、早洩者慎用。

食物妙用小偏方

核桃仁60克，黑芝麻30克，共研末。每日早晚各一匙，溫開水送服，可治習慣性便祕。長年便祕者，連續服用有效。

搭配宜忌

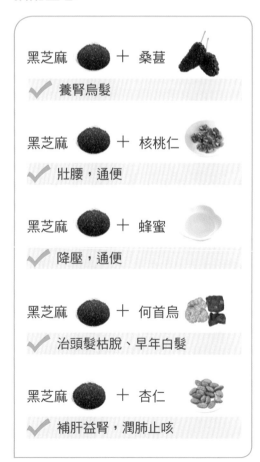

黑芝麻 ● ＋ 桑葚
✔ 養腎烏髮

黑芝麻 ● ＋ 核桃仁
✔ 壯腰，通便

黑芝麻 ● ＋ 蜂蜜
✔ 降壓，通便

黑芝麻 ● ＋ 何首烏
✔ 治頭髮枯脫、早年白髮

黑芝麻 ● ＋ 杏仁
✔ 補肝益腎，潤肺止咳

防治痛風食譜推薦

黑芝麻拌海帶

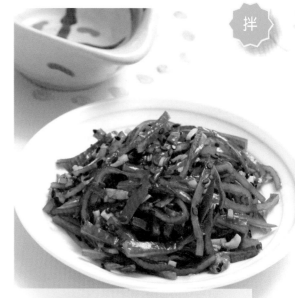
拌

材料　新鮮海帶100克，熟黑芝麻10克。

調料　玉米油5克，料酒、蒜泥、香菜碎、
　　　醋、生抽、白糖、鹽各適量。

做法

❶ 海帶洗淨，開水氽一下，撈出瀝乾，
　切絲。

❷ 蒜泥、熟芝麻添加鹽、白糖、生抽、
　醋、料酒攪拌均勻，加入玉米油，拌入
　海帶絲中，最後撒上香菜碎，即可。

嘌呤含量 　約104.3毫克

◆ 食用提醒

海帶絲在氽燙的時候需掌握好時
間，氽的過程中倒入少許醋可加快
軟爛的時間。

芝麻糊

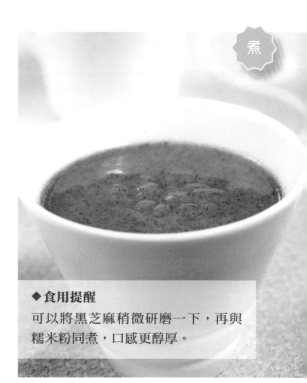
煮

材料　生黑芝麻 50 克，糯米粉 100 克。

調料　白糖 5 克。

做法

❶ 黑芝麻挑去雜質，炒熟，碾碎；糯米粉
　加適量清水，調勻。

❷ 黑芝麻碎倒入鍋內，加適量水燒開後，
　改為小火，加白糖調味。

❸ 把糯米粉慢慢淋入鍋內，勾芡成濃稠
　狀，即可。

嘌呤含量 　約36.2毫克

◆ 食用提醒

可以將黑芝麻稍微研磨一下，再與
糯米粉同煮，口感更醇厚。

其他類

蓮子

降血壓

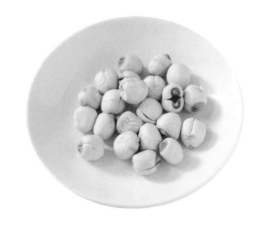

嘌呤含量：中
熱量：344大卡／100克
推薦食用量：20克／日

營養分析表明，蓮子碳水化合物占62%，蛋白質占16.6%，此外還富含礦物質和維生素，是痛風患者的滋補佳品。藥理研究表明，蓮子還含有荷葉鹼、絲草苷等物質，對治療高血壓等有效。

治痛風可以這樣吃

· 蓮子煮粥、煲湯營養吸收較好，可幫助痛風患者恢復精力，增加抵抗力。
· 蓮子心是蓮子的胚芽。蓮子心泡水飲用有很好的降壓降脂功效，痛風伴高血壓和高脂血症的患者可適量飲用。不過，蓮心味苦性寒，凡體質差、胃寒怕冷者及老年人最好不要喝蓮子心茶。

食物宜忌看過來

· 變黃發黴的蓮子千萬不要食用。
· 蓮子性澀止瀉，易阻滯氣機、收斂病邪，因此脘腹痞脹、大便祕結或患有外感病的人應慎食。

食物妙用小偏方

　　用蓮子60克，生甘草10克，水一大碗。小火煮至蓮子軟熟，再放點冰糖，吃蓮子喝湯。可治療泌尿系統感染，兼治虛煩、低熱等症。

搭配宜忌

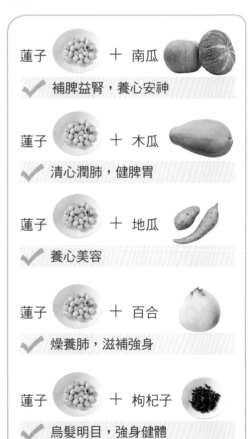

蓮子 ＋ 南瓜
✓ 補脾益腎，養心安神

蓮子 ＋ 木瓜
✓ 清心潤肺，健脾胃

蓮子 ＋ 地瓜
✓ 養心美容

蓮子 ＋ 百合
✓ 燥養肺，滋補強身

蓮子 ＋ 枸杞子
✓ 烏髮明目，強身健體

防治痛風食譜推薦

綠豆蓮子粥

材料　綠豆25克，蓮子10克，白米20克。

做法

❶ 綠豆淘洗乾淨，用清水浸泡4～6小時；
　蓮子洗淨；白米淘洗乾淨。

❷ 鍋置火上，倒入適量清水燒開，下入白
　米、綠豆、蓮子煮至米、豆熟爛即可。

嘌呤含量　約26.5毫克

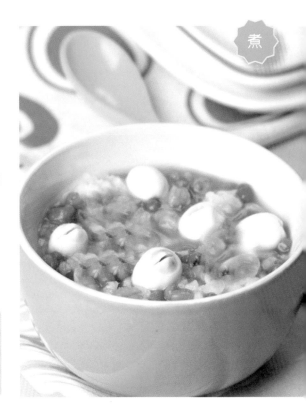

◆ **食用提醒**
痛風合併高血壓患者尤其適合食用綠
豆蓮子粥。

木瓜蓮子湯

材料　蓮子 10 克，木瓜 100 克。

調料　冰糖 5 克。

做法

❶ 蓮子用水浸泡2小時；木瓜洗淨，切塊。

❷ 鍋內加清水，煮開後加入蓮子，大火
　燒開。

❸ 水開後繼續用小火煮30分鐘，最後加入
　木瓜塊和冰糖，煮10分鐘即可。

嘌呤含量　約5.7毫克

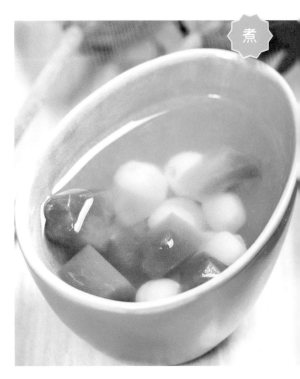

◆ **烹飪提醒**
水應該一次加夠，以免多次加水影響
口感。

其他類

核桃
健腦護血管

嘌呤含量：⊕

熱量：627大卡／100克

推薦食用量：40克／日

核桃富含不飽和脂肪酸及磷脂，能強化腦血管彈力和促進神經細胞的活力，提高大腦的生理功能，防止腦細胞的衰退。核桃還含有維生素E，能軟化血管。所以，痛風合併冠心病或高血壓的患者，可常食核桃。

治痛風可以這樣吃

· 痛風患者可將核桃仁切成顆粒撒在蛋羹上，或是直接加入菜餚中炒著吃，和黃豆一起打成豆漿喝。

· 痛風患者吃核桃時，應該適當減少其他脂肪攝入，以避免熱量攝入過高。

食物宜忌看過來

· 因核桃含有較多脂肪，所以不要一次吃得太多，否則會影響消化。建議每天吃2～4個為宜。

· 核桃性溫大熱，一切陰虛火旺、陰虛內熱體質及患熱性病者應慎食。另外，腹瀉的人不宜吃核桃。

食物妙用小偏方

核桃仁30克，韭菜子5克，下鍋炒熟，共研粉，加適量白糖，每日吞服，連服1月，有不錯的壯陽效果。

搭配宜忌

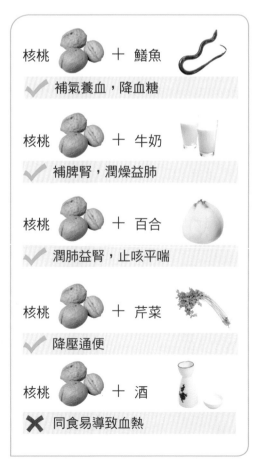

核桃 ＋ 鱔魚

✓ 補氣養血，降血糖

核桃 ＋ 牛奶

✓ 補脾腎，潤燥益肺

核桃 ＋ 百合

✓ 潤肺益腎，止咳平喘

核桃 ＋ 芹菜

✓ 降壓通便

核桃 ＋ 酒

✗ 同食易導致血熱

防治痛風食譜推薦

核桃仁炒韭菜

材料　韭菜200克，核桃仁50克。

調料　鹽3克。

做法

① 韭菜洗淨，切段；核桃仁浸泡，瀝乾，炒至金黃色盛出。

② 鍋內留底油燒熱，下韭菜段，加鹽炒勻，倒入核桃仁翻炒幾下即可。

嘌呤含量　約80.6毫克

◆ 食用提醒

入韭菜時可用大火快炒，以保持其脆嫩口感。

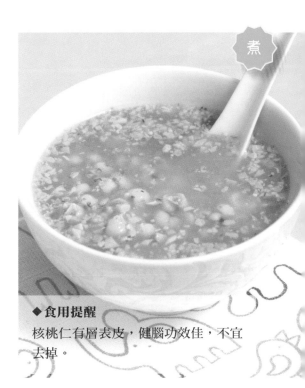

核桃薏仁湯

材料　核桃仁 60 克，薏仁 50 克。

調料　冰糖適量。

做法

① 核桃去殼取仁，用清水浸泡約1小時，浸透後洗淨，搗碎備用；薏仁洗淨，用水浸泡3小時備用。

② 煲鍋置火上，倒入適量清水，放入薏仁，大火煮沸後改小火煮約半小時加入核桃碎，繼續煮至薏仁熟爛，放入冰糖煮至化開即可。

嘌呤含量　約70.3毫克

◆ 食用提醒

核桃仁有層表皮，健腦功效佳，不宜去掉。

中藥類

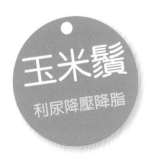

玉米鬚
利尿降壓降脂

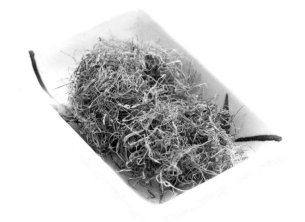

嘌呤含量：低

熱量：15大卡 / 100克

推薦食用量：(乾品) 30～60克 / 日

玉米鬚是良好的利尿劑，有顯著的降壓作用，還有降膽固醇、降血糖、降血脂及利膽功效。痛風患者常喝玉米鬚水可增加尿量，有助於促進尿酸的排泄，緩解痛風症狀。

治痛風可以這樣吃

· 玉米鬚鮮品150～250克用開水沖服，代茶飲用，具有顯著的利尿功效，可長期服用。

· 選用玉米鬚以當年新鮮玉米鬚為佳，陳年玉米鬚藥效稍差。

食物宜忌看過來

· 在服用降糖藥物的同時，飲用玉米鬚水可輔助治療。

· 玉米鬚每次用量需把握好，不宜過量使用。

食物妙用小偏方

　　玉米鬚30克，茵陳蒿30克，水煎服，每日1劑。對治療膽石症、黃疸性肝炎也有一定療效。

　　玉米鬚30克，山藥30克，枸杞子20克，開水沖泡，代茶飲，每日一劑。可改善糖尿病。

搭配宜忌

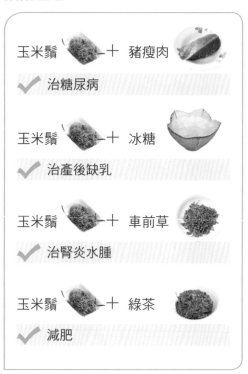

玉米鬚 ＋ 豬瘦肉

✓ 治糖尿病

玉米鬚 ＋ 冰糖

✓ 治產後缺乳

玉米鬚 ＋ 車前草

✓ 治腎炎水腫

玉米鬚 ＋ 綠茶

✓ 減肥

黑豆玉米鬚燕麥豆漿

材料 黑豆50克，燕麥30克，玉米鬚20克。

做法

❶ 黑豆用清水浸泡10～12小時，洗淨；燕麥淘洗乾淨，用清水浸泡2小時；玉米鬚洗淨，剪碎。

❷ 將黑豆、燕麥和玉米鬚倒入全自動豆漿機中，加水至上、下水位線之間，煮至豆漿機提示豆漿做好，過濾後倒入杯中即可。

功效 利尿，降血糖，降血脂，痛風併發症患者可以常喝此豆漿。

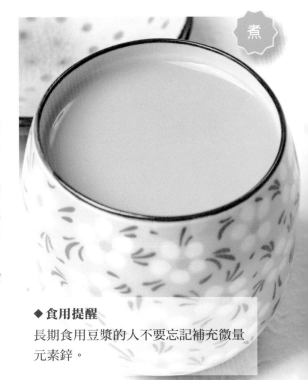

煮

◆ **食用提醒**

長期食用豆漿的人不要忘記補充微量元素鋅。

玉米鬚綠茶飲

材料 玉米鬚15克，綠茶3克。

做法

❶ 玉米鬚用自來水沖洗乾淨，備用。

❷ 將玉米鬚放杯中沖入沸水250毫升，加蓋稍燜1分鐘，加入綠茶搖動杯子，讓水浸潤綠茶，30秒鐘後即可飲用。

功效 玉米鬚與綠茶都具有減肥、利尿作用，此茶飲減肥、利尿功效明顯，還能輔助降血脂、降血糖，很適合痛風併發症患者飲用。

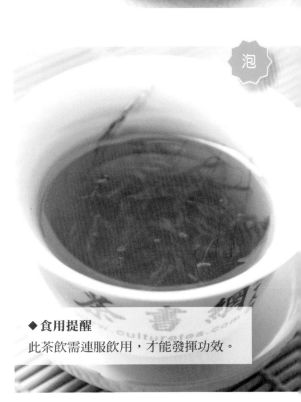

泡

◆ **食用提醒**

此茶飲需連服飲用，才能發揮功效。

中藥類

百合
緩解痛風關節炎

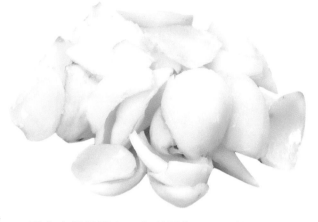

嘌呤含量：低
熱量：343大卡 / 100克
推薦食用量：(乾品) 25克 / 日

百合含鉀量豐富，有利尿作用，另外，百合能促進葡萄糖、脂肪與蛋白質代謝，有降血糖、調血脂的功效。同時百合含有的少量秋水仙素，可減少尿酸形成，常用於痛風性關節炎的輔助治療。

治痛風可以這樣吃

· 百合可泡水喝、煮粥煲湯等，對痛風都能發揮良好的緩解效果。
· 痛風患者可以食用百合粥，溫熱服食，具有利尿作用。

食物宜忌看過來

· 生用百合可清心，蜜炙用百合可潤肺。但百合不宜多食，多食傷肺氣。
· 百合性寒，風寒咳嗽及中寒便溏者不宜服用。

食物妙用小偏方

　　百合15克、酸棗仁20克，用水煎服，每天1次，對虛煩不眠有很好的作用。

搭配宜忌

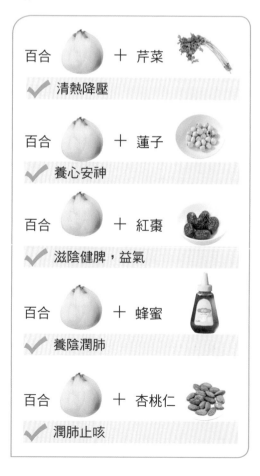

百合 ＋ 芹菜
✓ 清熱降壓

百合 ＋ 蓮子
✓ 養心安神

百合 ＋ 紅棗
✓ 滋陰健脾，益氣

百合 ＋ 蜂蜜
✓ 養陰潤肺

百合 ＋ 杏桃仁
✓ 潤肺止咳

防治痛風食譜推薦

百合粥

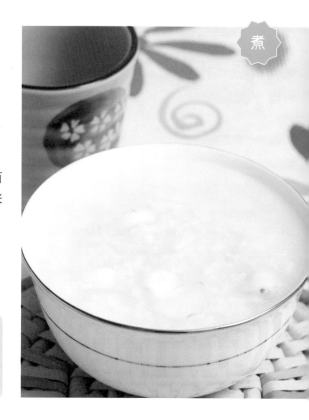

煮

材料 百合15克，粳米60克。

調料 白糖適量。

做法

❶ 將乾百合磨成粉末；粳米淘洗乾淨。

❷ 鍋置火上，加入適量清水，然後放入百
合與粳米，大火燒開，轉小火煮至粳米
熟爛，最後加適量白糖即可。

功效 清熱利尿，減輕痛風症狀。

◆ 食用提醒
急性發作期日飲3～4次，緩解期早晚
可食。要持之以恆，連吃30天以上。

百合南瓜

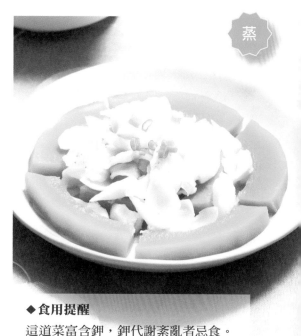

蒸

材料 南瓜 100 克，鮮百合 50 克。

調料 糖、香蔥各適量。

做法

❶ 取南瓜根部一塊，薄薄地削掉一層外
皮，切成厚片。

❷ 將南瓜塊沿盤邊擺好。

❸ 鮮百合取最新鮮的部分掰成片，洗淨瀝
乾和白糖混合均勻，放在南瓜上面。

❹ 鍋置火上，加適量水，大火燒開，放入
裝有南瓜的盤子，隔水蒸10～20分鐘，
取出，撒適量香蔥花即可。

功效 滋陰養肺，利尿降壓，降血脂。

◆ 食用提醒
這道菜富含鉀，鉀代謝紊亂者忌食。

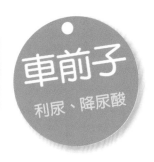

中藥類

車前子
利尿、降尿酸

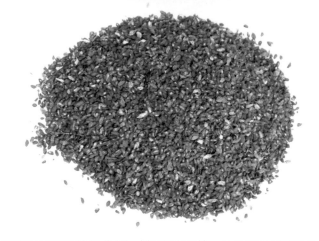

嘌呤含量：低
熱量：67大卡 / 100克
推薦食用量：9～15克 / 日

車前子含有車前子多醣、車前子酸等，有很好的利尿作用。同時，車前子含腺嘌呤、琥珀酸，能降低血尿酸濃度，抑制痛風石及腎結石形成，促使痛風石消除，對痛風引起的關節疼痛有很好的抑制作用。

治痛風可以這樣吃

· 選用車前子煎湯代茶或煮粥食用，可促進尿酸的排泄。
· 消化不良的痛風患者，可將車前子炒焦研碎口服。每次0.5～3克，每日3～4次，有利尿和促進消化液分泌的作用。

食物宜忌看過來

· 車前子可入湯劑，入丸散，或煎湯外用，或研末外撒，入煎劑宜包煎。
· 車前子性寒，可用來治療濕熱或暑濕所致的腹瀉，而對於寒濕、食滯、脾胃虛弱、腎陽虛衰所致的腹瀉應慎用或禁用。

食物妙用小偏方

車前子50克，通草15克，研細末，用黃酒沖服，每天一劑。可治小便不通。

搭配宜忌

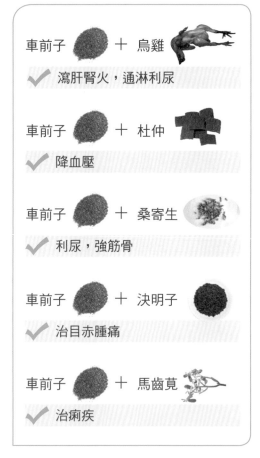

車前子 ＋ 烏雞
✓ 瀉肝腎火，通淋利尿

車前子 ＋ 杜仲
✓ 降血壓

車前子 ＋ 桑寄生
✓ 利尿，強筋骨

車前子 ＋ 決明子
✓ 治目赤腫痛

車前子 ＋ 馬齒莧
✓ 治痢疾

防治痛風食譜推薦

車前子薏仁粥

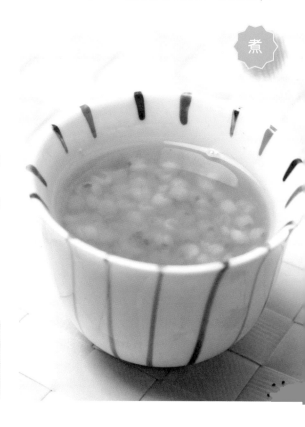

煮

材料　車前子15克，薏仁30克。

調料　白糖少許。

做法

❶ 將車前子15克裝入棉布袋內，紮緊袋口
　放入鍋內，加入適量的水燒開半小時。

❷ 取出布袋，在汁液中加入薏仁30克煮成
　粥，再加入適量白糖調勻即可食用。

功效　清熱利尿，祛風利濕。

◆食用提醒
痛風合併糖尿病患者煮粥時可以不用
加糖。

山藥車前子粥

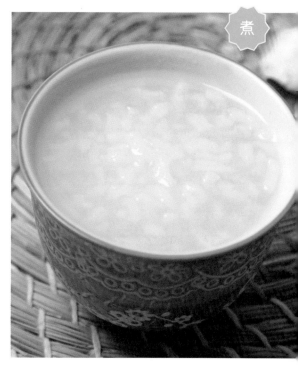

煮

材料　乾山藥30克（研粉），車前子10
　　　克，粳米50克。

做法

❶ 將車前子入裝袋內，加水煎煮30分鐘，
　取出布袋棄去。

❷ 藥液中加入粳米煮粥，沸後加入山藥
　粉，煮成稠粥。

功效　利小便、實大便，適宜於大便久不
　　　成形者。

◆食用提醒
每日3餐，連續服用。

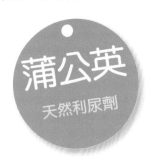

中藥類

蒲公英
天然利尿劑

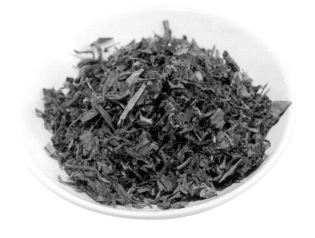

嘌呤含量：低
熱量：49大卡 / 100克
推薦食用量：60克 / 日

蒲公英有顯著的催乳、增食欲、殺菌、抗癌等多種作用。蒲公英還是天然的利尿劑和助消化食品，其富含鉀可以和鈉一起共同調節體內的水鹽平衡，有助於痛風的治療。

治痛風可以這樣吃

· 蒲公英若生吃，可將蒲公英嫩莖和葉洗淨、瀝乾，蘸醬吃；若涼拌，可將洗淨的蒲公英用沸水燙1分鐘，撈出後用冷水沖一下，再佐以調味品食用。
· 蒲公英的苦味淡淡的，不似黃連、黃芩那樣讓人望而生畏，採幾棵鮮嫩的蒲公英，當茶沖泡，可以利尿，促進尿酸的排泄。

食物宜忌看過來

· 蒲公英可藥可食，其吃法有很多，生吃、熟食、煮粥、做湯均可。
· 蒲公英味苦、性寒，脾胃虛寒者忌食。

食物妙用小偏方

　　蒲公英50克，水煎服，可治療急性乳腺炎，用鮮蒲公英搗爛，外敷患處效果更佳。蒲公英50克，用水煎液洗眼睛，一日4次，可治療紅眼病（急慢性結膜炎）。

搭配宜忌

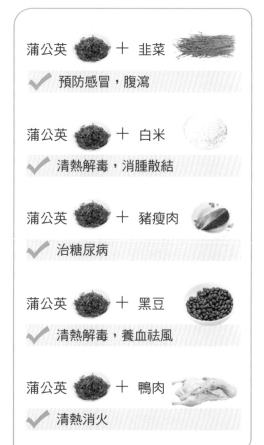

蒲公英 ＋ 韭菜
✓ 預防感冒，腹瀉

蒲公英 ＋ 白米
✓ 清熱解毒，消腫散結

蒲公英 ＋ 豬瘦肉
✓ 治糖尿病

蒲公英 ＋ 黑豆
✓ 清熱解毒，養血祛風

蒲公英 ＋ 鴨肉
✓ 清熱消火

防治痛風食譜推薦

銀花蒲公英茶

材料　金銀花乾品、蒲公英乾品各5克。

做法　將金銀花、蒲公英一起放入杯中，沖入沸水，蓋蓋子悶泡約8分鐘後飲用。

功效　清熱解毒，散癰消腫。

◆食用提醒
脾胃虛寒者不宜飲用。

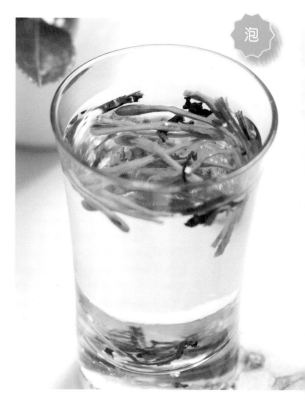

泡

蒲公英綠豆粥

材料　乾蒲公英60克，白米50克，綠豆20克。

調料　白糖10克。

做法

1 乾蒲公英用水泡軟，洗淨，切碎；綠豆洗淨，用水浸泡2小時；白米淘洗乾淨，用水浸泡30分鐘。

2 鍋置火上，倒入適量清水燒開，放入蒲公英碎，大火燒沸，改用小火煮10～15分鐘，去渣留汁，加入綠豆和白米煮至熟爛，最後調入白糖即可。

功效　清熱解毒，消腫利濕。

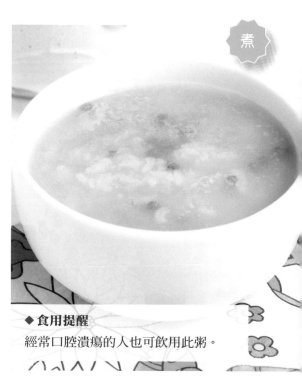

煮

◆食用提醒
經常口腔潰瘍的人也可飲用此粥。

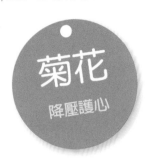

中藥類

菊花

降壓護心

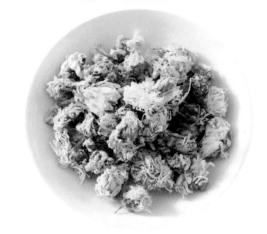

嘌呤含量：低

熱量：242大卡 / 100克

推薦食用量：60克 / 日

菊花可以平穩降壓，並能改善心肌血液供給，減慢心率，對高血壓、冠心病、快速型心律失常有預防和治療作用，並能有效地預防血栓形成和腦、肺、腎等多處動脈栓塞。所以，痛風合併高血壓或冠心病患者，可以常喝菊花茶。

治痛風可以這樣吃

· 杭菊清熱利咽，痛風患者咽喉腫痛時，喝點杭菊最好。貢菊明目，清肝明目、養肝養眼的作用更為突出。降火用滁菊，痛風患者如果出現嗓子發乾、頭發昏等「熱傷風」症狀時，喝一些滁菊就能緩解。

· 痛風患者還可以常食菊花粥，能清心、除煩、明目、去燥。

食物宜忌看過來

· 無論用哪種菊花泡茶，都不宜長期連續飲用，一般喝3～5天即可。

· 菊花性涼微寒，脾胃虛寒的人最好少喝菊花茶。體質偏寒的人喝菊花茶的時候最好放點枸杞。

食物妙用小偏方

懷菊花10克，金銀花10克，山楂10克，泡水當茶飲，可降脂降壓。

搭配宜忌

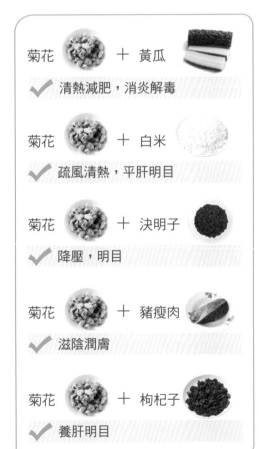

菊花 ＋ 黃瓜

✓ 清熱減肥，消炎解毒

菊花 ＋ 白米

✓ 疏風清熱，平肝明目

菊花 ＋ 決明子

✓ 降壓，明目

菊花 ＋ 豬瘦肉

✓ 滋陰潤膚

菊花 ＋ 枸杞子

✓ 養肝明目

防治痛風食譜推薦

紅棗菊花粥

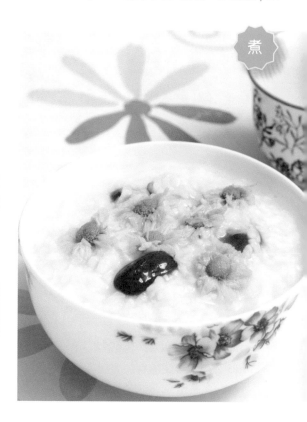

煮

材料 紅棗50克，粳米100克，菊花15克。

調料 紅糖適量。

做法

❶ 將紅棗洗淨，去核；粳米淘洗乾淨。

❷ 鍋置火上，加適量清水，然後放入紅棗、粳米、菊花，大火煮開，轉小火煮至粥黏稠，放入紅糖調味即可。

功效 降血壓，調血脂，保護心血管。

◆ **食用提醒**
痛風合併糖尿病患者不宜食用此粥。

菊花山楂茶

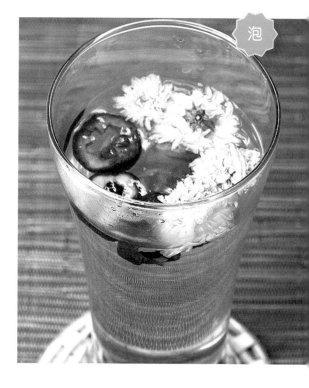

泡

材料 菊花15克，生山楂20克。

做法

❶ 將菊花、山楂分別清洗乾淨。

❷ 將菊花和山楂一起放入杯中，用開水沖泡，10分鐘後即可飲用。

功效 山楂中含有黃酮類等物質，能擴張冠狀動脈、改善心肌營養、強心、抗心率失常，並且還具有降血脂、血壓的作用。此茶飲可降血壓，降血脂，強心。

◆ **食用提醒**
山楂中的酸性物質對牙齒具有一定的腐蝕性，食用後要注意即時漱口。

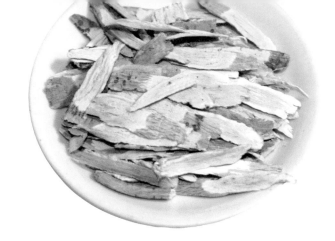

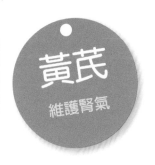

黃芪

維護腎氣

嘌呤含量：低

熱量：74大卡／100克

推薦食用量：20克／日

黃芪有「補氣之聖」的美譽，因此能維護腎氣，改善痛風患者的腎臟病變，幫助腎功能恢復。同時，黃芪含有膽酸、葉酸、糖類及多種胺基酸，能消除尿蛋白、幫助利尿，適合痛風患者食用。

治痛風可以這樣吃

· 黃芪可單味沖泡，代茶飲用，也可將15～20克黃芪加水煎服，或與其他中草藥配伍應用，如芍藥、甘草、桂枝等均可，都能發揮利尿作用。

· 痛風患者可將黃芪和山藥煮粥吃。

食物宜忌看過來

· 黃芪有生黃芪、炙黃芪之分，炙黃芪偏於補氣，生黃芪偏於生肌。

· 黃芪適合氣虛的病人。氣實者，腸胃有積滯者，火熱證如面紅目赤、口乾口苦、心煩易怒、小便黃、大便祕結者，不宜服用黃芪。陽盛陰虛，上焦熱甚，痘瘡血分熱者禁用黃芪。

食物妙用小偏方

　　生黃芪30克，雞1隻，重約1000～1500克，加酒共煮。每日1劑，食雞喝湯。用於體虛、產後或病後體弱、腎炎低蛋白血症。

搭配宜忌

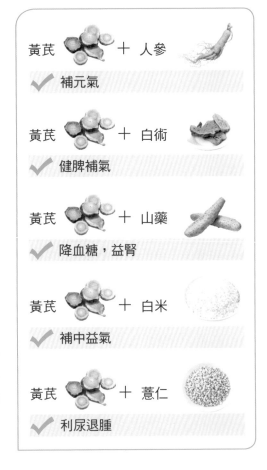

黃芪　＋　人參

✔ 補元氣

黃芪　＋　白朮

✔ 健脾補氣

黃芪　＋　山藥

✔ 降血糖，益腎

黃芪　＋　白米

✔ 補中益氣

黃芪　＋　薏仁

✔ 利尿退腫

防治痛風食譜推薦

黃芪紅棗茶

材料　黃芪10～15克，紅棗6顆，清水2～
　　　3碗。

做法

❶ 紅棗用溫水泡發洗淨，去核。

❷ 黃芪和紅棗用清水浸泡20～30分鐘。

❸ 鍋內加入清水，放入紅棗、黃芪，煮沸
　　後轉小火煮20分鐘即可飲用。

功效　補益氣血，健脾強心，降壓利尿，
　　　可以促進痛風患者的血液循環，有
　　　利於疾病的調養。

◆食用提醒
最好用小刀在紅棗表皮劃出直紋來幫
助養分溢出。

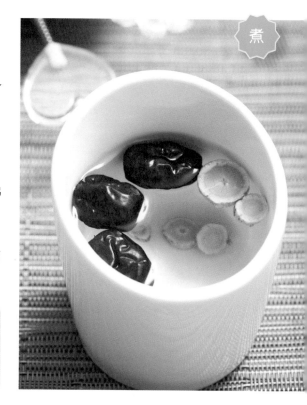

黃芪山地粥

材料　黃芪30克，山藥100克，生地黃15克。

做法

❶ 黃芪、生地黃煎水取汁；山藥研為粉末。

❷ 將藥汁煮沸，慢慢撒入山藥粉，攪勻，
　　煮成粥食用。

功效　補氣血，強腎益腎，降血壓，調血
　　　脂，痛風患者出現腎功能衰弱時，
　　　可以常食黃芪山地粥。

◆食用提醒
黃芪補氣升陽多炙用，利尿消腫多生
用。為了發揮利尿消腫之功效，此粥
可用生黃芪。

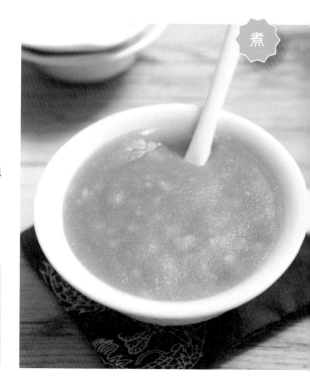

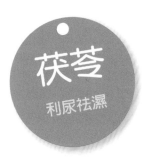

茯苓
利尿祛濕

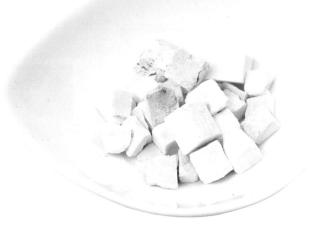

嘌呤含量：低
熱量：16大卡／100克
推薦食用量：10～15克／日

茯苓含有的茯苓聚糖、茯苓酸、膽鹼、鉀鹽，有緩慢持久的利尿作用，能促進體內尿酸鹽的排出，有利於防止痛風患者出現水腫、小便不利等症狀。

治痛風可以這樣吃

· 茯苓的藥味很淡，微甜，所以痛風患者可以將茯苓泡茶喝或煮粥吃。
· 可以到中藥房買茯苓粉，自己製作茯苓食品。如蒸製饅頭、包子等麵食時，可在麵粉中加入茯苓粉混勻一起蒸。

食物宜忌看過來

· 茯苓全身是寶，黑色外皮部為「茯苓皮」，茯苓皮的主要作用是利尿消腫。
· 肝腎陰虛者（常伴有頭暈、失眠、五心煩熱、睡覺時出汗、腰膝酸軟等不適）慎用茯苓。

食物妙用小偏方

將適量茯苓、山藥、松仁、芡實及蓮心一起磨成粉末。在麵粉中倒入適量的清水，再調入此藥粉，烙成薄餅。此餅具有寧心安神、健脾益氣的功效，尤其對糖尿病患者有較好的療效。

搭配宜忌

茯苓 ＋ 紅棗

✔ 補益脾胃，寧心安神

茯苓 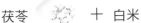 ＋ 白米

✔ 健脾胃，利尿滲濕

茯苓 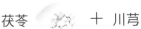 ＋ 川芎

✔ 行氣化痰，除濕醒脾

茯苓 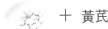 ＋ 黃芪

✔ 健脾氣，利尿祛濕

茯苓 ＋ 鯽魚

✔ 健脾和胃，利尿消腫

防治痛風食譜推薦

茯苓粥

材料　茯苓15克，粟米50克。

做法

❶ 將茯苓洗淨，水煎取汁，備用；粟米淘洗乾淨。

❷ 鍋置火上加入藥汁及適量清水，大火煮開，然後放入粟米，煮至粥黏即可。

功效　健脾益胃，利尿祛濕，寧心安神。可以幫助痛風患者排出尿酸，也有助於減肥。

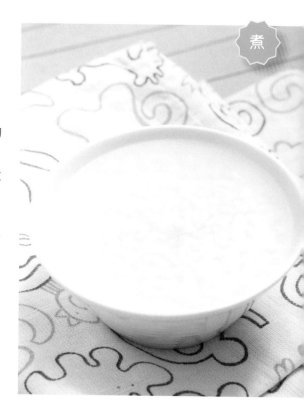

◆ 食用提醒

茯苓粥性味平和，四季可食。

豆蔻茯苓饅頭

材料　白豆蔻5克，茯苓10克，麵粉250克，酵母3克。

做法

❶ 白豆蔻去殼，烘乾研成細粉；茯苓烘乾，研成細粉。

❷ 將麵粉、豆蔻粉、茯苓粉、發酵粉和勻，加水適量，揉成麵團，發酵待用。

❸ 將麵團製成每只重20克的饅頭坯，上籠蒸20分鐘即可。

功效　芳香化濕，行氣健胃，具有養胃作用，適用於脾胃失調患者。

◆ 食用提醒

豆蔻茯苓饅頭可以為痛風患者提供充足的碳水化合物，作為早餐食用。

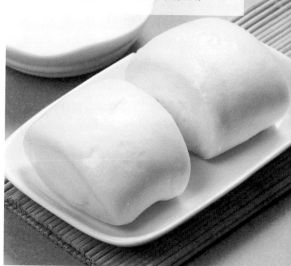

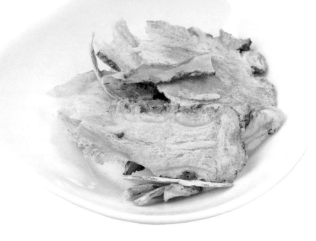

當歸

促進尿酸排出

嘌呤含量：低

熱量：235大卡／100克

推薦食用量：5克／日

當歸能調節人體酸鹼度，鹼化尿液，抑制尿酸的形成，並能促進尿酸排出體外。此外，當歸還能改善腎小球過濾功能及腎小管吸收功能，減輕腎損害，能有效防治痛風合併腎病，緩解痛風症狀。

治痛風可以這樣吃

· 在煮粥或煲湯時，加入適量當歸，有補血和血的功效，女性痛風患者宜多食之。

· 痛風患者可將當歸水煎取汁，和白米一起煮粥吃，有補血活血之效。

食物宜忌看過來

· 當歸按其部位不同可分為歸頭、歸身、歸尾、全歸四種。根部膨大部位為歸頭，根部中間主幹部位為歸身，二者均擅長補血潤腸通便。根部末端支根部位為歸尾，能活血、調經止痛。

· 孕婦慎用當歸；火大的人、濕氣所致胃脹腹脹及長期腹瀉者忌服當歸；熱盛出血者禁服當歸。

食物妙用小偏方

取20克當歸，將其熬成湯水，然後用湯水泡手，每天2次，泡完後再塗上凍瘡膏，可治療凍瘡。

搭配宜忌

當歸 ＋ 羊肉

✔ 溫中補血，祛寒止痛

當歸 ＋ 白米

✔ 補血活血

當歸 ＋ 桂圓

✔ 補血補氣

當歸 ＋ 益母草

✔ 活血化瘀

當歸 ＋ 黃芪

✔ 益氣養血

防治痛風食譜推薦

當歸益母蛋

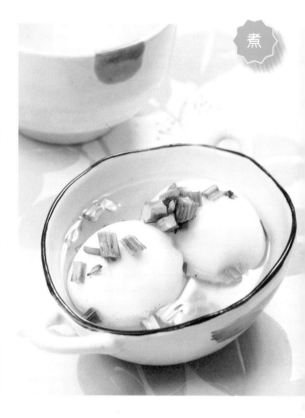

材料　當歸20克，益母草30克，雞蛋2顆。

做法

❶ 將當歸和益母草洗淨；雞蛋外殼清洗乾淨，煮熟去殼用針扎數個孔。

❷ 鍋置火上，將當歸、益母草煎成藥汁，然後放入雞蛋再煮3～5分鐘即可。

功效　補腎養血，活血止痛，可促進痛風患者的氣血流通，減少疼痛發作的機會。

◆ 食用提醒

孕婦忌食當歸益母蛋。

參歸桑葉茶

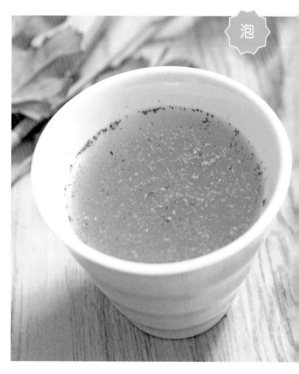

材料　當歸150克，黨參120克，冬桑葉60克。

做法

❶ 將當歸、黨參、冬桑葉研成粗末，混合均勻。

❷ 每日取30～40克，置保溫瓶中，沖入沸水適量，蓋悶20～30分鐘後，代茶頻飲。

功效　補氣養血，活血，降血脂，利尿，抗炎。

◆ 食用提醒

感冒惡寒發熱無汗者慎用此茶飲。

中藥類

荷葉
清熱利濕

嘌呤含量：低
推薦食用量：
(乾品) 6 ～10克 / 日

荷葉可清熱利濕、涼血止血，幫助痛風患者減輕體重，其含有的黃酮類物質能夠清除自由基、降血脂、對抗心肌梗塞。荷葉鹼可擴張血管，降低血壓，可用於防治痛風合併心腦血管疾病。

治痛風可以這樣吃

· 將適量荷葉放入杯中，用開水沖泡，具有降脂減肥的功效，需要注意，只有第一泡有降脂減肥的作用，且最好空腹飲用。

· 將荷葉與其他食材一起煮成粥食用，具有降壓降脂、清暑化濕的功效。

食物宜忌看過來

· 荷葉多鮮用，用量20～40克，內服、泡茶、入菜均可。

· 體虛者及有消化道疾病者不宜食用荷葉。另外，孕婦忌服荷葉，以免造成貧血。

食物妙用小偏方

　　乾荷葉10克、烏龍茶10克，泡水當茶飲，飯前飯後各飲1次，一個月為一療程。能夠降血脂，更有助於健康減肥。

搭配宜忌

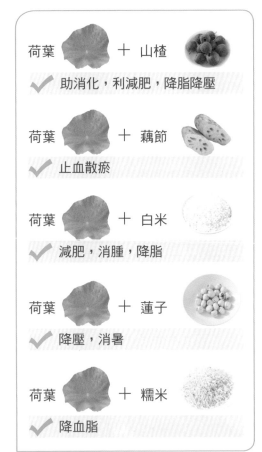

荷葉 ＋ 山楂
✓ 助消化，利減肥，降脂降壓

荷葉 ＋ 藕節
✓ 止血散瘀

荷葉 ＋ 白米
✓ 減肥，消腫，降脂

荷葉 ＋ 蓮子
✓ 降壓，消暑

荷葉 ＋ 糯米
✓ 降血脂

防治痛風食譜推薦

荷葉消暑粥

材料　荷葉半張，糯米、花生各100克，綠
　　　豆20克，冬瓜200克。

調料　冰糖15克。

做法

❶ 荷葉、糯米洗淨；帶皮冬瓜洗淨，切片
　備用。

❷ 綠豆洗淨，冷水浸泡5小時；花生洗
　淨，用電鍋帶水蒸2小時後取出。

❸ 鍋內加適量清水，用大火煮開後轉小
　火，加入除冬瓜外所有材料，繼續煮30
　分鐘，再加冬瓜片煮30分鐘後，將荷葉
　撈出，加入冰糖調味即可。

功效　清熱利尿，消暑，降壓。

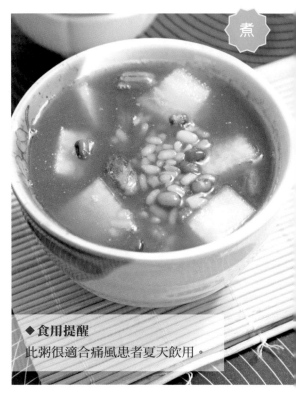

◆ 食用提醒
此粥很適合痛風患者夏天飲用。

蓮子荷葉粥

材料　白米 80 克，鮮荷葉 1 張，新鮮蓮子
　　　30 克。

調料　白糖適量。

做法

❶ 白米淘洗乾淨，浸泡30分鐘；荷葉洗
　淨撕碎，放入鍋中，加入適量清水，
　熬煮成荷葉湯，留湯備用；蓮子洗
　淨，去心。

❷ 白米放入鍋中，倒入荷葉湯，大火煮
　沸，放入蓮子改小火同煮至粥稠，加白
　糖調味即可。

功效　清暑降壓，養心除煩。

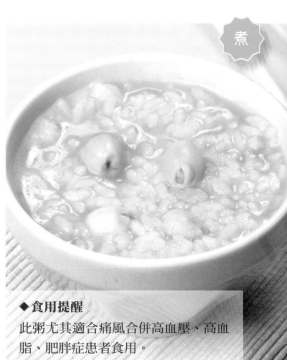

◆ 食用提醒
此粥尤其適合痛風合併高血壓、高血
脂、肥胖症患者食用。

中藥類

熟地黃
滋陰補腎

嘌呤含量：低
推薦食用量：10～15克／日

熟地黃由生地黃加工炮製而成，有滋陰補血、補精益髓等功效。現代醫學認為，熟地黃可以增強免疫力，促進造血，降血壓、調血脂，改善心肌缺血，還有降血糖、抗衰老、抗腫瘤及鎮靜、利尿等作用，適合痛風患者食用。

治痛風可以這樣吃

· 將熟地黃水煎煮1小時，取藥液代茶飲，適用於痛風合併高血壓患者。
· 痛風合併糖尿病患者在緩解期，可以食用山藥熟地瘦肉湯，以滋陰固腎，降血糖。

食物宜忌看過來

· 服用熟地黃劑量過大可對心臟產生抑製作用，所以不宜過量服用。
· 熟地黃有助濕氣、妨礙消化的弊病，故脾胃虛弱、氣滯多痰、脘腹脹痛、食少便溏者不宜使用；肝陽上亢，但無肝腎陰虛的高血壓患者需慎用。

食物妙用小偏方

　　將生、熟地黃各10克和生黃芪30克一同水煎，代茶飲。益氣滋陰，適用於糖尿病腎病。

搭配宜忌

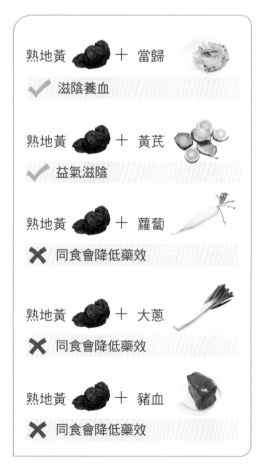

熟地黃 ＋ 當歸
✔ 滋陰養血

熟地黃 ＋ 黃芪
✔ 益氣滋陰

熟地黃 ＋ 蘿蔔
✘ 同食會降低藥效

熟地黃 ＋ 大蔥
✘ 同食會降低藥效

熟地黃 ＋ 豬血
✘ 同食會降低藥效

防治痛風食譜推薦

熟地麥冬飲

材料　熟地黃2克，麥冬3克。

做法　將熟地黃、麥冬一起放入杯中，倒入
　　　沸水，蓋蓋子悶泡約10分鐘後飲用。

功效　熟地黃中含有多種維生素及礦物質
　　　等，具有抑制脂質過氧化，提高抗
　　　氧化活性等作用，並能降血壓、降
　　　血脂、抑制血栓形成、改善心肌缺
　　　血等作用；麥冬具有清肺、補心除
　　　煩的功效。

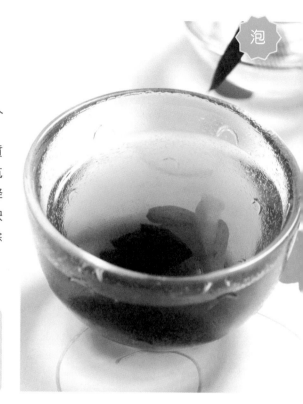

◆ 食用提醒
腹脹、腹痛、腹瀉、消化不良者不宜
飲用。

熟地調經茶

材料　熟地黃、何首烏各15克。

做法　將熟地黃、何首烏放入保溫杯中，
　　　沖入沸水，蓋蓋子悶泡約15分鐘後
　　　飲用。

功效　熟地黃具有滋陰補血的作用。何首
　　　烏補肝腎、益精血。

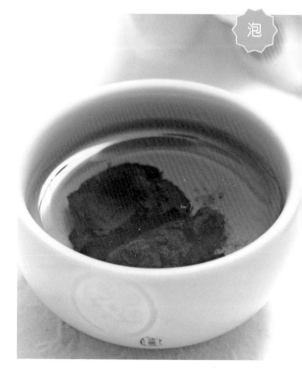

◆ 食用提醒
胃氣虛者不宜飲用。

忌吃的食物

豬肝

　　豬肝含有大量的蛋白質和維生素A，還含有豐富的鈣、磷、鐵及維生素B_1、B_2等，可以調節、改善貧血病人造血系統的生理功能，防止缺鐵性貧血、惡性貧血和佝僂病。不過，豬肝含膽固醇較高，每100克豬肝含膽固醇量達368毫克。如果吃100克豬肝，膽固醇就已經超過營養學會推薦每日300毫克的攝取量。值得一提的是，豬肝屬於高嘌呤食物，會在體內轉換成尿酸，導致體內尿酸濃度升高，所以患有高脂血症、高尿酸血症或痛風的病人應盡量避免食用豬肝。

豬腰

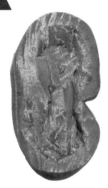

　　豬腰即豬腎，具有補腎、強腰、益氣、通膀胱、消積滯、止消渴的作用，主治腎虛所致的腰痠痛、腎虛遺精、小便不利等病症。豬腰一直是男性鍾情的壯陽之寶，可是，事物都是兩面性的，豬腰中含有高量的鎘，鎘會對腎臟、肝臟和生殖功能造成危害，不僅會造成精子的數目減少，而且受精卵著床也會受到影響，可能會影響受孕。另外，豬腰所含膽固醇偏高，也富含嘌呤。綜上所述，痛風患者不宜吃豬腰。

豬肚

　　豬肚即豬胃，含有蛋白質、脂肪、碳水化合物、維生素及鈣、磷、鐵、鈉、鎂等，具有補虛損、健脾胃的功效，適用於氣血虛損、脾胃虛弱、食欲缺乏、中氣不足，氣虛下陷等症的食療。但豬肚所含膽固醇偏高，也富含嘌呤，不適合痛風患者食用。

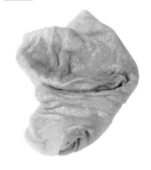

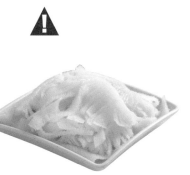

牛肚

　　牛肚，為牛科動物黃牛或水牛的胃，又名牛百葉。中醫認為，牛肚味甘、性平，入脾、胃經，有健脾益氣、補虛養血之功，適用於病後虛羸，氣血不足，消渴，風眩等症。《食療本草》言其「主消渴，風眩，補五臟，以醋煮食之。」營養分析表明，本品含蛋白質，脂肪，鈣、磷、鐵、硫胺素、維生素B$_2$，煙酸等。但牛肚所含膽固醇偏高，也富含嘌呤，不適合痛風患者食用。

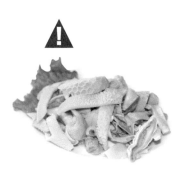

羊肚

　　羊肚味甘、性溫，有益脾胃、補虛弱、止虛汗的功效，主治肌肉消瘦、食少、反胃、虛汗、尿頻等症。羊肚中所含的營養成分有蛋白質、脂肪、碳水化合物、鈣、磷、鐵、維生素B$_1$、維生素B$_2$、煙酸等，但羊肚所含膽固醇偏高，也富含嘌呤，不適合痛風患者食用。

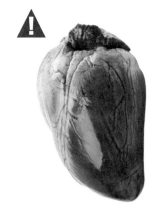

豬心

　　豬心蛋白質含量是豬肉的2倍，而脂肪含量僅為豬肉的十分之一。此外，也有較多的鈣、磷、鐵、維生素、煙酸等成分。可用來加強心肌營養，增強心肌收縮力。中醫認為，豬心有安神定驚、養心補血之功，可治驚悸、怔忡、自汗、不眠等症。豬心可醫治「心病」，中醫所說的「心病」包括有關睡眠、意識、思維等方面的病症。但豬心所含膽固醇偏高，也富含嘌呤，不適合痛風患者食用。

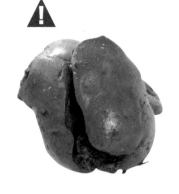

雞肝

　　雞肝味甘而溫，可補肝明目，養血補血，是食補肝髒的佳品，較其他動物肝臟補肝的作用更強，且可溫胃。中醫認為，雞肝適用於肝血虧虛所致的目暗，夜盲，小兒疳積，胎漏，產後及病後貧血等病症。營養分析表明，雞肝含豐富的蛋白質、脂肪、糖類、鈣、磷、鐵及維生素B群、維生素A等。煮粥服食，對血虛頭暈，視物昏花等，卓效。但雞肝所含膽固醇偏高，也富含嘌呤，不適合痛風患者食用。

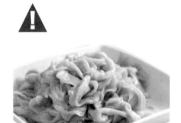

雞腸

　　雞腸有臊味，要細心剖開洗滌，異味去掉後可供作菜餚。中醫認為，雞腸味甘、性平，入腎經，可固腎止遺、化濁止漏，主治遺尿、遺精、白濁、痔漏。但雞腸所含膽固醇偏高，也富含嘌呤，不適合痛風患者食用。

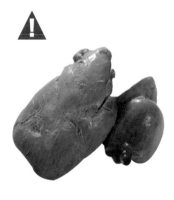

鴨肝

　　鴨肝味甘、苦，性溫，入肝經；可補肝、明目、養血；用於血虛萎黃、夜盲、目赤、水腫、腳氣等症。鴨肝富含鐵，鐵質是產生紅細胞必需的元素，一旦缺乏便會感覺疲倦，面色青白，適量進食鴨肝可使皮膚紅潤。鴨肝中富含維生素B_2，維生素B_2是人體生化代謝中許多和輔的組成部分，在細胞增殖及皮膚生長中發揮著間接作用。不過，鴨肝中含鋅較多，但其所含膽固醇偏高，也富含嘌呤，不適合痛風患者食用。

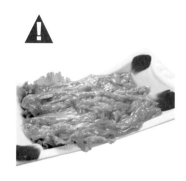

鴨腸

　　鴨腸富含蛋白質、維生素B群、維生素C、維生素A和鈣、鐵等微量元素。對人體新陳代謝，神經、心臟、消化和視覺的維護都有良好的作用。但鴨腸中所含膽固醇偏高，也富含嘌呤，不適合痛風患者食用。

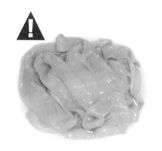

鵝腸

　　鵝腸具有益氣補虛、溫中散血、行氣解毒的功效，是火鍋中餐的優質食材，富含蛋白質、維生素B群、維生素C、維生素A 和鈣、鐵等微量元素，對人體新陳代謝，神經、心臟、消化和視覺的維護都有良好的作用。但鵝腸中所含膽固醇偏高，也富含嘌呤，不適合痛風患者食用。

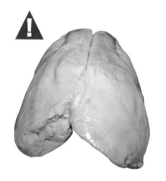

鵝肝

　　鵝肝為鴨科動物鵝的肝臟，其味甘、苦、性溫，入肝經，可補肝、明目、養血，用於血虛萎黃、夜盲、目赤、水腫、腳氣等症。營養分析表明，鵝肝含碳水化合物、蛋白質、脂肪、膽固醇和鐵、鋅、銅、鉀、磷、鈉等礦物質，屬於高膽固醇食品，並且其富含於脂肪中的飽和脂肪酸會增加人體膽固醇的含量，另外也富含嘌呤，所以不適合痛風患者食用。

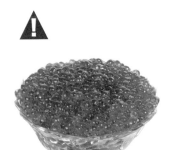

魚卵

　　魚卵含皮膚所需的微量元素、礦物鹽、蛋白質、胺基酸和重組基本脂肪酸，能夠有效地滋潤和營養皮膚，使皮膚保持細膩和光潔，還能抑制皮膚衰老、防止色素沉著，驅除因皮膚過敏或是感染而引起的皮膚乾燥和瘙癢等皮膚損害。不過，魚卵是高嘌呤食物，且固醇極高，所以不適合痛風患者食用。

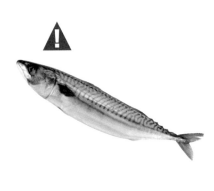

鯖魚

　　鯖魚是一種高蛋白、低脂肪、易被人體吸收的食物，鯖魚體內含有兩種營養價值較高的物質：一種叫二十碳五烯酸（EPA），另一種叫二十二碳六烯酸（DHA），這兩種物質在鯖魚脂質中含量較高，是防止動脈硬化，防止腦血栓及心肌梗塞等心腦血管病的重要成分。孕婦及青少年和兒童多食鯖魚，有助於生長髮育、提高智力。但鯖魚富含嘌呤，所以不適合痛風患者食用。

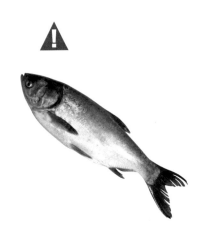

鰱魚

　　鰱魚味甘，性平，為溫中補氣、暖胃散寒、澤肌膚的養生佳品，適用於脾胃虛寒體質及溏便、皮膚乾燥者，也可用於脾胃氣虛所致的乳少等症。現代營養學認為，鰱魚肉質鮮嫩，營養豐富，能提供豐富的膠質蛋白，即能健身，又能美容，是女性滋養肌膚的理想食品，它對皮膚粗糙、脫屑、頭髮乾脆易脫落等症均有療效。但鯖魚富含嘌呤，所以不適合痛風患者食用。

白帶魚

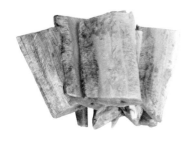

　　白帶魚味甘、鹹，性溫，入肝、脾經，有益氣養血，暖胃養肝，澤膚美容之功，適用於久病體虛，血虛頭暈，氣短乏力，食少消瘦，胃脘冷痛，消化不良，營養不良，產後乳汁不足，瘡癤癰腫，外傷出血等症。白帶魚不僅富含蛋白質，還富含鎂，對心血管系統有很好的保護作用，有利於預防高血壓、心肌梗塞等心血管疾病。但白帶魚富含嘌呤，所以不適合痛風患者食用。

鱧魚

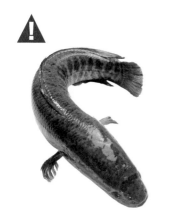

　　鱧魚，亦稱「黑魚」、「烏鱧」，中醫認為，鱧魚味甘性寒，具有健脾利尿、益氣補血、去瘀生新、清熱祛風、通乳等功效。《本草綱目》記載說，黑魚肉「甘、寒，無毒……療五痔，治濕痹，面目浮腫」。我國南方民間視黑魚為滋補魚類，常選作藥用，尤以廣東、廣西將其作為珍貴補品，因為黑魚富含鐵，益氣補血、去瘀生新，對創傷癒合有良好療效。但鱧魚富含嘌呤，所以不適合痛風患者食用。

沙丁魚

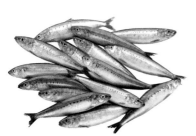

　　沙丁魚屬於深海魚類，富含Omega-3、EPA和DHA。這些基本的脂肪酸能夠幫助身體裡的血液流動暢通，保持一顆健康的心臟，防止患心血管疾病的可能性。簡單來說，吃沙丁魚是保持一個健康心臟的重要方法。但沙丁魚屬於高嘌呤食物，痛風患者不宜食用。

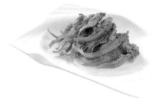

鳳尾魚

　　鳳尾魚又稱「黑背魚」，鳳尾魚含有蛋白質、脂肪、碳水化合物、鈣、磷、鐵及微量元素鋅、硒等。鋅、硒等微量元素有利於兒童智力發育。還發現能促進人血中抗感染淋巴細胞的增加。臨床也證實鳳尾魚有益於提高人體對化療的耐受力。但鳳尾魚屬於高嘌呤食物，痛風患者不宜食用。

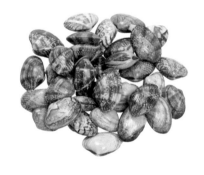

蛤蜊

　　蛤蜊味鹹、性寒，入胃經，具有滋陰潤燥、利尿消腫、軟堅散結、潤五臟、止消渴等功效，適用於胃陰虛消渴、食欲缺乏、小便黃赤短少、水腫、痞塊、瘰瘤等病症。營養分析表明，蛤蜊肉營養比較全面，含有蛋白質、脂肪、碳水化合物、鐵、鈣、磷、碘、維生素、胺基酸和牛磺酸等多種成分，低熱量、高蛋白、少脂肪，但蛤蜊屬於高嘌呤食物，所以痛風患者不宜食用。

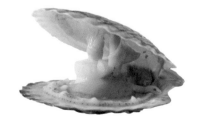

干貝

　　干貝又稱扇貝、江珧，性平，味甘鹹。能補腎滋陰，下氣調中，利五臟，治消渴，消腹中宿積，治腎虛腰痛。古人曰：「食後三日，猶覺雞蝦乏味。」可見干貝之鮮美非同一般。干貝的蛋白質含量之多，相當於牛肉、雞肉、明蝦的3倍，其礦物質含量也遠在魚翅、燕窩之上。但干貝屬於高嘌呤食物，所以痛風患者不宜食用。

魚乾

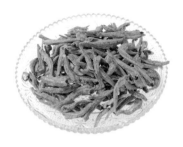

　　魚乾是指將新鮮海魚經充分曬乾而成。脫脂魚乾是以優質海魚為原料，經過高溫蒸煮、烘乾等程式精製而成，各項指標均達到國家規定的標準。常見的有魷魚乾、鮑魚乾、銀魚乾等。魚乾富含蛋白質，但魚乾食品中含有較多的「亞硝胺」，具有一定的致癌性。且魚乾屬於高嘌呤食物，所以痛風患者不宜食用。

小蝦

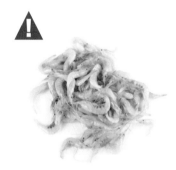

　　蝦的營養價值極高，能增強人體的免疫力和性功能，補腎壯陽，抗早衰，可醫治腎虛陽痿、畏寒、體倦、腰膝痠痛等病症。比起大蝦，小蝦的優點是骨頭比較軟，吃的時候能連骨頭一起吃下去，這樣能吸收的鈣就更多。所以，經常食小蝦，既可補充蛋白質，又可補充鈣質。但小蝦屬於蝦類中的高嘌呤食物，所以痛風患者不宜食用。

淡菜

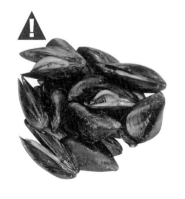

　　淡菜是貽貝科動物厚殼貽貝或其他貽貝的貝肉，《本草匯言》記載：「淡菜，補虛養腎之藥也」。淡菜營養價值很高，蛋白質含量高達59%，其中含有8種人體必需的胺基酸，脂肪含量為7%，且大多是不飽和脂肪酸。另外，淡菜還含有豐富的鈣、磷、鐵、鋅等礦物質，其營養價值高於一般的貝類和魚、蝦、肉等，對促進新陳代謝，保證大腦和身體的健康發育具有積極的作用。但淡菜屬於高嘌呤食物，所以痛風患者不宜食用。

防痛風茶飲方

茯苓車前齒莧茶

用料 土茯苓20克，車前子、馬齒莧、茵陳各15克，冰糖6克。

方法 將土茯苓、車前子、馬齒莧、茵陳加水煎煮20分鐘，濾汁後加冰糖，代茶飲用。

效用 清熱利濕，降低尿酸。

防治 痛風患者伴濕熱內蘊、小便不利、尿酸高者。

茯苓乾薑茶

用料 茯苓10克，乾薑5克。

方法 用打粉機將兩者打成粉末，充分混合在一起，裝入密閉容器內。服用時，取適量
加水沖泡10分鐘即可。

效用 利尿、降糖、強心。

防治 痛風、哮喘、糖尿病。

蓮子金銀花茶

用料 蓮子10克，金銀花5克，冰糖適量。

方法 將蓮子、金銀花和冰糖一同加入玻璃杯中，倒入沸水沖泡，悶10分鐘左右，溫度
適宜即可飲用。

效用 利尿、維持酸鹼平衡。

防治 痛風合併高血壓、糖尿病等。

檸檬薄荷茶

用料 青檸檬100克，薑20克，薄荷20克，白糖適量，蘇打水少許。

方法 薑去皮榨成汁，濾除渣滓後加入白糖和少許水攪拌，至糖溶化，製成薑汁糖漿。
青檸檬一部分榨汁，一部分切小塊。薄荷洗淨，放入大容器中，加入檸檬塊、檸
檬汁、薑汁糖漿和蘇打水，混合均勻即可飲用。

效用 加速尿酸排泄。

防治 痛風合併腎結石。

陳皮山楂烏龍茶

用料　陳皮10克，山楂20克，烏龍茶5克。

方法　陳皮和山楂洗淨，放入砂鍋，加水煎煮30分鐘。去渣，取汁沖泡烏龍茶，蓋蓋悶10分鐘即可。

效用　降脂減肥。

防治　痛風合併高脂血症。

菊花山楂茶

用料　菊花15克，生山楂20克。

方法　先把菊花和生山楂用清水清洗乾淨，取出，然後放入一玻璃杯中，加入開水沖泡，泡10分鐘左右，待水溫適宜即可飲用。

效用　消暑生津、祛風散火。

防治　防治痛風合併高血壓。

百合菊花茶

用料　百合100克，白菊花10克，冰糖適量。

方法　菊花用清水洗淨，然後輕輕拍碎，將百合與碎菊花一同加入鍋中，煮至軟爛，然後加入適量冰糖，稍微攪拌即可飲用。

效用　鹼化尿液。

防治　痛風性關節炎。

綠豆玉米鬚茶

用料　綠豆20克，玉米鬚50克。

方法　先將綠豆炒熟，放入砂鍋內，加入玉米鬚及適量清水，大火煎煮服用，每日3次較適宜。

效用　清熱利尿、消炎排毒。

防治　痛風合併高血壓。

竹葉茅根茶

用料 新鮮竹葉10克，白茅根10克。

方法 將新鮮的竹葉和白茅根洗淨，取一保溫杯，將用料放入保溫杯中，加入適量的開水，沖泡30分鐘，放涼後即可飲用。

效用 利尿。

防治 痛風合併腎結石。

茉莉菊花綠茶

用料 菊花5克，茉莉花5克，綠茶3克

方法 將菊花、茉莉花和綠茶一起研磨成細末，過篩後裝入茶袋中。使用時，將茶袋浸泡在沸水中15分鐘左右即可。

效用 降脂。

防治 痛風合併高脂血症。

蜂蜜檸檬綠茶

用料 檸檬半個，綠茶10克，蜂蜜適量。

方法 用開水沖泡綠茶，放10分鐘左右，待綠茶泡出味道和顏色後，過濾掉茶葉，待茶溫涼之後，加入檸檬和蜂蜜，攪拌均勻即可飲用。

效用 促進尿酸排泄。

防治 痛風及合併高血壓患者。

鳳梨紅茶

用料 鳳梨100克，紅茶10克。

方法 鳳梨洗淨去皮，切成小丁，將鳳梨丁放入茶壺內。紅茶裝包，放入茶壺中，加入開水浸泡15分鐘左右即可，可適量加些蜂蜜。

效用 利尿消腫、生津止渴。

防治 痛風、腎炎、高血壓。

吃對食物，
遠離痛風併發症

　　和糖尿病一樣，痛風本身不可怕，可怕的是痛風併發症。有研究發現，痛風病大多病程遷延、易反覆發作，當患者不即時治療或經常飲食不節制，日久很容易合併高血壓、冠心病、糖尿病等。對此，患者一定要引起高度的重視，避免痛風併發症的產生。

痛風合併肥胖症

飲食治療原則

控制總熱量：長期控制熱量的攝入和增加熱量的消耗，是肥胖症的治療基礎。所以，飲食控制和增加運動這兩方面都要進行。膳食中應注意供給低熱量食物。熱量的控制要循序漸進，逐步降低。成年輕度肥胖者，以每月減輕體重0.5公斤～1.0公斤為宜，中度肥胖者以每週減輕體重0.5公斤～1.0公斤為宜。

限制脂肪攝入量：脂肪應占總熱能的20%～25%。痛風合併肥胖者每人每天烹調油不宜超過20克，同時還要控制攝入油脂肥厚的食物，如烤鴨、炸雞等。

碳水化合物的供給要適量：碳水化合物應限制在占總熱能的40%～55%。應以穀類食物為主，每日攝入150～250克。盡量少吃葡萄糖、果糖及蔗糖（包括糖果、甜點、含糖飲料），以免加劇脂肪和尿酸的沉積。

限制辛辣及刺激性食物及調味品：辣椒、芥末、咖啡等刺激性食物可以刺激胃酸分泌增加，容易增加饑餓感，提高食欲、進食量增加，導致減肥失敗。

膳食中必須有足量的新鮮蔬果：綠葉蔬菜和水果含膳食纖維多，水分充足，屬低熱量食物，有充饑作用，可常吃些拌蘿蔔絲、拌芹菜、炒小白菜等。

注意烹調方法：盡量用蒸、煮、燉、拌、氽、滷等方法，避免油煎、油炸和爆炒等方法，煎炸食物含脂肪較多，不利於飲食治療。

運動不可少

遊泳是一種有氧運動，不僅可以減肥，還可提高心肺功能，游泳對身體各部位的鍛煉最為全面，能調動全身的骨骼、關節、肌肉的活動，改善關節的靈活性，減少尿酸的沉積，提高關節的功能，很適合痛風合併肥胖症患者。

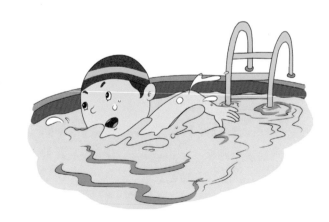

推薦運動：游泳

游泳時間不應超過1個小時，中間可上岸休息10～20分鐘。

最宜吃的6種食物

馬鈴薯

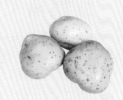

馬鈴薯只含有0.1%的脂肪，且是低熱量食物，含水量高達78%，真正的澱粉含只有20%左右；此外，馬鈴薯中富含膳食纖維，一個148克重的帶皮馬鈴薯含有3克膳食纖維，膳食纖維本身不提供熱量，但進食後可使人產生飽足感，減少食物的攝入量。減肥的人和糖尿病患者用馬鈴薯做菜時，應將其算入總熱量。建議把馬鈴薯當成主食吃，不要油炸。

蘋果

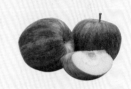

蘋果富含膳食纖維和大量水分，吃下後會增加大腦「飽足感」的訊號。研究發現，飯前15分鐘吃一顆中等大小的蘋果，每餐熱量攝入可減少15%。

綠茶

綠茶除了有清熱去火的作用外，還能減少體脂，降低體內膽固醇。國外研究也發現，綠茶含有可刺激身體燃燒更多熱量的兒茶酚。每天喝3～6杯綠茶，身體耗熱增加。

檸檬

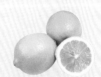

檸檬富含維生素C和可溶性纖維果膠，具有減脂和增強飽足感的作用。檸檬汁可擠在食物上食用，也可以直接加入溫水飲用。

地瓜

地瓜的熱量只有同等重量白米的1/3，而且幾乎不含脂肪和膽固醇，是很好的低脂肪、低熱量食品；同時又能有效地阻止糖類變為脂肪，有利於體重的控制。此外，地瓜中富含膳食纖維，有助於減肥。

紅辣椒

紅辣椒中的辣椒素有助於控制食欲，限制多脂、多鹽和多糖食物攝入量，有助於減肥。

痛風合併肥胖症的食譜推薦

紅燒茄子

材料　嫩茄子300克。

調料　蔥、薑、蒜、鹽、白糖、醬油、香油各適量。

做法

① 蒜切粒；蔥、薑切末；茄子洗淨，切塊。

② 炒鍋燒熱倒入油，燒至六成熱時加入備好的蔥、薑、蒜爆香。

③ 茄子倒入鍋內翻炒，待軟時加入醬油、白糖和鹽翻炒至熟透，最後放入剩下的調料，大火炒至汁濃稠後即可出鍋。

功效　降低血液膽固醇，幫助減肥。

嘌呤含量　約42.9毫克

◆ 烹飪提醒

茄子可預先用鹽醃漬半小時左右，然後將水分擠出，可減少用油。

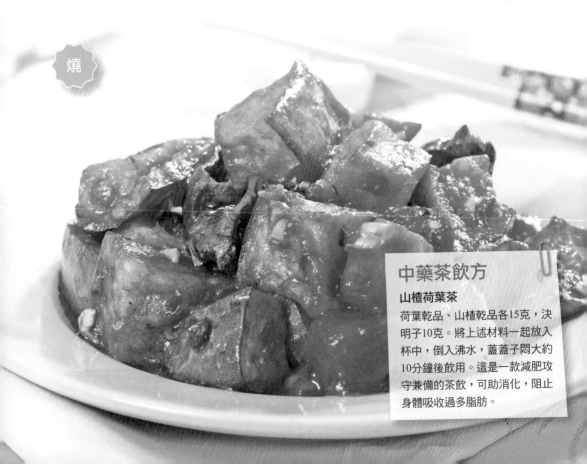

燒

中藥茶飲方

山楂荷葉茶

荷葉乾品、山楂乾品各15克，決明子10克。將上述材料一起放入杯中，倒入沸水，蓋蓋子悶大約10分鐘後飲用。這是一款減肥攻守兼備的茶飲，可助消化，阻止身體吸收過多脂肪。

枸杞粥

材料　白米100克、枸杞20克。

調料　鹽、蔥花各適量。

做法

❶ 白米淘洗乾淨，枸杞洗淨。

❷ 白米放入鍋內，加入適量水，熬至半熟。

❸ 將枸杞加入粥中一同煮熟，加入調料攪勻即可。

功效　保肝明目，養肝益腎，抗疲勞，抗衰老，降脂減肥。

嘌呤含量　約24.4毫克

◆食用提醒

提醒已經變黑、發黏的枸杞，最好不要吃。

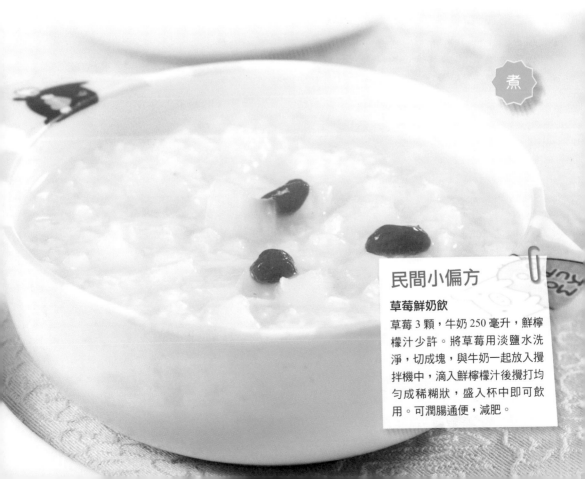

煮

民間小偏方

草莓鮮奶飲

草莓 3 顆，牛奶 250 毫升，鮮檸檬汁少許。將草莓用淡鹽水洗淨，切成塊，與牛奶一起放入攪拌機中，滴入鮮檸檬汁後攪打均勻成稀糊狀，盛入杯中即可飲用。可潤腸通便，減肥。

痛風合併高血壓

飲食治療原則

適量攝入蛋白質：每日攝入蛋白質量為每公斤體重1克（理想體重）。牛奶、雞蛋含嘌呤很少，可作為首選蛋白質的來源。應改善動物性食物結構，減少含脂肪高的豬肉，增加禽類及魚類。建議每週吃魚2～3次，魚含有豐富的蛋胺酸和牛磺酸，能影響血壓的調節作用，使尿液鈉排出量增加，降低血壓。

烹調以植物油為主：烹調時以植物油為主，因植物油含維生素E和較多亞油酸，對預防血管破裂有一定的作用，如橄欖油、花生油、茶油、芝麻油、玉米油等。

限制鹽的攝入量：每天吃鹽量應控制在2～3克。食鹽量還應減去烹調用醬油中所含的鈉，3毫升醬油相當於1克鹽。鹹菜、醬菜、腐乳、鹹肉等含鈉較高，應盡量少吃或不吃。

增加含鉀豐富食物的攝入：富含鉀的食物包括馬鈴薯、青江菜、白菜、綠花椰菜、西洋芹、茄子、芥菜、海帶、紫菜、莧菜等；奇異果、桃、梨、鳳梨、橘子、柑橙、蘋果、杏桃、葡萄、西瓜等。

攝入具有降壓作用的食物：如蘋果、香蕉、山楂、柿子、西瓜、紅棗、桑葚、荸薺、檸檬、橘子、番茄、香菜、芹菜、薺菜、紅蘿蔔、西葫蘆、海帶、冬瓜、黃瓜、茄子、白蘿蔔、洋蔥、玉米、核桃、杏桃仁、菊花等。

運動不可少

在空氣清新的戶外進行輕鬆而有節奏的散步，能使大腦皮質處於緊張狀態的細胞放鬆，可以促進血液循環，緩解血管痙攣，促使血壓下降，並可減肥、降血脂。有研究發現，痛風合併高血壓患者如果以輕快的速度進行散步，可以使血壓下降6～8毫米汞柱。

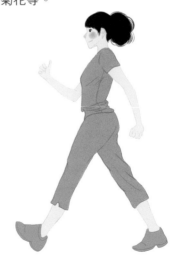

推薦運動：散步

每天以輕快的速度進行散步，時間約30分鐘，每分鐘60～80步。

最宜吃的6種食物

番茄

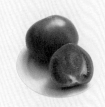

　　番茄中富含鉀，低鉀飲食可以導致鈉瀦留和血壓升高，鉀缺乏可以導致機體細胞對鈉的攝取增加，引起血壓升高。對於痛風合併高血壓患者來說，吃兩、三顆生番茄能獲取大量的鉀，對於控制血壓很有幫助。

芹菜

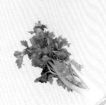

　　芹菜莖葉中含芹菜、揮發油、有機酸、紅蘿蔔素、維生素C、維生素P等，可增加血管彈性，具有降血壓、防止動脈硬化和微血管破裂等功能。但是，芹菜的降壓作用炒熟後並不明顯，最好生吃或涼拌，連葉帶莖一起嚼食，可以最大限度地保存營養，將降壓功效發揮到最大。

萵筍

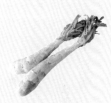

　　萵筍中所含的鉀離子是鈉離子的27倍，可促進排尿，降低血壓。為了避免大量水溶性維生素的丟失，要先洗後切；萵筍葉營養價值比莖高，應莖葉同食。

西瓜

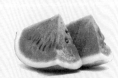

　　西瓜所含的糖苷具有降血壓的作用，另外，西瓜含有的L-瓜胺酸等，還對心血管有益。美國佛羅里達州立大學的研究人員發現，每天服用6克左右的L-瓜胺酸 1 個半月，血壓有所下降，對動脈也有很好的保護作用。

奇異果

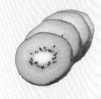

　　奇異果富含抗氧化劑葉黃素，具有降壓功效。挪威奧斯陸大學附屬醫院研究發現，每天吃 3 個奇異果可以降低高血壓，效果比吃蘋果更顯著。

荸薺

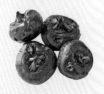

　　荸薺有清熱降壓的作用。由於含有一種抗病成分荸薺英，有一定的抗癌、降血壓作用。荸薺的吃法很多種，可當水果吃，也可做成荸薺海蜇湯、紅蘿蔔荸薺湯、荸薺菊花飲等。

痛風合併高血壓的食譜推薦

地瓜玉米粥

材料 地瓜200克，玉米麵100克。

嘌呤含量 約14.2毫克

做法

1. 將地瓜洗淨後，去皮，切成丁狀備用；玉米麵用水調成稀糊狀。

2. 將地瓜丁倒入煮鍋中，加入適量清水，用大火加熱煮沸，煮沸後轉小火煮20分鐘，邊煮邊用勺子輕輕攪動，直至地瓜軟爛。

3. 往地瓜粥中加入玉米麵糊，邊加糊邊攪動，以使玉米麵充分拌入地瓜粥中，繼續小火煮10分鐘左右，至玉米麵熟軟、與地瓜丁充分混勻即可關火。

◆ **食用提醒**

吃粥時，一定要趁熱食用，冷後吃或吃後受涼，容易引起泛酸、醋心。

煮

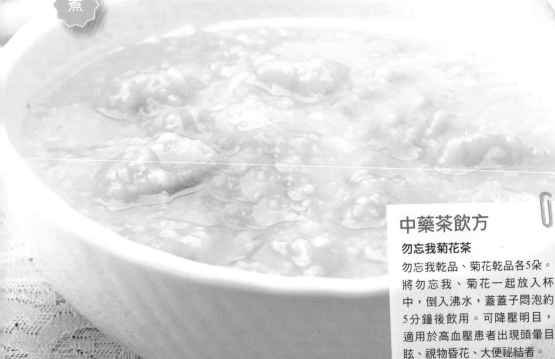

中藥茶飲方

勿忘我菊花茶

勿忘我乾品、菊花乾品各5朵。將勿忘我、菊花一起放入杯中，倒入沸水，蓋蓋子悶泡約5分鐘後飲用。可降壓明目，適用於高血壓患者出現頭暈目眩、視物昏花、大便祕結者。

洋蔥芹菜鳳梨汁

材料　芹菜50克，鳳梨50克，洋蔥30克。

調料　蜂蜜少許。

做法

❶ 鳳梨、洋蔥分別洗淨、去皮、切丁；芹菜洗淨切段。

❷ 將備好的材料放入果汁機中榨汁。

❸ 加入少量蜂蜜，攪拌均勻即可。

功效　蔬果汁適合高血壓或高血脂患者，搭配芹菜有助於清熱涼血、穩定血壓。

嘌呤含量　約7.7毫克

◆ 烹飪提醒

芹菜也可以換成黃瓜，同樣能發揮清熱解暑和降壓的效果。

榨

民間小偏方

醋浸花生仁

花生仁100克，醋200毫升。將花生仁用清水洗淨，但要保留紅衣，然後放入醋中浸泡7天。可降低血壓，軟化血管，每晚睡前嚼服10顆，血壓下降後可隔數日服1次。

痛風合併糖尿病

飲食治療原則

低嘌呤：在痛風合併糖尿病急性期，應嚴格禁止含嘌呤高的食物，可選擇含嘌呤較低的各種米麵、乳類及其製品。蛋白質供給0.5～1g／（kg‧日），並以牛奶、雞蛋、谷類作為蛋白質的主要來源。還要減少熱能的攝入量，限制脂肪攝入量。在疾病緩解期，膳食要求是正常平衡膳食。因高蛋白質能加速痛風患者尿酸的合成，故蛋白質應 ≤80 g／日，禁用含嘌呤高的食物，有限制地選用含嘌呤中等的食物。

低膽固醇：首先，不吃富含膽固醇的蛋黃、魚子、蟹黃、蝦子、動物內臟及部分肉類等食品。其次，可多吃一些阻止膽固醇合成、促進膽固醇分解、降低膽固醇吸收的食品，如大白菜、苦瓜、芹菜、番茄、高麗菜、馬鈴薯等。

低糖：痛風合併糖尿病患者應減少糖的攝入量，還要常吃一些抑制糖吸收和合成、促進葡萄糖氧化作用的食物，如苦瓜、南瓜、蒟蒻、藻類、芹菜、韭菜、蘿蔔、高麗菜等。

每餐七八分飽：痛風合併糖尿病患者應適當控制飲食，每餐吃七八分飽為宜。

維生素足量：維生素種類繁多，建議多吃新鮮蔬菜和含糖分低的水果（如草莓、櫻桃、西瓜、奇異果、柚子、蘋果、木瓜、火龍果等），以補充充足的維生素。

運動不可少

運動有助於消耗體內的葡萄糖，並增加胰島素的敏感性，使胰島素的作用增強，有助於控制血糖；也有助於促進尿酸的排泄，緩解痛風的症狀。故糖尿病患者合併痛風後，不應該放棄運動。

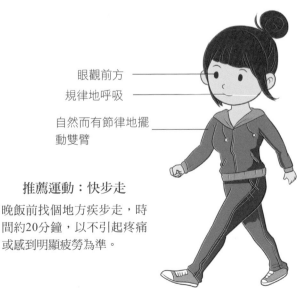

眼觀前方

規律地呼吸

自然而有節律地擺動雙臂

推薦運動：快步走

晚飯前找個地方疾步走，時間約20分鐘，以不引起疼痛或感到明顯疲勞為準。

最宜吃的6種食物

苦瓜

現代醫學研究證明，苦瓜具有降血糖、降血壓、調節血脂、提高免疫力的作用。適當地食用苦瓜，對痛風合併糖尿病患者大有裨益。

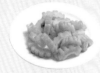

南瓜

南瓜中含有大量的果膠，與澱粉類食物一起食用時，可延長腸道對糖的吸收，降低餐後血糖。另外，瓜含是高鉀低鈉食物，可以利尿，並增加尿酸的排泄。

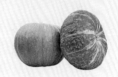

萵筍

萵筍中含有較豐富的胰島素啟動劑——煙酸，還能促進胃腸蠕動，對糖尿病引起的便祕也有治療作用。另外，萵筍含鉀量較高，有助於利尿、降壓。

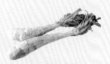

黃瓜

黃瓜具有清熱解渴、利小便、降血糖、減肥等作用，故痛風合併糖尿病者宜多食。但如果把黃瓜當水果生吃，不宜過多。

高麗菜

高麗菜含糖量很低，含嘌呤也很低，可以輔助降血糖，並能鹼化尿液，促進排泄，很適合痛風合併糖尿病患者。

櫻桃

櫻桃所含的名為「花色素苷」的物質可以有效地降低血糖，所含的花色素及維生素E等，均是很有效的抗氧化劑，它們可以促進血液循環，有助尿酸的排泄。

痛風合併糖尿病的食譜推薦

苦瓜豆腐湯

材料 苦瓜50克，豆腐100克。

調味 蔥花、料酒、鹽、香油各適量。

做法

嘌呤含量 約61.2毫克

① 豆腐切塊，苦瓜洗淨切片。

② 鍋內加水，用大火和小火交替的方式煲20分鐘，
　 至瓜爛為止。

③ 加入鹽、料酒、香油、蔥花調味即可。

功效 清熱解毒，降壓降血糖，利尿活血，適用於
　　　 痛風合併糖尿病患者。

◆烹飪提醒
烹飪時最好不要煮太久，避免苦瓜的營養成分流失。

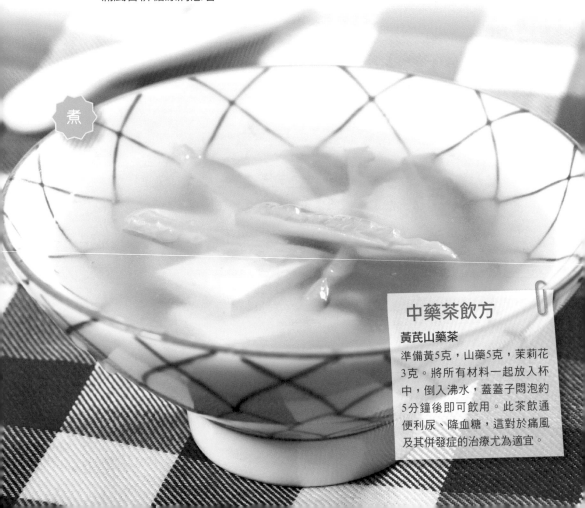

煮

中藥茶飲方

黃芪山藥茶

準備黃芪5克，山藥5克，茉莉花3克。將所有材料一起放入杯中，倒入沸水，蓋蓋子悶泡約5分鐘後即可飲用。此茶飲通便利尿、降血糖，這對於痛風及其併發症的治療尤為適宜。

番茄苦瓜汁

材料　番茄200克，苦瓜50克。

調味　檸檬汁適量

做法

❶ 番茄洗淨，去皮，切小塊；苦瓜洗淨，去瓤、去籽，切丁。

❷ 將上述食材放入果汁機中，加入適量飲用水攪打，打好後調入檸檬汁即可。

功效　苦瓜含有苦瓜苷，可平穩降血糖；番茄能夠調節血糖降低血糖，增進胰島素對糖的代謝。番茄苦瓜汁不僅能降血糖，還有利尿作用，可促進尿酸的排泄。

嘌呤含量　約14.9毫克

◆ 食用提醒

此蔬果汁性寒，脾胃虛寒易腹瀉者不宜多喝。

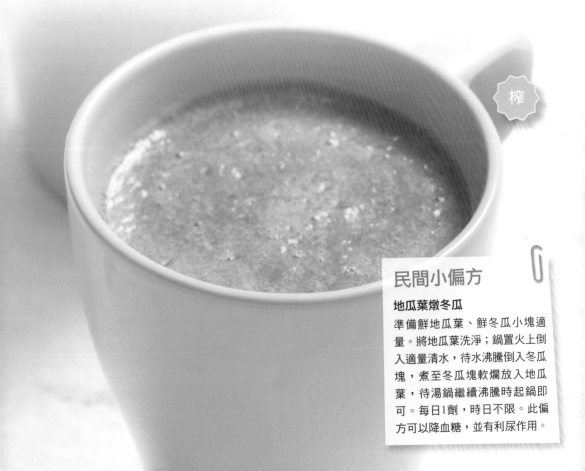

榨

民間小偏方

地瓜葉燉冬瓜

準備鮮地瓜葉、鮮冬瓜小塊適量。將地瓜葉洗淨；鍋置火上倒入適量清水，待水沸騰倒入冬瓜塊，煮至冬瓜塊軟爛放入地瓜葉，待湯鍋繼續沸騰時起鍋即可。每日1劑，時日不限。此偏方可以降血糖，並有利尿作用。

痛風合併高脂血症

飲食治療原則

多素少葷宜清淡：為減少膽固醇和飽和脂肪酸的攝入，應禁吃膽固醇含量高的蛋黃、雞皮、鴨皮、魚子等，以及飽和脂肪高的動物油，尤其是豬油。

並多吃有降脂作用的蔬菜，如洋蔥、茄子、南瓜、黃瓜、冬瓜、空心菜、薺菜、番茄、菠菜、紅蘿蔔、紫菜、裙帶菜等。不含膽固醇的玉米麵、小米、芝麻、蛋白等，應成為患者常吃的食物。

選用低脂食物：一，脫脂奶、魚類及豆類的脂肪酸含量少，可作為蛋白質來源，取代肉類。二，少吃動物油，多用植物油，如玉米油、紅花子油、葵花子油、橄欖油、花生油等。

多吃新鮮的蔬菜和水果：每天應吃 500 克蔬菜和水果，其中蔬菜 400 克，水果 100 克，既能保證維生素 C、維生素 B 和礦物質的攝入，又因富含膳食纖維，可以預防便祕和腸道腫物。還能降低血脂，預防心血管疾病。

少吃糖果和甜食。因為血糖升高，也會引發血脂增高。另外，菸與酒妨礙血脂降低，應成為高脂血症患者的禁忌。

宜喝綠茶：茶中的茶苷寧有降壓、降血脂、增加血管韌性的作用，每天喝一杯比較好。

運動不可少

太極拳可以改善人體的血凝狀態，改善血小板功能，降低血液黏度，還能夠改善心肌功能，增強心肌代謝，促進側支代謝循環。只要持之以恆，一定能夠達到預防治療高血脂的目的。太極拳還可以減少內臟脂肪生成，有利於預防痛風發作。

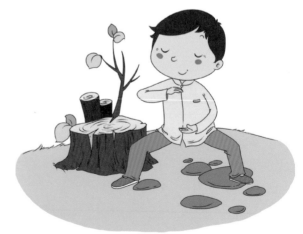

推薦運動：太極拳
每天傍晚集中注意力打太極拳10～15分鐘，做動作時呼吸要穩定深長。

最宜吃的6種食物

黑木耳

黑木耳所含膳食纖維量很高，每100克木耳乾品內高達29.9克，故每日服用一定量的黑木耳，可促進胃腸蠕動、清腸降脂。黑木耳還能減少血液凝塊，預防血栓等病的發生，有防治動脈粥樣硬化和冠心病的作用。

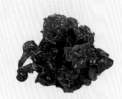

洋蔥

洋蔥中含有一種精油，可降低血脂中的膽固醇，增強高血脂病人體內纖溶的活性，對改善動脈粥樣硬化很有益處。洋蔥生吃降血脂效果最佳，炒時不宜炒得過久，以免有效成分揮發。

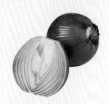

燕麥

燕麥有明顯的降低血清總膽固醇、三酸甘油酯等作用，並能升高血清高密度脂蛋白，對原發性或繼發性高脂血症均有較好的療效。另外，燕麥中富含膳食纖維和不飽和脂肪酸，可有效緩和肥胖、血管堵塞等症狀。

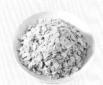

綠豆芽

綠豆芽中維生素 C 的含量高達 36 毫克，可有效促進膽固醇排泄。綠豆芽的膳食纖維也能幫助清除體內膽固醇。綠豆芽適宜烹炒，油與鹽不宜放得太多，炒時最好加些醋，以減少豆芽中維生素的損失。

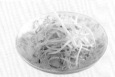

玉米

含有豐富的鈣、鎂、硒等礦物質和卵磷脂、亞油酸、谷固醇、維生素E，這些物質都具有降低血清膽固醇的作用。而它們一起合作，更能充分發揮作用。

牛奶

牛奶中含有牛奶因數，能抑制體內膽固醇合成的活性，從而抑制膽固醇的合成，降低血膽固醇含量。此外，牛奶中含有豐富的鈣，鈣能幫助減少人體對膽固醇的吸收。

痛風合併高脂血症的食譜推薦

桂圓紅棗粥

材料　糯米100克，桂圓肉20克，紅棗15克。

調料　紅糖適量。

做法

① 糯米淘洗乾淨，浸泡4小時；桂圓肉去雜質，洗淨；紅棗洗淨，去核。

② 鍋置火上，加適量清水燒開，放入糯米、桂圓肉、紅棗，用大火煮沸，轉小火熬煮成粥，加入紅糖攪勻。

功效　有補益心氣，助眠、止汗的作用。適用於心慌失眠、自汗盜汗等症。

嘌呤含量 約20.3毫克

◆ 食用提醒

桂圓性溫，多吃易生內熱，所以不能吃得太多。

煮

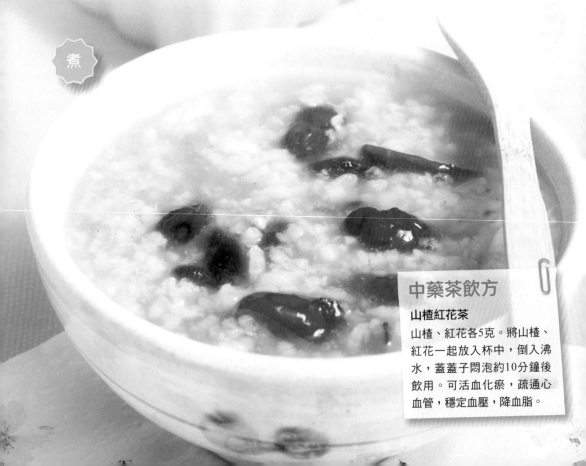

中藥茶飲方

山楂紅花茶

山楂、紅花各5克。將山楂、紅花一起放入杯中，倒入沸水，蓋蓋子悶泡約10分鐘後飲用。可活血化瘀，疏通心血管，穩定血壓，降血脂。

洋蔥炒乾豆腐絲

材料　乾豆腐50克，洋蔥50克，豬瘦肉25克。

調料　太白粉水、鹽、醬油、醋、花椒油、鮮湯各適量。

做法

❶ 乾豆腐切絲；洋蔥去皮，洗淨，切絲；豬瘦肉沖洗一下，切肉絲。

❷ 鍋置火上，倒入適量植物油燒熱，倒入豆腐絲煸炒，加適量鮮湯，改小火。

❸ 小火稍微煮片刻換大火，然後加入切好的肉絲和洋蔥絲，加入鹽、醬油翻炒至熟。

❹ 放醋，用太白粉水勾芡，淋上些許花椒油即可。

功效　抑制高脂肪飲食引起的血脂升高。

嘌呤含量　約65.7毫克

◆烹飪提醒

豆腐絲下鍋後馬上炒散，再下入鮮湯，否則豆腐絲很容易炒乾。

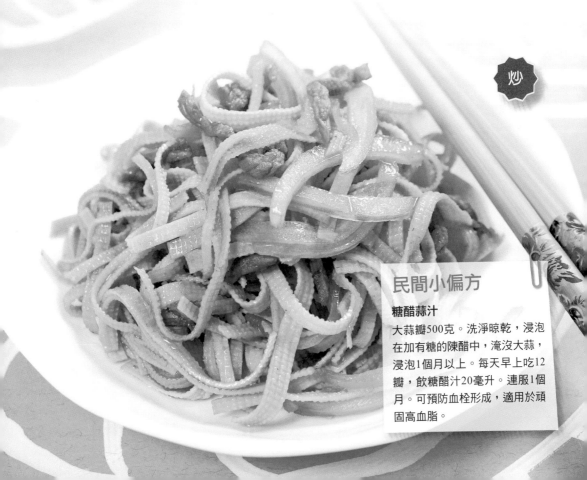

炒

民間小偏方

糖醋蒜汁

大蒜瓣500克。洗淨晾乾，浸泡在加有糖的陳醋中，淹沒大蒜，浸泡1個月以上。每天早上吃12瓣，飲糖醋汁20毫升。連服1個月。可預防血栓形成，適用於頑固高血脂。

痛風合併冠心病

飲食治療原則

適當補充蛋白質：按每天每公斤體重需1～1.2克蛋白質。蛋白質的來源要採用葷素搭配，多是用魚、禽類、脫脂牛奶等含脂肪量低的動物蛋白及豆製品來補充。養成每週吃2～3次魚的習慣，可以有效降低冠心病的發病率。

減少食物中鈉鹽的含量：早餐盡量少吃或不吃鹹菜、腐乳等鹹品；午餐和晚餐炒菜時要少放鹽，少吃醬油。心力衰竭患者以每天不超過3克鹽為宜。

增加膳食纖維攝入量：膳食纖維能吸附膽固醇，阻止膽固醇被人體吸收，並能促進膽酸從糞便中排出，故能降低血膽固醇。在日常飲食中應多吃些新鮮蔬菜和水果，如花菜、洋蔥、茄子、芹菜、莧菜、紅蘿蔔、番茄、黃瓜、蘋果、草莓、柑橘、黑木耳、銀耳、海帶、紫菜、等。此外，燕麥、玉米、大豆、小米等，對預防動脈粥樣硬化和冠心病也大有好處。

每餐只吃七八分飽：飽餐易誘發和加重心絞痛，已有報導，飽餐是猝死的重要誘因。所以每餐只吃七八分飽，不暴飲暴食，尤其是晚飯的量宜少。

避免刺激性食物：忌吸菸、酗酒、濃茶及辛辣調味品等。

運動不可少

瑜伽對心血管健康很有好處，如降低血壓和膽固醇，讓動脈血管更有彈性。研究還發現，心房顫動會大幅增加人們患上血液凝結和中風的可能性，而練習瑜伽可以讓心房顫動的次數減半，有效預防患上心力衰竭和其他心血管疾病。此外，瑜伽還可以緩解痛風患者的疼痛症狀。

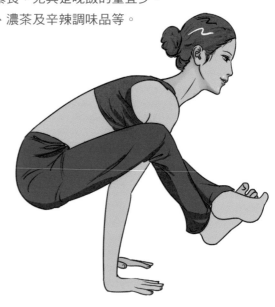

推薦運動：瑜伽

初學者應從緩慢輕鬆的動作做起，保持呼吸順暢，切勿做高難度姿態以免受傷。

最宜吃的6種食物

紅蘿蔔

　　紅蘿蔔中的紅蘿蔔素在人體內可以轉化成維生素A，維生素A可保持血管暢通，因此，經常食用紅蘿蔔可以防止中風。研究發現，紅蘿蔔素對防治心臟病、肺病和癌症等具有重要的作用。

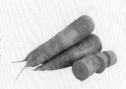

黑芝麻

　　黑芝麻有豐富的α-亞麻酸，該物質具有降低血壓、防止血栓形成的作用。由於黑芝麻仁外面有一層稍硬的膜，所以碾碎了食用其營養成分才能被人體吸收。

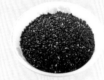

山藥

　　山藥的最大特點是含有大量的黏蛋白。黏蛋白是一種多糖蛋白質的混合物，對人體具有特殊的保健作用，能防止脂肪沉積在心血管上，保持血管彈性，預防心血管疾病，阻止動脈粥樣硬化過早發生。許多滋補方劑，如六味地黃丸等中藥都含有山藥。

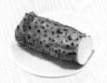

茄子

　　茄子含維生素B群、維生素C、紅蘿蔔素等，紫色茄子還含維生素P。茄子纖維中含有皂草苷，具有降低血液膽固醇的功效，它與維生素P同用，對於提高微血管彈性、防止血管硬化和破裂更有明顯效果，有利於心血管疾患的防治。

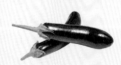

蓮子

　　蓮子有養心安神、健脾補腎、止瀉固精等功效。不僅有助緩解失眠等，對易患咳嗽、哮喘等肺部疾病的人來說，蓮子還可以通過補腎增強免疫力，達到潤肺的效果。現代研究發現，堅果中的脂肪酸和磷脂，能有效預防心臟病。

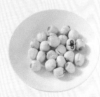

山楂

　　山楂中含有黃酮類等物質，能擴張冠狀動脈、改善心肌營養、強心、抗心率失常，並且還具有降血脂、血壓的作用。現代醫學研究證明，山楂是一種很好的具有降血壓、降血脂和強心作用的食品。

痛風合併冠心病的食譜推薦

家常茄子

材料 茄子 400 克，韭菜 50 克。

調料 蒜末、醬油、白糖各5克，鹽4克。

嘌呤含量 約58.6毫克

做法

❶ 茄子洗淨，去柄、皮，切塊，用水浸泡5分鐘；韭菜洗乾淨，切小段。

❷ 鍋置火上，放油燒至六成熱，放入茄子翻炒，約10分鐘後，加入鹽、醬油、白糖調味。

❸ 蓋上鍋蓋燒一會兒，打開蓋放入韭菜段翻炒至熟，出鍋前放入蒜末略炒即可。

功效 防治心血管疾病。

◆**烹飪提醒**

烹飪茄子前先用鹽醃一下，可去除多餘的水分，並可減少茄子在烹飪過程中吸入的油量。

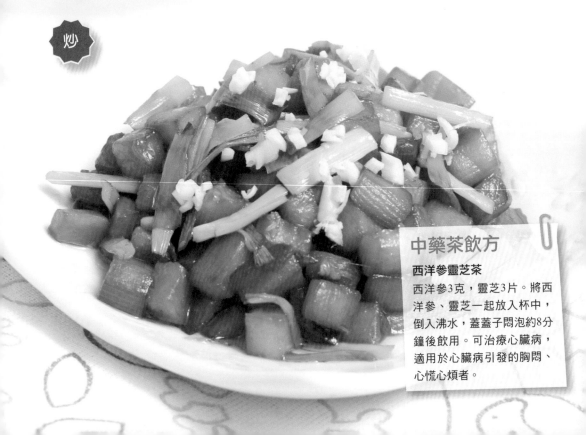

炒

中藥茶飲方

西洋參靈芝茶

西洋參3克，靈芝3片。將西洋參、靈芝一起放入杯中，倒入沸水，蓋蓋子悶泡約8分鐘後飲用。可治療心臟病，適用於心臟病引發的胸悶、心慌心煩者。

芝麻核桃粥

材料　白米100克，核桃仁30克，黑芝麻20克。

調料　白糖5克。

做法

❶ 核桃仁和黑芝麻各洗淨，碾末；白米洗淨。

❷ 鍋置火上，倒入適量清水燒開，加白米煮沸，改小火熬成粥，放核桃仁末、黑芝麻末煮黏稠，加白糖即可。

功效　此粥可降低膽固醇，對防治動脈硬化、冠心病等疾病有功效。

嘌呤含量 約65.3毫克

◆ 烹飪提醒

黑芝麻也可以先入鍋炒熟，待粥成後加入，這樣芝麻的香味更濃，吃起來口感更好。

煮

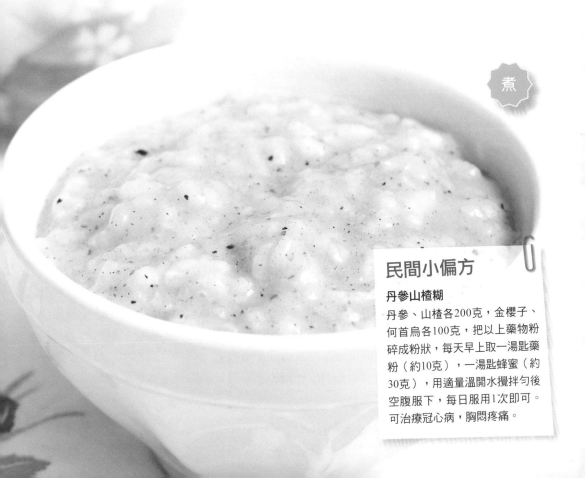

民間小偏方

丹參山楂糊

丹參、山楂各200克，金櫻子、何首烏各100克，把以上藥物粉碎成粉狀，每天早上取一湯匙藥粉（約10克），一湯匙蜂蜜（約30克），用適量溫開水攪拌勻後空腹服下，每日服用1次即可。可治療冠心病，胸悶疼痛。

專 / 家 / 連 / 線

服藥治療痛風應注意什麼

急性發作期絕不能使用降尿酸藥

日常生活中所說的「降尿酸藥」主要包括抑制尿酸生成的藥物（如別嘌醇等）、排泄尿酸的藥物（如丙磺舒、苯溴馬隆等）和鹼性藥物（如碳酸氫鈉等）。

痛風確實是由於人體內的尿酸增高所導致，但痛風患者在痛風的急性發作期絕不能使用降尿酸藥，否則容易出現尿酸濃度突然降低的情況。這樣會導致骨關節中的尿酸鈉大量釋放，引起短暫性高尿酸血症和痛風的加重發作。

痛風患者在痛風的急性發作期只能使用秋水仙素、非甾體類抗炎藥和糖皮質激素來緩解疼痛。這些緩解疼痛的藥物應用得越早，療效就越好。而降尿酸藥應在痛風急性發作期過後，即疼痛緩解後的 1～2 週使用。痛風患者在應用降尿酸藥的同時應把秋水仙素的用量減半、停止使用美辛，以促進體內尿酸的排泄。此外，痛風患者在服用「降尿酸藥」的過程中，一旦有疼痛復發的跡象，應立即恢復消炎美辛和秋水仙素的用量，同時停用「降尿酸藥」，直至疼痛完全消失。

哪些降壓藥會加重痛風

鈣離子拮抗劑和 β-阻滯劑，這兩類降壓藥都能透過阻礙腎臟排泄尿酸，升高血尿酸濃度，誘發或加重痛風。有人觀察，這兩類不同品種的藥物對血尿酸的影響大小有很大差異。如前類藥中的硝苯地平和後類藥中的普洛爾，長期服用，升高血尿酸較顯著；而前類藥中的氨氯地平和後類中的美托洛爾對尿酸影響極輕微。

不宜使用抑制尿酸排出的藥物

阿斯匹靈：研究發現，阿斯匹靈對腎臟代謝尿酸具有雙重作用：大劑量阿斯匹靈（大於3克 / 天）具有促進尿酸排泄的作用，而小劑量阿斯匹靈（1～2克 / 天）會抑制腎小管排泄尿酸而使血尿酸升高。由此可見，雖然小劑量阿斯匹靈已被用作防治心腦血管疾病的常規藥物，但對痛風或高尿酸血症患者而言，長期服用微小劑量阿斯匹靈可能會影響其腎功能和尿酸清除能力，不但容易導致痛風發作，而且血中的尿酸鹽容

易沉積在腎臟、關節等部位而引起器質性病變，尤其是腎臟，高濃度尿酸鹽在腎組織內沉積可導致痛風性腎病，乃至腎衰的發生，應謹慎使用。

利尿劑：氫氯、甲氯、貝美、等可增加近曲小管對尿酸的再吸收，減少腎小管對尿酸的分泌，導致高尿酸症。其他利尿劑阿佐塞米、托拉塞米、依他尼酸也有此反應。痛風患者需慎用利尿劑不代表就完全不可以服用利尿劑，若是患者的高血壓情況已非常嚴重了，到了非使用利尿劑不可的程度，還是可以服用該藥的。在服用利尿劑的同時，在醫生指導下，可以適當服用一些調節體內尿酸水平的藥物。

免疫抑制劑：如環孢素、巰嘌呤、嗎替麥考酚酯、口服奧美拉唑、靜注硝酸甘油、口服肌苷易引起急性繼發性痛風。

維生素：維生素C、維生素B₁都會降低體內血尿酸的排泄，患者應避免長時間大劑量服用。

抗生素類：青黴素、洛美沙星、莫西沙星等，可減少尿酸排泄進而引起高尿酸血症。

抗結核藥：醯胺、乙胺丁醇等，會減少尿酸排泄進而引起高尿酸血症。因此，痛風患者應盡量不用對尿酸代謝有負面影響的藥物；必須應用且時間較長時，應定期檢測血尿酸濃度，及時調整用法、劑量或更換藥物，如此才能避免痛風的發作。

忌用升高尿酸的藥物

煙酸：煙酸是降脂藥中常用的老藥，具有良好的降脂作用，但它還有明顯升高血尿酸、降低糖耐量、損害肝臟等副作用，故高脂血症伴有痛風者應禁用該類藥降脂。

普伐他汀：普伐他汀有升高血尿酸的作用。

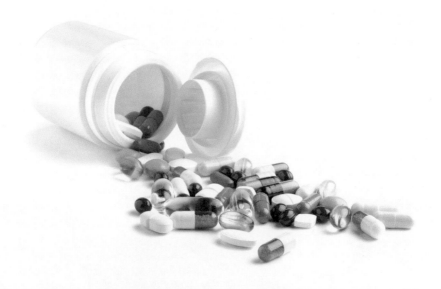

附錄　常見食物嘌呤含量一覽表

穀薯類及其製品食物嘌呤含量

食物	嘌呤含量 （毫克/100克）	食物	嘌呤含量 （毫克/100克）
米糠	54	麵粉	17.1
大豆	27	小麥	12.1
麥片	24.4	高粱米	9.7
糙米	22.4	小米	7.3
麵條	19.8	玉米	9.4
白米	18.1	馬鈴薯	3.6
糯米	17.7	地瓜	2.4

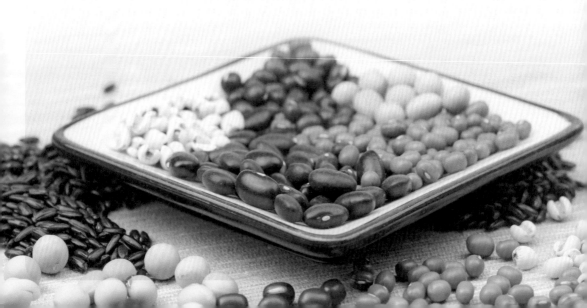

蔬菜類食物嘌呤含量

食物	嘌呤含量（毫克/100克）	食物	嘌呤含量（毫克/100克）
菜豆	29.7	高麗菜	9.7
蘑菇	28.4	芥菜	12.4
韭菜	25	韭黃	16.8
花椰菜	24.9	絲瓜	11.4
雪里紅	24.4	苦瓜	11.3
芫荽	20.2	榨菜	10.2
辣椒	17.7	青椒	8.7
馬鈴薯	7.4	莧菜	23.5
芥藍菜	18.5	紅蘿蔔	8.9
空心菜	17.5	醃酸菜	8.6
茼蒿	16.3	白蘿蔔	10.9
小黃瓜	14.6	葫蘆	7.2
茄子	14.3	薑	5.3
菠菜	33.4	洋蔥	3.5
大蔥	13	冬瓜	3.7
白菜	12.6	芹菜	12.4

肉類食物嘌呤含量

食物	嘌呤含量 （毫克/100克）	食物	嘌呤含量 （毫克/100克）
鴨肝	301.5	雞心	125
雞肝	293.5	豬瘦肉	122.5
豬大腸	262.2	鴨腸	121
豬肝	169.5	羊肉	111.5
牛肝	233	兔肉	107.6
鴨心	146.9	牛肉	83.7
豬肺	138.7	牛肚	79
雞胸肉	137.4	豬腦	66.3
豬腰	132.6	豬皮	29.8
豬肚	132.4	豬血	11.8

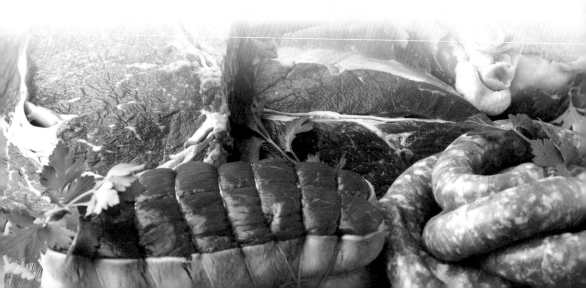

水果類食物嘌呤含量

食物	嘌呤含量 （毫克/100克）	食物	嘌呤含量 （毫克/100克）
哈密瓜	4	鴨梨	1.1
檸檬	3.4	葡萄	0.9
柳丁	3	鳳梨	0.9
橘子	3	石榴	0.8
桃	1.4	枇杷	1.3
西瓜	1.1	蘋果	1.3

水產品類食物嘌呤含量

食物	嘌呤含量 （毫克/100克）	食物	嘌呤含量 （毫克/100克）
蛤蠣	436.3	蝦	137.7
白帶魚	391.6	鯉魚	137.1
牡蠣	239	鱔魚	92.8
白鯧魚	238.1	烏賊	89.8
鰱魚	202.4	螃蟹	81.6
鱧魚	183.2	魚丸	63.2
鯊魚	166.8	海帶	96
海鰻	159.5	海參	4.2
草魚	140.3	海蜇	9.3

附錄　常見食物熱量表

穀薯類

食物	分量	熱量（大卡）
白飯	1碗	210
皮蛋瘦肉粥	1碗	367
饅頭	1個	233
肉包	1個	225～280
豆沙包	1個	215
水餃	10個	420
花卷	100克	217
烙餅	100克	225
燒賣	100克	238
冬粉	100克	335
粉皮	100克	64
涼粉	100克	37
小籠包	5個（小）	200

水果類

食物	分量	熱量（大卡）
西瓜	100克	25
草莓	100克	30
桃子	100克	48
蘋果（紅富士）	100克	45
杏桃	100克	40
哈密瓜	100克	48
梨子	100克	44
香蕉	100克	84
芒果（中等）	100克	32
鳳梨	100克	42
檸檬	100克	31
橘子	100克	42
柳丁（中等）	100克（1個）	50
柚子	100克（1個）	40

蔬菜類

食物	分量（克）	熱量（大卡）
番茄	100	18
地瓜	100	99
馬鈴薯	100	76
冬瓜	100	11
洋蔥	100	39
芹菜	100	14
白菜	100	17
苦瓜	100	19
南瓜	100	22

肉蛋類

食物	分量（克）	熱量（大卡）
燒鴨	100	297
香腸	100	508
牛肉（瘦）	100	106
豬肥肉	100	816
烤雞	100	329
豬腳	100	605
雞腿	100	262
雞蛋	100	144
鹹鴨蛋	100	216

豆製品類

食物	分量（克）	熱量（大卡）
豆腐皮	100	456
豆干	100	140
豆花	100	47
五香豆干	100	147
白腐乳	100	133

零食類

食物	分量	熱量（大卡）
薯片	100克	555
爆米花	100克	459
核桃仁	100克	627
桂圓肉	100克	313
葡萄乾	100克	341
蠶豆	100克（12粒）	62
大杏仁	100克（18粒）	150

附錄　痛風常用藥物一覽表

藥物		備註
秋水仙素	用法用量	預防痛風發作：0.5～1毫克／次，睡前用。 口服：痛風急性發作，初量1毫克／次，以後每2小時1次，0.5毫克／次，有胃腸道反應停止，24小時用量小於3毫克。
	適應症	1.急性痛風； 2.促尿酸排泄藥物治療慢性痛風時，可同時給予本藥。
	副作用	毒性很大，可導致噁心、嘔吐、腹瀉與便祕等，並引起粒細胞缺乏症和再生障礙性貧血等。靜脈注射時若藥液漏於血管外，可能導致局部組織壞死。
	服用禁忌	年老、體弱、患有心血管及胃腸道疾病或肝、腎功能不全等患者慎用或不用。
別嘌醇	用法用量	1.口服：0.1克／次，3次／日；或0.1～0.6克／日，2～3次／日； 2.痛風：初量，50毫克／次，2～3次／日，逐漸遞增至0.2～0.4克/次；重度高尿酸血症可用至0.6克／日，小兒8毫克／（公斤體重•日）； 3.高尿酸血症伴白血病者：初量0.2克／次，3次／日；維持量0.3～0.4克／次，分次服或按血尿酸下降情況而定。
	適應症	1.慢性原發性或繼發性痛風； 2.尿酸性腎病； 3.反覆發作性尿酸結石； 4.預防白血病、淋巴瘤等在治療後引起的組織內尿酸鹽沉積。
	副作用	副作用較小，偶爾出現胃腸道反應，如消化不良、噁心、嘔吐、腹瀉等，以及皮疹、周圍神經炎、對肝臟和造血器官的損害等。
	服用禁忌	1.腎功能損害者應減量使用； 2.禁與鐵鹽同服，孕婦慎用。

藥物		備註
非布索坦	用法用量	1.目前推薦的用量用法：初始劑量40毫克／天，若2週後血尿酸仍未達到 ≤ 6.0毫克／分升，將劑量增加到80毫克／天； 2.應用非布索坦治療高尿酸血症時，初期容易導致痛風的急性發作。因此，建議使用該藥的患者在用藥的前6個月合併應用秋水仙素或非甾體抗炎藥，以避免痛風的急性發作； 3.該藥主要透過肝臟代謝，不依賴腎排出，故對輕中度腎功能不全者安全有效，無需進行劑量調整。
	適應症	1.適用於痛風的慢性高尿酸血症； 2.該藥降尿酸作用優於別嘌醇，且無嚴重不良反應，對於存在輕中度腎功能損害、別嘌醇不耐受、目前治療不能維持血尿酸達目標值的患者，應考慮應用非布索坦。
	副作用	可見肝功能異常、腹瀉、頭痛、噁心、皮疹、腹痛、頭暈、關節痛和肌肉骨骼症狀等不良反應，不過大部分不良反應為輕中度。
	服用禁忌	目前不推薦非布索坦與硫唑嘌呤、巰嘌呤聯合應用。
苯溴馬隆	用法用量	1.口服：成人50毫克／次，1次／日，早餐服用，服藥1週後檢查患者血清尿酸濃度；或治療初期100毫克／日； 2.早餐服用時，待血尿酸降至正常範圍時改為50毫克/日；或遵醫囑。
	適應症	1.原發性和繼發性高尿酸血症； 2.各種原因引起的痛風。
	副作用	1.偶然會出現腸胃不適感，如噁心、嘔吐和腹瀉等現象； 2.可能出現瘙癢、紅斑、光過敏症、水腫等不良反應。
	服用禁忌	1.對本藥過敏者； 2.中至重度腎功能不足者及腎結石患者； 3.孕婦及哺乳期婦女禁用。

藥物	備註	
布洛芬	用法用量	每日服3次，每次服0.2～0.4克，可在吃飯時服用。
	適應症	抗炎、鎮痛、解熱，適用於痛風急性關節炎期
	副作用	1.可能導致腹部問題加重，這些問題包括食道、胃部和小腸（十二指腸）上部潰瘍和出血； 2.可升高血壓至不正常範圍，或者降低血壓至不正常範圍，不過降低血壓的情況很少見； 3.可能造成腎功能損害。
	服用禁忌	1.腎功能減退、有出血傾向以及有心功能不全或消化性潰瘍病史的患者應慎用該藥； 2.患有哮喘、鼻息肉綜合症和對阿斯匹靈或其他非甾體抗炎藥過敏者及孕婦、哺乳期女性應禁用該藥； 3.痛風患者在使用該藥期間若出現胃腸出血、肝腎功能損害、視力障礙、血象異常及過敏反應等情況時，應立即停止用藥。
潑尼松	用法用量	按每天每公斤體重0.5～1毫克的劑量服用，連續服用3～7天後應迅速減量或停用，用藥時間最長不應超過2週。
	適應症	抗炎及抗過敏，主要用於炎症性與過敏性疾病。在痛風急性關節炎期，由於該藥副作用較少，適合使用秋水仙素、布洛芬等藥物治療無效或出現嚴重不良反應的痛風患者使用。
	副作用	長期大量服用引起庫欣式綜合症，誘發神經精神症狀以及消化系統潰瘍、骨質疏鬆、併發和加重感染。
	服用禁忌	1.患有心臟病、急性心力衰竭、全身性真菌感染、青光眼、單純性皰疹、高脂血症、甲狀腺功能減退、重症肌無力、食管炎、腎結石和結核病等疾病的患者應慎用該藥； 2.有活動性消化性潰瘍、骨質疏鬆、糖尿病和高血壓等疾病的患者以及有嚴重精神病史、肝功能不全等情況者應禁用該藥。

附錄　痛風的按摩刮痧療法

拔罐大椎穴

取穴：大椎，位於第七頸椎棘突下凹陷中。取穴的時候低頭，頸項後正中最突出的棘突下方即是。

方法：找到穴位後，將罐子拔上後迅速地取下，如此反覆吸拔多次，至皮膚潮紅為度。需要注意，所用的罐子不宜過大。

功效：瀉大椎具有很好的退熱的作用，具有疏散風邪的作用。

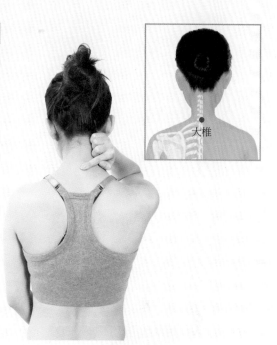

點按身柱穴

取穴：身柱，位於背部後正中線上，大椎向下數三個棘突下方的凹陷處。

方法：拇指指端置於穴位處點按1～2分鐘，休息片刻，重複操作3～5次，以局部有酸脹感或痠痛感為宜。

功效：疏散風邪。

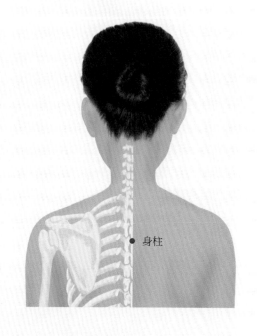

點刺曲池穴

取穴： 位於肘橫紋外側端，屈肘，當尺澤穴與肱骨外上髁連線中點。取穴時應採用正坐，側腕的取穴姿勢，曲池穴位於肘部，尋找穴位時曲肘，橫紋盡處，即肱骨外上髁內緣凹陷處。

方法： 用拇指指尖在穴位處畫一個十字來定穴，接著右手用消毒棉球在穴位處自中心向外畫圓來消毒，同時將左手的拇指和食指進行消毒。用消毒過的左手的拇指和食指將穴位處的皮膚捏起，右手持一次性採血針迅速將皮膚刺破使其出血，擠出3～5滴即可，最後用乾的消毒棉球按壓止血。

功效： 清熱瀉火，是治療發熱的有效方法。

點按內關穴

取穴： 位於前臂正中，腕橫紋正中向上約兩拇指橫指的位置。伸開手臂，掌心向上。然後握拳並抬起手腕，可以看到手臂中間有兩條明顯的筋，內關穴就在離手腕第一橫紋上2寸的兩條筋之間。

方法： 用拇指指端置於內關穴處，其餘四指放於前臂背側，相對用力點按1分鐘，休息片刻，重複操作3～ 5次，以局部有酸脹感或痠痛感為宜。

功效： 寧心安神，理氣止痛，降低血壓。

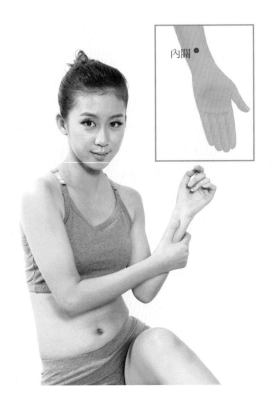

刮痧膈俞穴

取穴：位於背部，第七胸椎棘突下，旁開
1.5 寸。取穴時，一般採用俯臥的姿勢，
膈俞穴位於人體的背部，當第七胸椎棘突
下，左右旁開二指寬處。

方法：在皮膚上塗抹刮痧油或者護膚乳，
用刮痧板在穴位處刮拭3～5 分鐘。

功效：散熱化血，理氣止痛。若是出現關
節疼痛固定不移，呈梭形腫脹活動不靈
活，在皮下可以觸摸到結節等症狀的時
候，可以刮痧膈俞。

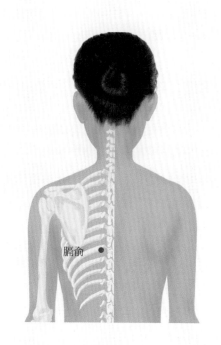

膈俞

刮痧血海穴

取穴：屈膝時，位於大腿內側，髕底內側
端上2寸，當股四頭肌內側端的隆起處。

方法：在皮膚上塗抹刮痧油或者護膚乳，
用刮痧板在穴位處刮拭3～5分鐘。

功效：活血化瘀。若是出現關節疼痛固定
不移，呈梭形腫脹活動不靈活，在皮下可
以觸摸到結節等症狀的時候，可以刮痧血
海穴。

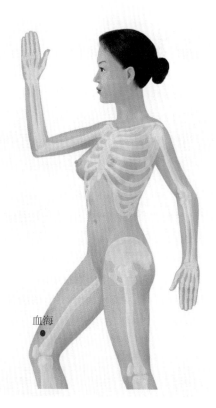

血海

壓揉腎俞穴

取穴：俯臥，穴位位於人體的腰部，當第二腰椎棘突下，左右二指寬處，與命門穴相平。

方法：雙手握拳，將拳尖放在兩側腎俞穴上，先順時針壓揉，再逆時針壓揉。

功效：滋陰壯陽、補腎健腰，改善腎臟的血液循環，加速了腎雜質的排泄，保護腎功能。

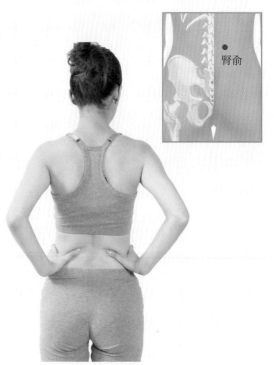

彈撥手三里穴

取穴：位於左右前臂處，將肘彎曲成直角，在肘橫紋盡頭處是曲池穴，曲池下2寸就是手三里。

方法：用手握住另一手臂，拇指從手三里穴按壓並且劃過，可以感覺到肌腱的滾動。

功效：根據「經絡所過，主治所及」的理論，彈撥手三里，可達到舒通經脈，緩急止痛的目的。

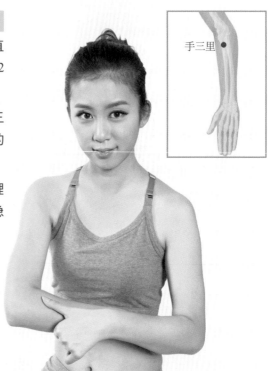

按揉陽池穴

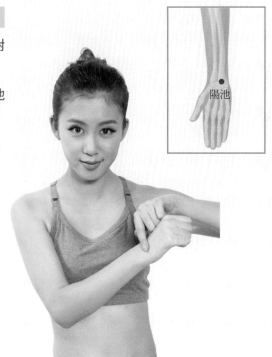

取穴：位於手腕部位，腕背橫紋中，前對中指、無名指指縫的凹陷處。

方法：用雙手拇指指腹分別按揉對側陽池穴各 100 次即可。

功效：經常按揉陽池穴，能緩解其勞損，還可改善血液循環，溫和身體。

捏拿合谷穴

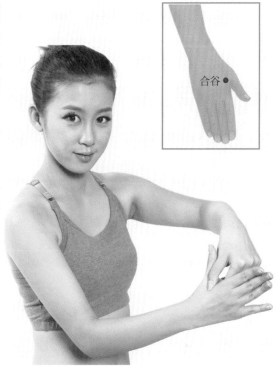

取穴：位於手背虎口直上一橫指，拇指和食指間肌肉豐厚處；可將一手的拇指橫紋放在另一手的虎口沿上，屈拇指時指端處即是。

方法：用拇指和食指捏拿兩側合谷穴各 50下，每天一次。

功效：按摩合谷穴對治療 頭 痛，眼、耳、鼻、齒、咽喉、頸、肩、臂部病症及嗅覺不靈、中暑、發熱等病症皆有良效。

按壓三陰交

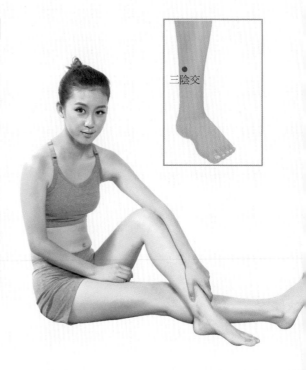

取穴：在腳內踝尖上3寸，脛骨內側緣後方。取穴時，可四指併攏，小指放在對側內踝尖上，食指與脛骨內側面後緣交界處為此穴。身體若狀態不佳，按揉該穴會很痛、非常敏感。

方法：按摩時一隻手的四根手指握住三陰交穴，大拇指彎曲垂直按在三陰交穴上，以拇指端有節奏地一緊一鬆用力按壓，適當配合按揉動作，使之有陣陣酸脹麻感，且麻感放射至膝蓋和足跟部位。做完一側換另一側。每天早晚各按摩1次，每次約3分鐘。

功效：補脾腎，助運化，通經絡。

按揉豐隆穴

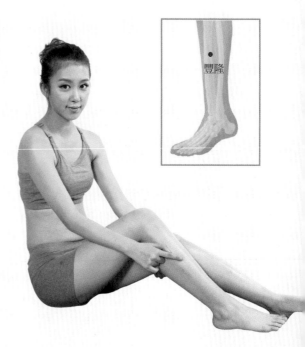

取穴：在小腿外側面，外踝尖上8寸，脛腓骨之間。取穴時，只要找到大致位置，當摸到某個部位特別敏感，疼痛得厲害，即是豐隆穴。

方法：以一手的中指指腹，按揉豐隆穴。做完一側換另一側。

功效：調理脾胃，袪濕化痰。

痛風，你吃對了嗎？

營養科醫師的飲食調養黃金法則，讓你安全、有效、快速穩定尿酸

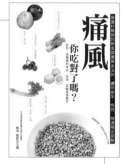

作　　　者	陳　偉
發 行 人	林敬彬
主　　　編	楊安瑜
編　　　輯	林奕慈
內頁編排	吳海妘
封面設計	林奕慈
編輯協力	陳于雯

出　　　版　大都會文化事業有限公司
發　　　行　大都會文化事業有限公司
　　　　　　11051 台北市信義區基隆路一段 432 號 4 樓之 9
　　　　　　讀者服務專線：（02）27235216
　　　　　　讀者服務傳真：（02）27235220
　　　　　　電子郵件信箱：metro@ms21.hinet.net
　　　　　　網　　　　址：www.metrobook.com.tw

郵政劃撥　14050529　大都會文化事業有限公司
出版日期　2018 年 9 月初版一刷
定　　　價　450 元
I S B N　978-986-96672-2-7
書　　　號　Health⁺124

Metropolitan Culture Enterprise Co., Ltd
4F-9, Double Hero Bldg., 432, Keelung Rd., Sec. 1, Taipei 11051, Taiwan
Tel:+886-2-2723-5216　Fax:+886-2-2723-5220
Web-site:www.metrobook.com.tw　E-mail:metro@ms21.hinet.net

© 2014 陳偉 主編
◎本書由江蘇科學技術出版社 授權繁體字版之出版發行。
◎本書如有缺頁、破損、裝訂錯誤，請寄回本公司更換。

國家圖書館出版品預行編目 (CIP) 資料

痛風, 你吃對了嗎？營養科醫師的飲食調養黃金法則，讓你安全、有效、
快速穩定尿酸 / 陳偉主編 . -- 初版 . -- 臺北市：大都會文化，2018.09
272 面；17x23 公分 . -- (都會健康館；124)
ISBN 978-986-96672-2-7(平裝)

1. 痛風 2. 健康飲食 3. 食療

415.595　　　　　　　　　107013831

Gout

痛風

68個Q&A

不可不知

實用 基本常識 · 飲食 · 運動
解惑 生活調養 · 用藥 · 急救

《痛風，你吃對了嗎？》 贈品

大都會文化　出品

痛風基本知識 Q&A

Q1. 痛風能否根治?

A 目前還沒有根治痛風的治療方法,但可以透過飲食控制、運動療法、藥物治療等輔助治療法抑制痛風的發生與發展。患者如果能夠正確認識痛風,早日發現異常,並認真對待自己的病情,改善不良生活習慣,合理飲食可以最大程度地減少尿酸累積造成的關節疼痛,降低痛風帶來的痛苦,痛風患者也能享受健康生活。

Q2. 痛風石能消退嗎?

A 痛風是由於尿酸檢結晶沉澱在皮下組織,而引起的異常結節。多見於病程較久的痛風患者,尤其是血尿酸長期沒有獲得控制,使得痛風性關節炎經常發作。由於目前尚無使痛風石在短時間內迅速溶解的藥物,防治痛風石的關鍵措施是用別嘌醇等藥物有效控制血尿酸。對於首次發生、體積較小或形成時間短的痛風石,經過尿酸治療,控制體內尿酸含量,一個月左右即可消退。而形成時間較長、體積較大,且硬化的痛風石,則很難變小或消失。

Q3. 痛風患者應定期做哪些檢查?

A 痛風患者除了定期測量血壓、體重、血尿酸以外,還應做下列檢查:

1. 血脂與血糖:血脂包括三酸甘油酯、低密度蛋白膽固醇、高密度脂蛋白膽固醇等。還可以做載脂蛋白測定。血糖檢測包括空腹血糖以及餐後2小時血糖得測定,必要時可進行葡萄糖耐量測試。
2. 干腎功能:檢查有無腎臟賀肝臟病變。
3. 心臟血管功能:可做心電圖、超聲心動圖、新功能測定、腦血流圖等常規檢查,必要時可以做頭顱CT或冠狀動脈造影術。
4. X光:包括關節X光,為痛風的診斷提供間接證據;泌尿系統X光造影,可早期發現腎、輸尿管及膀胱結石等。
5. 穿刺活檢:痛風患者的手、足、耳廓及關節周圍或身體其他部位出現皮下結節時,應做刺穿或活檢,檢測是否有尿酸鹽結晶,對確定診斷很有價值。

Q4. 高尿酸就是痛風嗎?

A 只有出現痛風關節炎發作者,才可被稱為痛風患者。而從未有過關節炎發作,而血尿酸水平超過正常值,稱為高尿酸血症。對於高尿酸血症,只要控制飲食或找出原因矯正,尿酸值就可能會回復正常,通常不需要藥物治療。而痛風則是一種疾病狀態,必須經過藥物治療,如果不治療通常會有痛風石出現,甚至導致關節畸形,晚期會導致腎功能不全。

Q5. 痛風急性發作該怎麼治療？

A
1. 可抬高患病關節，減少關節的活動，必要時臥床休息。

2. 多喝水，多吃蔬果。

3. 堅持藥物治療。通常首選秋水仙素，如對該藥物過敏或有其他禁忌，則可選用鎮痛解熱類藥物，如吲哚美辛、布洛芬等。如加用碳酸氫鈉，則能更快地緩解疼痛症狀。藥物治療需在醫師的指導下使用。

須提醒的是，許多痛風患者為緩解疼痛而服用糖皮質激素，或是濫用保健品來止痛、降尿酸，雖然短期內可能有效，但隨之會出現不少副作用，甚至導致腎衰竭、尿毒症等嚴重後果。必須知道，痛風治療的關鍵在於間歇期的長期維護治療，包括合理地飲食、適當運動、關節保護、降尿酸藥物的使用等等，使血尿酸控制在一定水平，避免痛風再次急性發作。

Q6. 痛風發作時需要抗感染治療嗎？

A
痛風是尿酸鹽結晶沉澱在關節及周圍組織而引起的無菌性炎症反應，除非有合併感染，一般不需要用抗生素治療。

Q7. 肥胖者更容易患上痛風嗎？

A
痛風會發生在任何人身上，但肥胖者的機率確實較高。另外，患有高血壓、糖尿病，或者是膽固醇過高的人，患痛風的風險也會增加。

Q8. 痛風石能切除嗎？

A
痛風石要不要手術切除，要視病情而定。一般不建議切除：原因之一，是痛風石處的皮膚血液循環差，細胞再生能力弱，手術後易發生感染，傷口癒合困難。再來是因為，術後如果尿酸沒有控制好，痛風石仍會重新長出。

但出現下列情況應考慮手術：

1. 痛風石體積較大（直徑大於2釐米），並影響降尿酸的治療。

2. 長在關節周圍的痛風石影響關節活動，或是外傷、受凍、受壓而造成工作與生活不便。

3. 反覆破饋不癒，或形成瘻管，尤其是合併感染成為慢性化膿性病變，久不合癒。

Q9. 痛發作時，血尿酸一定會高嗎？

A
根據統計，風在急性關節炎發作時，約有30% 的人血液較酸值是正常的，但只要繼續追蹤檢查尿酸值，則發現大多會增高。相反地，尿酸值過高的人，有關節疼痛也不一定就是痛風，應請醫師診治，以免誤診。另外，尿酸在體內是一種動態平衡，每天的尿酸值可能不同，應多測量幾次以判定是否真的尿酸過高。

Q10. 男人比女人更容易得痛風嗎?

A 研究發現,女人在更年期以前,患痛風的機率是男人的十分之一,而60歲以後,男女患病風險則相當。

Q11. 痛風都是吃出來的嗎?

A 很多人認為痛風單純是飲食造成的。痛風雖然與飲食密切相關,但並非完全是吃出來的,還與遺傳、腎臟的排泄功能有關。研究發現,原發性痛風基本上屬於遺傳性疾病,痛風患者的一級親屬約25%有高尿酸血症。因此,直系親屬有高尿酸血症的人應更加注意控制飲食,定期體檢,檢查尿酸值。

Q12. 痛風總是發作於大拇指嗎?

A 血尿酸增多會在關節處形成結晶,發生炎症,造成痛風。痛風的確頻繁發做於大拇指,約70%以上的患者首發關節都是蹠趾關節。但也可能發生在膝蓋、腳踝、足部和手上。例如,患骨關節炎的女性,痛風常發生於手關節。最初只會發生在少數關節,但之後會蔓延,如不即時治療,可能造成永久傷害。

Q13. 痛風的治療與預後如何?

A 痛風一般可分為原發性與繼發性,原發性痛風如遺傳性痛風很難根治,而由高嘌呤飲食引發的繼發性痛風則是可以治癒的。痛風治療的關鍵在於「早」:早檢測、早發現、早治療。如果能盡早防範,堅持不懈地控制好飲食,就完全可以享受和正常人一樣的生活。但如果痛風反覆發作得不到有效控制,會引發多種併發症,嚴重者可能會出現腎功能不全,甚至死亡。

Q14. 檢查尿酸前需要先禁食嗎?

A 因為飲食會影響檢查血尿酸的結果,所以為使檢查結果更加準確,檢查前2天不要吃大量海鮮等高嘌呤食物,並保持平時的飲食習慣就好,也不要劇烈運動和飲酒。但是,如果平時就經常吃海鮮、肉類,檢查前特意不吃反而會將病情掩蓋。

Q15. 痛風會引起那些併發症?

A 痛風本身不可怕,可怕的是痛風病發症。痛風引起的併發症主要有:
· 腎結石:痛風患者尿液中的尿酸量越多,酸度越高,越容易發生結石,引起腎絞痛、血尿等,嚴重時會引發腎功能衰竭,導致尿毒症。
· 心臟病:痛風患者的心臟血管容易發生動脈硬化,引發心絞痛,甚至心肌梗塞。美國心臟病協會已將痛風列為缺血性心臟的危險因素,以及動脈硬化的促進因子。
· 糖尿病:糖尿病與痛風都是因為體內代謝異常而引起的,很容易在患者身上併發。

一般而言，尿酸值與血糖值之間具有正相關性，也就是說尿酸值高的人，血糖值也高，反之亦然。

· 高血壓：25%~50%的痛風患者同時患有高血壓，其中多數伴有波動性高血壓，通常多在急性痛風性關節炎發作後血壓開始升高。高血壓病人中高尿酸血症發病率明顯高於一般人群。

· 高血脂症：由於痛風患者日常飲食上偏向攝取高脂、高熱量食物，因此體內的中性脂肪含量相當高，膽固醇含量通常也超標，因此痛風合併高脂血症的患者很多。

痛風飲食問題Q&A

Q16. 控制高嘌呤飲食就可防止痛風及其復發嗎？

A 控制飲食是治療痛風的一個重要原則。據統計報導，痛風的誘因依次為：疲勞過度、進食高嘌呤食物、酗酒、感冒、關節外傷及過度運動。但還應關注真正與痛風發作關係密切的幾個因素：如肥胖，合併其他疾病，尤其是高血壓、高脂血等。約有 3 / 4 的痛風患者合併有高血壓或（和）高脂血，50%以上體重超標。所以光靠控制飲食是不夠的，治療併發疾病、避免使用利尿劑，以及減輕體重等等也很重要。

Q17. 痛風患者能吃麵包、饅頭等發酵食品嗎？

A 日常生活中，饅頭、麵包、酸奶、奶酪、啤酒、甜酒、水果酒、豆豉、豆醬、腐乳、臘八豆（在每年立冬後開始醃製，至臘月八日後食用的黃豆）、醬油、紅麴魚、紅麴肉（紅糟肉）、紅茶等，都屬於微生物發酵食品。微生物發酵食品富含核苷酸，因此具有獨特的鮮味。核苷酸中的嘌呤經氧化後會轉變為尿酸，所以痛風病人不宜大量食用這類發酵食品。

不過，說痛風病人不能吃發酵食品並不正確，還有根據病情與食物的品種、數量決定。從酵母所含嘌呤量來分析，每100克乾酵母含嘌呤量高達589毫克，所以痛風病人肯定不能直接吃乾酵母。但是，在發酵麵點時，酵母的使用量比較少—500克酵母可以發酵100公斤的麵粉，其比例約為0.5%，即使一天吃300克饅頭，也只吃了1.5克酵母，即只吃下大約8.8毫克嘌呤，而臨床上對痛風急性發作期病人要求每日嘌呤量攝取要小於150毫克。因此，吃幾個包子、饅頭，對病情無太大影響。

當然，如果食品本身富含嘌呤，在經過發酵後，其嘌呤含量就可能更高。例如，每100克黃豆含嘌呤高達116.5毫克，發酵成腐乳、臘八豆後，嘌呤含量更高。這類食品，急性發作期痛風病人應禁食，即使是在病情緩解期也要少吃。

Q18. 痛風患者能吃豆製品嗎？

A 在豆類中，黃豆的嘌呤含量高，其他一些豆製品，如五香豆干、豆皮、油豆腐、豆干、素雞等，嘌呤含量也很高。

以往認為豆類食品會使血尿酸水平升高，誘發痛風急性發作。但有研究表明，豆類對血尿酸水平並無影響，且豆腐、豆漿等豆製品可降低血尿酸水平以及痛風的發病率。雖然豆類中的嘌呤成分被人體吸收後，可能會增加血尿酸，但豆類中的蛋白質有利於促進尿酸鹽的排泄，此消彼長。另外，豆類在加工成豆腐、豆干、素食等豆製品的過程中，大量嘌呤會隨之流失，而其蛋白質降尿酸的用則不受影響，因此豆製品不會誘發痛風發作。

至於豆漿，一杯濃豆漿大約以20克的黃豆製成，所含的嘌呤量為38毫克，相當於25克瘦肉中所含的嘌呤。如果喝的是五穀豆漿，嘌呤含量還要少許多。所以喜歡喝豆漿的痛風患者，在痛風緩解期可以喝一杯豆漿，但應注意，在喝豆漿的同時，要相應減少肉類的攝取量。

Q19. 痛風患者能喝肉湯嗎？

A 很多痛風患者認為，喝一點肉湯沒關係，只要不吃肉就行了，而且認為喝湯比吃肉更有營養。這種觀念並不正確，首先，湯或肉汁的養成分並不比肉高，一鍋煮了2小時以上的瘦肉湯，僅有5%的營養進入湯中，其餘的95%則留在肉渣裡；其次，嘌呤易溶於水，湯或是肉汁的嘌呤含量非常高，所以痛風患者盡量少喝湯和肉汁，尤其是在急性發作期更是如此。如果在緩解期，患者可以適當禁食肉類，增加蛋白質的攝取。但要注意的是，若用肉熬湯或做菜時，應養成先將肉過水的習慣，這樣可以將肉中部份嘌呤去掉。

Q20. 痛風患者能吃糖嗎？

A 很多痛風患者認為在飲食中只要限制嘌呤的攝入量，吃點糖沒關係。然而甜食中往往都含有果糖，研究顯示，果糖的攝取會促進嘌呤降解成尿酸，減少腎臟排泄尿酸，使尿酸水平升高。因此，痛風患者應向含果糖的食品說「不」：

1. 如果一次性地大量攝取果糖含量高的水果，可能會誘發痛風。對痛風患者而言，應選擇多吃低糖的水果，而且每次的攝取量也要控制好。
2. 各種果汁、飲料都是果糖最豐富的來源之一。
3. 餅乾、冰淇淋、酸奶等甜食大多都添加許多果糖。
4. 蜂蜜中果糖的含量非常豐富，不能一次吃太多。

Q21. 痛風患者吃素時應注意什麼？

A 合理的素食對患有痛風、高尿酸血症、高血壓，以及心腦血管等疾病的患者有很大的幫助，又有助於控制尿酸，緩解痛風患者的病情。同時，選擇素食可降低高血壓、糖尿病、高脂血症等疾病的發生。

但是，常吃素食有可能會導致營養不夠均衡，出現貧血、維生素缺乏等問題。因此，選擇素食以蔬菜水果為主，並適當多吃些雞蛋、牛奶等低嘌呤食物。如果尿酸有控制好，無其他併發症，可以適當補充一些嘌呤含量較少的魚類、肉類。

對於痛風急性發作期，血尿酸未得到很好控制的患者，以及合併肥胖、高血壓、糖尿病、高脂血症的患者，一段時間內吃素對改善痛風的預後有較大的幫助。

Q22. 患者能喝果醋嗎？

A 果醋以蘋果、葡萄、山楂、梨子、柿子等水果為主要原料，富含維生素、礦物質等，具有開胃、消食化積、解酒保肝，以及促進人體對食物中的鈣、磷等物質的吸收，還有軟化血管、美容護膚等多種功效。但是，對痛風患者而言，因為果醋為酸性飲料，並不利於血尿酸的排泄，所以痛風患者最好少喝或是不喝果醋。

Q23. 痛風患者能吃海鮮嗎？

A 以前的觀點認為，痛風患者要忌吃海鮮。但是有新研究發現，海鮮富含對心血管系統有保護作用的不飽和脂肪酸，而痛風患者又是心血管疾病的高發病人群，所以痛風患者不應完全忌吃海鮮。

海鮮可以分為三種，像鳳尾魚、沙丁魚、白帶魚、貝殼類等嘌呤含量最高，應該忌吃；鰻魚、梭魚、鮭魚、鮪魚、白魚、海蝦、海蟹等嘌呤含量中等；海參、海蜇、海藻等嘌呤含量較低，而其中海參和海蜇是嘌呤含量最低的。對痛風患者來說，應根據不同海鮮的嘌呤含量而定，忌吃高嘌呤的海鮮，選擇低/中嘌呤類的海鮮。

特別提醒一些嚴格限制海鮮的患者，應注意補充其他種類的優質蛋白質，尤其是對於合併有心血管疾病的患者，更應注意補充不飽和脂肪酸。患者可購買相應的保健品並針對性地補充。

Q24. 痛風患者能吃菠菜、韭菜等嘌呤含量較高的蔬菜嗎？

A 以往認為，菠菜、韭菜、大葉青菜、青椒等嘌呤含量較高，部分醫生可能會建議患者少吃。然而，針對這些蔬菜的專門研究發現，進食這些嘌呤含量較多的蔬菜並不會增加會患者痛風發作的風險，以及人群中痛風的發病率。另外，這類蔬菜還有礦物質、維生素、纖維素等諸多對人體健康有益的營養成分，因此鼓勵患者多吃蔬菜。

Q25. 痛風患者能喝碳酸飲料嗎？

A 碳酸飲料是只在一定條件下充入二氧化碳的飲料，如可樂、雪碧、汽水等，可分為果汁型、汽水型、果味型、低熱量型，以及其他型。碳酸飲料主要成分為糖、碳酸水、甜味劑、酸味劑、香料以及色素等，一般不含維生素和礦物質。除了糖能補充能量外，充氣的碳酸飲料中幾乎不含其他營養素。因此痛風患者引用碳酸飲料時，應注意選用不含糖或含糖量較低的種類，也不要長期大量飲用碳酸飲料。

特別要註明的是，所謂的「蘇打水」也屬於碳酸類飲料。天然的蘇打水富含礦物質，且不含添加劑，有益身體健康，但是市面上出售的蘇打水飲料大多是人工合成的，添加甜味劑和香精，即便可以鹼化尿液、促進尿酸排泄，但是長期飲用不僅會造成胰島素抵抗，增加痛風、糖尿病、肥胖等風險，還會導致酸鹼平衡紊亂、鈣質流失，導致骨質疏鬆。

Q26. 痛風患者能喝牛奶嗎？

A 低脂、脫脂乳製品都能降低尿酸水平，減少痛風的發病率；半脫脂、全脂牛奶，以及低脂、全脂酸奶則沒有這樣的功效。研究發現，低脂乳製品的降尿酸作用可能與其中的微量元素、酪蛋白等有關。增加低脂乳製品的攝入還可以降低心血管疾病、代謝綜合症的風險，預防痛風合併症。

Q27. 痛風患者能喝咖啡嗎？

A 咖啡可以降低血尿酸水平，並減低痛風的發病率。所以，對於習慣喝咖啡的痛風患者，可以不必戒掉。不過，也不推薦透過大量飲用咖啡來降尿酸，因為咖啡降尿酸的作用輕微，而大量飲用咖啡可能會導致鈣質流失並增加骨折的風險。

Q28. 痛風患者能不能吃葷菜？

A 有些葷類食品如雞蛋、鴨蛋、牛奶、乳酪等，嘌呤含量很低，痛風患者可以放心食用。豬肉、牛肉、雞肉、羊肉、魚、蝦、螃蟹等，嘌呤含量中等，沒有發作時可以適當地進食，但只能一天吃一次，並注意控制攝取量，不要連續好幾天都吃。吃葷菜的同時，應注意適當多喝水（但不包括菜湯，因嘌呤有易溶於水的特性，在烹調過程中會溶入菜湯中），多吃水果和含鹼麵食（如麵條）以鹼化尿液。另外，採用水汆或食物煮沸後丟棄湯汁，可降低嘌呤的含量，所以水煮魚片、鹽水蝦、白灼蝦、清蒸魚、清蒸蟹（加少量水）等，是適合高尿酸血症和痛風患者的吃葷法。

Q29. 痛風緩解期飲食應注意什麼？

A 痛風緩解期每週應有2天按急性發作期來安排膳食，其餘5天多食用低嘌呤食物，慎用中嘌呤食物，平衡膳食。肉類要先煮過、棄湯後再製成菜餚，以減少嘌呤含量。高嘌呤時無，例如動物的肝臟、腎臟、腦、肉湯、雞湯、沙丁魚、鳳尾魚等，此類食品應嚴格限制。

Q30. 若逢節日，痛風患者要怎麼吃？

A 過節時，佳餚豐富，然而許多富含嘌呤的食物都會誘發痛風。過去有不少人認為痛風患者應嚴格限制含嘌呤的食物，但若要完全不吃含嘌呤的食物，既不可能也不可取。因為限制嘌呤食物時，也相對限制了蛋白質的攝入，長期如此人體會缺乏營養。
一般來說，多數水果和綠葉蔬菜都屬低嘌呤食物，稻米、小麥、高粱、玉米、馬鈴

薯、地瓜、麵條、雞蛋、鴨蛋、牛奶、乳酪、冰淇淋、巧克力、咖啡、茶葉、蜂蜜等也是低嘌呤食物。急性或慢性痛風病人忌吃高嘌呤食物（每100克含嘌呤50~500毫克，如沙丁魚、蛤蜊、鰱魚、鱈魚、小魚乾、雞湯、肉湯等）；慢性期或間隙期病人，可以是量第選用一些中嘌呤食物（每100克含嘌呤50~150毫克，如雞肉、豬肉、牛肉、黑豆、綠豆、紅豆、豌豆、金針、花生等）其中的魚、肉、禽類每日以60~90克為宜。

Q31. 痛風急性期的飲食應注意什麼？

A 痛風急性期可採用「以素托葷」：

1. 用馬鈴薯、番茄、粉皮等來代替肉類，盡量用低脂牛奶、雞蛋製作各種菜餚和點心。
2. 攝取大量的蔬菜、水果及水分。
3. 食物上宜選用幾乎無嘌呤或低嘌呤的食物，如白米、饅頭、精緻麵包，以及乳製品、蛋類、通心麵、水果、乾果、蘇打餅乾。
4. 除白色的花椰菜、菠菜（相對其他蔬菜來說，花椰菜、菠菜嘌呤含量較多，且含草酸較多）等少數蔬菜以外的大部分蔬菜，如高麗菜、番茄、芹菜、紅蘿蔔、白蘿蔔、黃瓜、茄子、馬鈴薯、綠花椰菜等，要求每天攝取的嘌呤量不超過150克毫克。

痛風運動問題Q&A

Q32. 痛風急性期能運動嗎？

A 再急性發作期，患者體內的尿酸過高，關節內存在炎症反應，所以這個時期最好不要運動，以減少關節及軟組織的損傷。一般來說，緩解期或間歇期運動較好。

Q33. 痛風病人不宜劇烈運動嗎？

A 運動雖然不能直接降尿酸，但痛風病人適當進行運動鍛鍊，可以減少內臟脂肪生成，減少胰島素的抵抗性，有利於預防痛風發作。但是痛風患者不能進行劇烈運動，因為若出汗大量增加可能會導致血容量、滲血流量減低、尿酸、肌酸等排泄減少，出現一過性高尿酸血症。運動後體內乳酸增加，而乳酸會阻礙尿酸的正常排泄，使尿酸不易排出而存留在體內引起高尿酸。

Q34. 運動時心率多少才安全？

A 安全心率一般是最高心率的60%～70%。

最高心率即一分鐘內心率的最高值（bpm），其估算方法為：用220減去年齡，一般誤差為10～12bpm。最高心率並非固定不變，會隨個人的身體健康狀況而有所變化。經常鍛鍊能提高最高心率。

Q35. 痛風病人應該選擇什麼運動項目？

痛風病人應根據自己的身體狀況選擇合適的運動項目。例如游泳，因為游泳不需要關節受力，而且是全身肌肉的協調運動。其他運動如快步走、慢速短程跑、乒乓球、健身操、打太極拳、韻律舞等，也很適合痛風病人。而競技性強、運動劇烈、消耗體力過多的項目，如長跑、快跑、足球、籃球、滑冰、登山等，皆不適宜。

建議20歲左右的患者可以選擇運動負荷稍大的運動；30～40歲的患者鍛鍊需全面，以有氧運動為主；50～60歲的患者可以選擇以步行、慢跑為主，較容易長期堅持下去；而70歲以上的患者應以運動安全為第一位，可以選擇太極拳為主要運動項目。

Q36. 痛風病人運動鍛鍊時有什麼注意事項？

在運動前，應先去醫院體檢。即使已有痛風結石，只要表面皮膚沒有破潰，腎功能良好，沒有明顯心血管併發症，關節功能正常，也可進行運動鍛鍊。運動著裝以寬鬆舒適為佳，這樣可使病患部位的血液循環充分，避免或減少由於運動帶來的不適。痛風病人運動應循序漸進，先從輕活動量開始，隨著體力增強，再慢慢增加活動量。

清晨起床時不宜進行大量運動，人體肌肉、關節及內臟功能低下，不能很快適應活動，此時鍛鍊容易造成急性、慢性損傷。同時，晨練時人的心率快，血壓也會升高，心血管的發病率會大大增加。另外，太晚運動也不可取，最好選在午睡後至晚飯前這段時間運動。

Q37. 痛風患者如何把握運動強度？

運動量一般控制在中等量水準，50歲左右的病人，以運動後心率（拇指放在頸動脈搏動處，數出運動後最初10秒鐘內的脈搏數，將脈搏數再乘以6即是1分鐘的心率，注意一般鍛鍊後心率的測量要爭取在運動後10秒鐘內測定）達到110～120/分鐘，輕微出汗為宜。每週運動3～5次，每次約30分鐘。透過主觀感覺，也能評估自己的運動強度是否過大。

適宜運動量的主觀感覺：運動後微微出汗，全身發熱，精神振奮，心情愉快，食欲增強，睡眠好。

運動量過大症狀：頭暈、胸悶、氣短、運動後食欲減退，睡眠不好，明顯感到疲勞。第二天這些症狀沒有緩解。

運動強度與自我感覺對照表

高強度	呼吸沉重，氣喘吁吁，不能連續說話；運動後有疲憊感
中等強度	心跳、呼吸加快、身上發熱，微微出汗；可以講話，但不能唱歌
低強度	心跳、呼吸沒什麼變化，不出汗；運動中輕鬆自如地談話、唱歌

Q38. 痛風患者運動後該怎樣消除疲勞？

一般對大肌肉群可採用推、擦、揉捏、搓、拍擊等按摩方法；對於部位可採用按、抖動等方法；也可以洗個熱水澡，加速體內代謝廢物的消除，水溫一般以40度左右為佳。

Q39. 痛風患者如何正確練習關節操？

A 痛風患者經常做一些關節操，能夠加強這些部位的代謝循環，減少尿酸鹽的殘留，對預防四肢的關節炎、關節疼痛有很好的效果。

1. 指關節操：握拳與伸手指交替的活動。可以在握拳時緊握比鉛筆稍粗一些的木棍。
2. 腕關節操：雙手合掌，反復交替地向另一側用力，也可以選擇合適的啞鈴來鍛鍊。
3. 踝關節操：取坐位，踝關節做屈伸以及兩側旋轉的運動。
4. 膝關節操：取站立，然後下蹲，起身，重複10～15次算一個回合，做2～3回合。

練習關節操時需要注意，如果關節出現明顯的疼痛腫脹，則不宜進行操練。

Q40. 適合痛風患者的散步方式有哪些？

A 適合痛風患者散步的方式主要有以下兩種。

一般散步法：步速60～90步／分，每次走30～60分鐘。一開始可以每天走或者隔天走，每次步行15分鐘，等自己的身體完全適應之後，再逐步增加運動量。養成習慣之後，每次步行不要少於半小時。

快速步行法：步速5～6公里／小時，比較適宜肥胖的老年人鍛鍊。開始鍛鍊之時，持續時間以半小時為宜，走2.5公里左右，等身體逐漸適應之後可有計劃地增加運動時間和步行的速度。

Q41. 痛風患者游泳應注意什麼？

A 下水前先往身上潑點水，讓身體慢慢適應水溫再下水。游泳每次最佳時間在20～45分鐘，因為在水中滯留過久，體溫調節功能就會遭到破壞，這時會造成皮膚青紫、嘴唇發黑，身上起「雞皮疙瘩」，甚至發生痙攣現象。游泳過程中如果感覺有不適症狀時，應立即上岸，將身上的水擦乾，曬曬太陽，然後儘快穿好衣服。

Q42. 痛風患者運動時該如何補水？

A 運動會加快人體水分的蒸發，痛風患者最好在運動前後適當多喝一些水。具體來說，運動前15～20分鐘可補充400～700毫升（2杯）水，可分次飲用。在運動中每15～30分鐘補充100～300毫升水。運動後應補足運動中丟失量，少量多次補水，使體重恢復到運動前的水準（體重每下降1公斤補水1000毫升）。需提醒的是，運動後補水不宜過度集中，以免增加心腎的負擔。

Q43. 痛風患者練習太極拳應注意什麼？

A 練拳時要用意而不用力。如年高體弱者，應採取姿勢較高的小架子，尤其合併有高血壓、心臟病的痛風患者，在做「分腿」、「踢腿」、「下勢」等動作時，切不可用力抬腿或下蹲，只要意識上用想的，同樣可以達到鍛鍊的目的。另外，練拳時應掌握勻

細深長的呼吸，切不可故意用力呼吸來達到所謂的「氣沉丹田」，以免出現頭暈目眩、心跳加快、喘不過去等現象，影響自然呼吸。

Q44. 痛風患者慢跑時應注意什麼？

A 跑速要慢，這樣對心臟的刺激比較柔和，常規慢跑速度一般為6公里／30分鐘。強度一定不要過大，根據自己的每分鐘晨脈數（早醒後、沒起床前所測得的一分鐘脈搏次數）×（1.4～1.8）所得到的每分鐘脈搏次數來控制初期慢跑的強度，是比較適宜的。另外，慢跑的步幅要小在跑步時，步幅小的目的是主動降低肌肉在每跑一步中的用力強度，目的是盡可能延長跑步的時間。有許多人在跑步中過多地靠腳腕用力，還沒跑多遠就出現局部疲勞，往往容易使人放棄跑步。

Q45. 痛風患者練習瑜珈時應注意什麼？

A 瑜珈有助於心血管健康，能降低血壓和膽固醇，讓動脈血管更有彈性，長期鍛鍊還能讓心情平靜穩定，能訓練到深層肌肉，保持身材。但初學者應從緩慢輕鬆的動作做起，保持呼吸順暢，切勿做高難度姿態以免受傷。

Q46. 肥胖的痛風患者該如何掌控好運動減肥的速度？

A 一般人慢跑1分鐘消耗15大卡左右的熱量（體重越大消耗越多），而1公斤的脂肪是3500大卡。若每天慢跑30分鐘，在飲食固定的情況下1星期可以減1公斤。當然這只是理論上的推算，因為運動後多少都會吃一些東西。一般建議的減肥速度是一星期半公斤，這樣減下來的體重不易出現反彈現象。

Q47. 痛風患者運動後有什麼需要特別注意的地方？

A 痛風患者健身運動後，要即時更換掉汗濕的衣服。運動後應做些伸展運動再進行淋浴。經常做有氧健身操者，要注意保護自己的腳部，常修剪腳趾甲。另外，熱天運動出汗較多，汗留在趾縫中容易滋生細菌，所以要保持腳部皮膚乾燥。腳部起水泡時，千萬不要隨便弄破。

痛風用藥Q&A

Q48. 目前有沒有治痛風特效藥？

A 對抗痛風的藥物有很多，有些能夠快速止痛和控制炎症，有些可以從根本上減少尿酸生成結晶。抗炎藥包括：秋水仙素，能快速阻止炎症；處方藥，如別嘌醇、非布索坦等，可以控制尿酸水準。

Q49. 痛風患者可長期用小蘇打嗎？

A 碳酸氫鈉（小蘇打）可以鹼化尿液，溶解更多的尿酸，有利於尿酸的排泄。血尿酸過高者服小蘇打是有益的，但經治療後尿酸降至正常後就不必長期服用該藥。建議在服用碳酸氫鈉時，每天要飲水2000～3000毫升，以增加尿量，促進尿液排出，即便血尿酸達正常水準，多飲水也有助於痛風的治療。

Q50. 痛風發作時應馬上用降尿酸藥嗎？

A 發病急驟的關節紅腫熱痛屬於痛風的急性期。一旦痛風急發，降尿酸藥無法控制關節炎症，還會因為其降低血尿酸水準，使關節內痛風石溶解形成的晶體，會加重關節的炎症或（和）引起轉移性痛風。所以，痛風患者在痛風的急性發作期不能使用降尿酸藥，應等急性期炎症控制後再在醫生指導下服用降尿酸藥。

Q51. 為了降尿酸，能不能擅自加大藥量？

A 痛風患者應在醫生指導下循序漸進地降低血尿酸水準，切不可擅自加大藥量。有些患者擅自加大藥物劑量，期望血尿酸值早日降下去，但當較高水準的血尿酸快速降低時，一方面可使已沉積在關節及其周圍組織的不溶性尿酸鹽結晶溶解，另一方面會增加血尿酸與關節腔內的濃度差，從而引發急性痛風性關節炎。

Q52. 抗生素能抗痛風嗎？

A 有些人半夜痛醒，沒即時到醫院治療，吃了一些抗生素，疼痛有所減輕。但是，抗生素對尿酸的代謝是發揮不了作用的。一般來說，痛風急性發作期的治療主要是用一些非抗生素類的抗炎鎮痛的藥物，緩解病人的劇烈疼痛以及消除由尿酸結晶引起的關節非感染性炎症；再用一些控制尿酸代謝的藥物，幫助體內的尿酸代謝恢復平衡。

Q53. 高尿酸血症需要用藥嗎？

A 對於高尿酸血症，首先應考慮飲食控制等非藥物治療，經非藥物治療後血尿酸仍超過475微摩爾/升，且每年急性發作在兩次以上或有明顯的家族史，有腎石病或腎功能損害者，應使用降尿酸藥，如別嘌醇每日3次，每次0.1克。但是由於降尿酸藥物使用不當，反而有可能促使尿酸鹽結晶在關節內增加而導致痛風急性發作，因此緩解期應遵醫囑避免長期使用降尿酸藥物。

Q54. 口服別嘌醇應注意什麼？

A 別嘌醇是痛風緩解期和慢性期的主要藥物之一。但需注意的是，別嘌醇不能在痛風急性發作的3週之內使用，否則可加重痛風發作或使症狀變嚴重。在痛風急性發作後的4～8週若需使用別嘌醇，必須與小劑量美辛或秋水仙城一起使用，以防止引發痛風復發。另

外，口服別嘌醇時，必須要多喝水，以促進藥物排泄，而且別嘌醇的服用時間不可太短，需要達到一年至一年半左右，直至尿酸平穩為止。肝腎功能不全的患者要慎用，使用時要減少一半劑量，並注意對肝腎功能的定期監測。

Q55. 哪些降壓藥會加重痛風？

A 鈣離子拮抗劑和β-阻滯劑這兩類降壓藥都會透過阻礙腎臟排泄尿酸，升高血尿酸濃度，誘發或加重痛風。另外，治療高血壓的利尿劑氫氯、甲氯、貝美、苯等可增加近曲小管（近端小管）對尿酸的再吸收，減少腎小管對尿酸的分泌，可致高尿酸症，複方降壓片、珍菊降壓片等降壓藥也含有利尿劑成分。所以，高血壓患者，尤其是伴高尿酸血症和痛風的患者，應盡量選擇對血尿酸影響小或具有降血壓、降尿酸雙重作用的降壓藥，且患者在長期用這些降壓藥的過程中，應定期檢測血尿酸濃度，如用某種降壓藥後血尿酸水準不斷升高，及時調整用法、劑量或更換藥物，使血尿酸保持正常水準，如此才能避免痛風的發作。

Q56. 服用降尿酸藥前需要詢問疾病史嗎？

A 需要。目前，主要使用兩種降尿酸藥：一種是別嘌醇，因為該藥具有引起過敏、肝功能損傷及骨髓抑制等副作用，所以，患者應明確告訴醫生自己有無過敏史、是否有肝臟疾病，並做肝功能和血細胞成分等檢查。另一種藥物為苯溴馬隆，其主要功效是促進尿酸排泄，因此，腎功能嚴重損害（腎小球濾過率小於20毫升/分鐘）的患者、尿結石患者應慎用該藥。

Q57. 服藥後還有必要定期去醫院就診嗎？

A 痛風患者應用降尿酸藥以後，應定期到醫院就診，一方面評價藥物應用後的療效，另一方面評價藥物是否存在副作用，比如是否存在肝功能損害和白細胞降低，是否出現尿結石等。

Q58. 痛風患者可用什麼中醫草藥調理？

A 痛風患者選用薏仁、車前子等有利濕作用的中藥煎湯代茶飲用或煮粥食用，可促進尿酸的排泄。另外，金錢草與車前草是利尿、排石的常用藥物，可促進尿酸排泄，抑制和清除尿酸鹽結晶，對早期痛風患者有效。但金錢草和車前草長期大量服用可能因利尿排鉀而出現頭暈、心悸等副作用。丹參有活血化瘀之功，痛風性關節炎患者局部皮膚較暗，裡面可能有瘀血，所以丹參在痛風緩解期很適合服用。

日常調養Q&A

Q59. 痛風病人在生活上應注意什麼？

A 生活規律，並避免心理壓力過大。平時應多喝水，有助於稀釋尿液，促進尿酸的排出，預防尿路結石形成。同時為了尿液的鹼化，可以多食新鮮蔬菜（每日500克以上）、水果、牛奶等。

Q60. 痛風病人飲水有什麼講究？

A 尿酸主要透過尿液排出，痛風患者每日尿量應不少於2000毫升，故無論是急性期還是緩解期，痛風患者都要保持每日飲水量不少於2000毫升。大量飲水可促進尿酸排泄，增強別嘌醇、苯溴馬隆等藥物的療效。飲水的時間宜放在三餐之前，以免飯後大量飲水而引起胃脹；睡前半小時也是飲水的時機。痛風病人的飲用水還是選擇白開水為好，也可選用礦泉水。

Q61. 痛風病人如何護理關節？

A 痛風急性發作期疼痛劇烈時，應臥床休息，抬高患肢並制動，待關節疼痛緩解3天後再逐步恢復活動。在慢性期應加強關節功能鍛鍊，配合理療、按摩等，防止關節僵硬、強直、畸形和痛風石形成，還可經常洗熱水浴或用熱水泡腳。

Q62. 得了痛風後就滴酒不能沾嗎？

A 酒類是痛風重要的飲食危險因素，痛風患者應嚴格加以限制。處於關節炎急性發作期，尤其是藥物未完全控制的痛風患者和患有慢性痛風石性關節炎患者應滴酒不沾。在痛風緩解期，可以適量地少喝一點酒：即男性不超過2標準杯/日，女性不超過1標準杯/日（1標準杯是指含酒精為18毫升的飲料）。酒類中嘌呤含量的多少一般為：陳年黃酒>啤酒>普通黃酒>白酒>紅酒，若要飲酒，建議最好選擇紅酒。

Q63. 痛風病人如何進行烹調？

A 痛風患者多用蒸、煮、滷、涼拌的烹調方式，避免辛辣刺激性食物及煎炸燻烤之類的食品。烹飪過程中盡量少用辣椒、咖哩、胡椒、芥末、生薑、雞精、孜然等調味料，少用油，少放鹽（鹽每天限制在2～5克以內），肉湯、高湯、火鍋湯要少喝或不喝，可將肉食先煮，棄湯後再行烹調。

Q64. 痛風病人能泡腳嗎？

A 痛風不發作的時候，每天進行熱水浴或用熱水泡腳，可以促進血液循環，減少尿酸的沉積，增加尿酸排泄，減輕疼痛。可以在家準備一盆熱水，水溫40度左右，泡腳4～5分

鐘，同時在足部按摩，尤其是腳的前部，可稍稍用力按摩。對於容易在發作時疼痛明顯的部位，可著重按摩1～2分鐘。但痛風發作時千萬不要用熱水泡腳，以免加重病情。

Q65. 春天如何預防痛風？

A 春季氣候多變，正是痛風的高發季節，所以痛風患者生活要有規律，定期去郊外散步，防止疲勞，這對痛風病人是很重要的。《黃帝內經》中提出：春三月要夜臥早起，披髮緩行，廣步於庭，以使志生。這裡的「廣步」就是散步的意思，提倡人們春天多到外面散散步，有助於祛除冬天體內積累的寒氣。另外，春天還要注意情志養生，學會控制怒氣，盡力做到心平氣和，使肝火熄滅，肝氣正常生髮、順調。肝氣太旺的人，應多吃些具有泄肝作用的食物，如以鮮芹菜煮粥或絞汁服，菊花代茶飲等。

Q66. 夏天如何預防痛風？

A 在高溫季節人體出汗多，即使大量飲水，尿液排量還是少，這有誘發痛風性關節炎發作和形成尿酸性腎結石的危險，所以，痛風患者在夏季每日飲水2000～3000毫升，如出汗多還要加量（不要等到有口渴的感覺時才喝），最好讓尿量保持在2000毫升以上。為防夜間尿液濃縮、尿少（本病易在夜間發作源此），睡前或半夜醒來也要飲水。夏季還要限制啤酒的攝入，如果喝啤酒的同時再食用海鮮，會加大痛風發作的風險。另外，每天除確保7～8小時睡眠外，最好能午睡，避免過度勞累、精神緊張等，也要避免電扇、空調直接吹襲。

Q67. 秋天如何預防痛風？

A 急性痛風性關節炎四季均會發病，以春、秋季最多。而秋季是鍛鍊身體的黃金季節，通過秋季健身活動，增強人體的呼吸和血液循環功能，有助於痛風患者病情的康復，但秋季氣候乾燥，應避免劇烈運動使大汗淋漓，耗津傷液。所以，痛風患者要及時補足人體丟失的水分，每日飲水量不少於2500毫升（比2000毫升的標準多500毫升以上），鍛鍊後應多吃梨子、牛奶、銀耳、黑木耳、新鮮蔬菜等柔潤食物。另外，秋季還可以長按大椎穴（位於第七頸椎棘突下凹陷中）、身柱穴（位於背部後正中線上，大椎向下數三個棘突下方的凹陷處），有疏散風邪之功。操作的時候，拇指指端置於穴位處點按1～2分鐘，休息片刻，重複操作3～5次，以局部有酸脹感或痠痛感為宜。

Q68. 冬天如何預防痛風？

A 痛風患者冬季要少吃火鍋，不喝火鍋湯，忌辛辣和刺激性食品。需要提醒的是，以動物內臟、海鮮、蝦、蘑菇等為原料的火鍋湯底中含有大量的嘌呤，這類火鍋痛風患者一定要少吃，痛風患者也不宜選擇菌類鍋底。另外，還要隨時注意腳、腿、背、頭的保暖，千萬不可著涼。早晨起床後和睡前，可以自行按摩大小腿、膝、踝、拇趾關節和兩個穴位（勞宮和湧泉），各按摩100次。